现代内科临床诊治

解苇生　等/主编

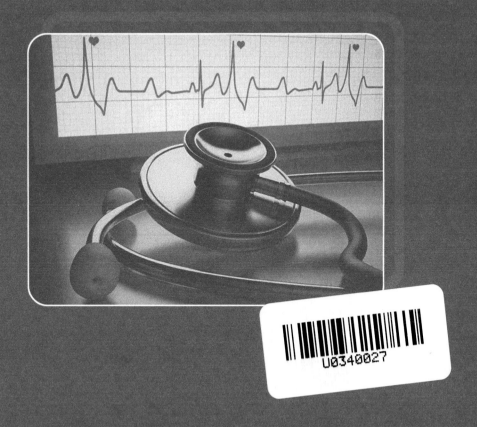

吉林科学技术出版社

图书在版编目（CIP）数据

现代内科临床诊治 / 解苇生等主编. -- 长春 ： 吉
林科学技术出版社，2023.3
ISBN 978-7-5744-0281-2

Ⅰ．①现… Ⅱ．①解… Ⅲ．①内科－疾病－诊疗
Ⅳ．①R5

中国国家版本馆CIP数据核字(2023)第082860号

现代内科临床诊治

主　　编	解苇生等	
出 版 人	宛　霞	
责任编辑	张　楠	
封面设计	皓麒图书	
制　　版	皓麒图书	
幅面尺寸	185mm×260mm	
开　　本	16	
字　　数	330千字	
印　　张	14	
印　　数	1-1500册	
版　　次	2023年3月第1版	
印　　次	2023年10月第1次印刷	

出　　版　吉林科学技术出版社
发　　行　吉林科学技术出版社
地　　址　长春市福祉大路5788号
邮　　编　130118
发行部电话/传真　0431-81629529 81629530 81629531
　　　　　　　　　81629532 81629533 81629534
储运部电话　0431-86059116
编辑部电话　0431-81629518
印　　刷　廊坊市印艺阁数字科技有限公司

书　　号　ISBN 978-7-5744-0281-2
定　　价　90.00元

编 委 会

主　编　解莘生（山东省临沂市人民医院）

李　爽（青岛市第八人民医院）

张建林（宁津县人民医院）

朱晓晴（青岛市第八人民医院）

王卫民（山东省青岛市西海岸新区区里立医院）

王乐花（诸城市精神卫生中心）

目　　录

第一章　呼吸系统疾病

第一节　急性上呼吸道感染

急性上呼吸道感染是指鼻腔、咽或喉部急性炎症的概称。患者不分年龄、性别、职业和地区。全年皆可发病,冬春季节多发,可通过含有病毒的飞沫或被污染的用具传播,多数为散发性,但常在气候突变时流行。由于病毒的类型较多,人体对各种病毒感染后产生的免疫力较弱且短暂,并且无交叉免疫,同时在健康人群中有病毒携带者,故一个人一年内可有多次发病。

急性上呼吸道感染约70%～80%由病毒引起。主要有流感病毒(甲、乙、丙型)、副流感病毒、呼吸道合胞病毒、腺病毒、鼻病毒、埃可病毒、柯萨奇病毒、麻疹病毒、风疹病毒等。细菌感染可直接或继病毒感染之后发生,以溶血性链球菌为多见,其次为流感嗜血杆菌、肺炎链球菌和葡萄球菌等。偶见革兰氏阴性杆菌。其感染的主要表现为鼻炎、咽喉炎或扁桃体炎。

当有受凉、淋雨、过度疲劳等诱发因素,使全身或呼吸道局部防御功能降低时,原已存在于上呼吸道或从外界侵入的病毒或细菌可迅速繁殖,引起本病,尤其是老幼体弱或有慢性呼吸道疾病如鼻旁窦炎、扁桃体炎、慢性阻塞性肺疾病者更易罹患。

本病不仅具有较强的传染性,而且可引起严重并发症,应积极防治。

【诊断标准】

根据病史、流行情况、鼻咽部发生的症状和体征,结合周围血象和胸部X线检查可作出临床诊断。进行细菌培养和病毒分离,或病毒血清学检查、免疫荧光法、酶联免疫吸附法、血凝抑制试验等,可能确定病因诊断。

1.临床表现

根据病因不同,临床表现可有不同的类型。

(1)普通感冒:俗称"伤风",又称急性鼻炎或上呼吸道卡他,以鼻咽部卡他症状为主要表现。成人多为鼻病毒引起,其次为副流感病毒、呼吸道合胞病毒、埃可病毒、柯萨奇病毒等。起病较急,初期有咽干、咽痒或烧灼感,发病同时或数小时后,可有喷嚏、鼻塞、流清水样鼻涕,2～3天后变稠。可伴咽痛,有时由于耳咽管炎使听力减退,也可出现流泪、味觉迟钝、呼吸不畅、声嘶、轻微咳嗽等。一般无发热及全身症状,或仅有低热、不适、轻度畏寒和头痛。检查可见鼻腔黏膜充血、水肿、有分泌物,咽部轻度充血。如无并发症,一般5～7天后痊愈。

(2)流行性感冒:简称"流感",是由流行性感冒病毒引起。潜伏期1～2日,最短数小时,最长 3 天。起病多急骤,症状变化很多,主要以全身中毒症状为主,呼吸道症状轻微或不明显。临床表现和轻重程度差异颇大。

①单纯型:最为常见,先有畏寒或寒战、发热,继之全身不适,腰背发酸、四肢疼痛,头昏、头痛。部分患者可出现食欲不振、恶心、便秘等消化道症状。发热可高达 39～40℃,一般持续 2～3 天。大部分患者有轻重不同的喷嚏、鼻塞、流涕、咽痛、干咳或伴有少量黏液痰,有时有胸骨后烧灼感、紧压感或疼痛。年老体弱的患者,症状消失后体力恢复慢,常感软弱无力、多汗,咳嗽可持续 1～2 周或更长。体格检查:患者可呈重病容,衰弱无力,面部潮红,皮肤上偶有类似麻疹、猩红热、荨麻疹样皮疹,软腭上有时有点状红斑,鼻咽部充血水肿。本型中轻者,全身和呼吸道症状均不显著,病程仅 1～2 日,颇似一般感冒,单从临床表现颇难确诊。

②肺炎型:本型常发生在两岁以下的小儿,或原有慢性基础疾患,如二尖瓣狭窄、肺心病、免疫力低下以及孕妇、年老体弱者。其特点是在发病后 24 小时内可出现高热、烦躁、呼吸困难、咯血痰和明显发绀。全肺可有呼吸音减低、湿啰音或哮鸣音,但无肺实变体征。X 线胸片可见双肺广泛小结节性浸润,近肺门较多,肺周围较少。上述症状可进行性加重,抗菌药物无效。病程 1 周至 1 个月余,大部分患者可逐渐恢复,也可因呼吸循环衰竭在 5～10 日内死亡。

③中毒型:较少见。肺部体征不明显,具有全身血管系统和神经系统损害,有时可有脑炎或脑膜炎表现。临床表现为高热不退、意识昏迷,成人常有谵妄,儿童可发生抽搐。少数患者由于血管神经系统紊乱或肾上腺出血,导致血压下降或休克。

④胃肠型:主要表现为恶心、呕吐和严重腹泻,病程约 2～3 日,恢复迅速。

(3)以咽炎为主要表现的感染

①病毒性咽炎和喉炎:由鼻病毒、腺病毒、流感病毒、副流感病毒以及肠病毒、呼吸道合胞病毒等引起。临床特征为咽部发痒和灼热感,疼痛不持久,也不突出。当有吞咽疼痛时,常提示有链球菌感染,咳嗽少见。急性喉炎多为流感病毒、副流感病毒及腺病毒等引起,临床特征为声嘶、讲话困难、咳嗽时疼痛,常有发热、咽炎或咳嗽。体检可见喉部水肿、充血,局部淋巴结轻度肿大和触痛,可闻及喘鸣音。

②疱疹性咽峡炎:常由柯萨奇病毒 A 引起,表现为明显咽痛、发热,病程约为 1 周。检查可见咽充血,软腭、悬雍垂、咽及扁桃体表面有灰白色疱疹及浅表溃疡,周围有红晕。多于夏季发病,多见于儿童,偶见于成人。

③咽结膜热:主要由腺病毒、柯萨奇病毒等引起。临床表现有发热、咽痛、畏光、流泪、咽及结膜明显充血。病程 4～6 天,常发生于夏季,游泳中传播。儿童多见。

④细菌性咽-扁桃体炎:多由溶血性链球菌引起,次为流感嗜血杆菌、肺炎链球菌、葡萄球菌等引起。起病急,明显咽痛、畏寒、发热,体温可达 39℃ 以上。检查可见咽部明显充血,扁桃体肿大、充血,表面有黄色点状渗出物,颌下淋巴结肿大、压痛,肺部无异常体征。

2.实验室检查

(1)血常规:病毒性感染,白细胞计数多为正常或偏低,淋巴细胞比例升高。细菌感染者白细胞计数和中性粒细胞增多以及核左移。

(2)病毒和病毒抗原的测定:视需要可用免疫荧光法、酶联免疫吸附法、血清学诊断和病毒分离鉴定,以判断病毒的类型,区别病毒和细菌感染。细菌培养可判断细菌类型和进行药物敏感试验。

(3)血清 PCT 测定:有条件的单位可检测血清 PCT,有助于鉴别病毒性和细菌性感染。

【治疗原则】

上呼吸道病毒感染目前尚无特殊抗病毒药物,通常以对症处理、休息、忌烟、多饮水、保持室内空气流通、防治继发细菌感染为主。

1.对症治疗

可选用含有解热镇痛、减少鼻咽充血和分泌物、镇咳的抗感冒复合剂或中成药,如对乙酰氨基酚、双酚伪麻片、美扑伪麻片、银翘解毒片等。儿童忌用阿司匹林或含阿司匹林药物以及其他水杨酸制剂,因为,此类药物与流感的肝脏和神经系统并发症(Reye 综合征)相关,偶可致死。

2.支持治疗

休息、多饮水、注意营养,饮食要易于消化,特别在儿童和老年患者更应重视。密切观察和监测并发症,抗菌药物仅在明确或有充分证据提示继发细菌感染时有应用指征。

3.抗流感病毒药物治疗

现有抗流感病毒药物有两类:即离子通道 M_2 阻滞剂和神经氨酸酶抑制剂。其中 M_2 阻滞剂只对甲型流感病毒有效,治疗患者中约有 30% 可分离到耐药毒株,而神经氨酸酶抑制剂对甲、乙型流感病毒均有很好作用,耐药发生率低。

(1)离子通道 M_2 阻滞剂:金刚烷胺和金刚乙胺。

①不良反应:金刚烷胺和金刚乙胺可引起中枢神经系统和胃肠副反应。中枢神经系统副作用有神经质、焦虑、注意力不集中和轻微头痛等,其中金刚烷胺较金刚乙胺的发生率高。胃肠道反应主要表现为恶心和呕吐,这些副作用一般较轻,停药后大多可迅速消失。

②肾功能不全患者的剂量调整:金刚烷胺的剂量在肌酐清除率≤50mL/min 时酌情减少,并密切观察其副反应,必要时可停药,血透对金刚烷胺清除的影响不大。肌酐清除率<10mL/min 时,金刚乙胺推荐减为 100mg/d。

(2)神经氨酸酶抑制剂:目前有 2 个品种,即奥司他韦和扎那米韦。我国目前只有奥司他韦被批准临床使用。

①用法和剂量:奥司他韦:成人 75mg,每天 2 次,连服 5 天,应在症状出现 2 天内开始用药。1 岁以内不推荐使用。扎那米韦:6 岁以上儿童及成人剂量均为每次吸入 10mg,每天 2 次,连用 5 天,应在症状出现 2 天内开始用药。6 岁以下儿童不推荐作用。

②不良反应:奥司他韦不良反应少,一般为恶心、呕吐等消化道症状,也有腹痛、头痛、头晕、失眠、咳嗽、乏力等不良反应的报道。扎那米韦吸入后最常见的不良反应有头痛、恶心、咽部不适、眩晕、鼻衄等。个别哮喘和慢性阻塞性肺疾病(COPD)患者使用后可出现支气管痉挛和肺功能恶化。

③肾功能不全的患者无需调整扎那米韦的吸入剂量。对肌酐清除率<30mL/min 的患者,奥司他韦减量至 75mg,每天 1 次。

4.抗菌药物治疗

通常不需要抗菌药物治疗。如有细菌感染,可根据病原菌选用敏感的抗菌药物。经验用药,常选青霉素、第一代和第二代头孢菌素、大环内酯类或氟喹诺酮类。

第二节 急性气管-支气管炎

急性气管-支气管炎是由感染、物理、化学性刺激或过敏等因素引起的气管-支气管黏膜的急性炎症。

【诊断步骤】

(一)病史采集

1.现病史

病人就诊时,应询问病人咳嗽、咳痰的时间,咳嗽的音色,是否伴有声音嘶哑等。询问病人痰液的量、颜色,痰中是否带血。询问有无鼻塞、咽痛、流涕等上呼吸道感染的前驱症状。有无乏力、畏寒、发热和肌肉酸痛等症状。是否伴有胸闷、气急的症状。

2.过去史

有无肺结核、支气管扩张的病史。有无类似发作史,若有,应询问以往的诊疗经过。有无药物、食物过敏史,如有,应询问何种药物、食物。

3.个人史

是否有吸烟史,如有,应询问吸烟的量、年数。

4.家族史

一般无特殊。

(二)体格检查

1.部分病人两肺呼吸音正常。

2.少数可在两肺听到散在干、湿性啰音,啰音部位不固定,咳嗽后可减少或消失。

(三)辅助检查

1.实验室检查

血常规:病毒感染时外周血白细胞计数并不增加,仅淋巴细胞相对轻度增加,细菌感染时白细胞计数$>10\times10^9/L$,中性粒细胞计数也升高。

2.特殊检查

(1)痰培养:可发现致病菌,如流感嗜血杆菌、肺炎球菌、葡萄球菌等。

(2)X线胸片:大多表现正常或仅有肺纹理增粗。

(四)诊断要点

1.有咳嗽和咳痰等呼吸道症状。

2.有两肺散在的干、湿性啰音等体征。

3.细菌感染时外周血白细胞计数升高。

4.X线胸片检查正常或仅有肺纹理增粗。

5.痰细菌培养如检出病原菌,则确诊病因。

(五)鉴别诊断

1.流行性感冒:起病急骤,发热较高,有全身酸痛、头痛、乏力的全身中毒症状,有流行病史。

2.急性上呼吸道感染:一般鼻部症状明显,无咳嗽、咳痰,肺部无异常体征,胸部 X 线检查无异常发现。

3.其他支气管肺炎、肺结核、肺癌、肺脓肿、麻疹、百日咳等多种肺部疾病可伴有急性支气管炎的症状,通过详细询问病史、体格检查,多能做出诊断。

【治疗方案】

（一）一般治疗

注意休息、防止劳累是最重要的措施,同时应注意保暖及保持室内通风,保证充分的水分和维生素 C 摄入。

（二）对症治疗

一般可根据病人的症状予以对症治疗。干咳无痰者可以选用咳必清 25mg,3 次/d,口服;或用可待因 15～30mg,3 次/d,口服;或用联邦止咳露 10mL,3 次/d,口服。痰多不易咳出者不宜使用可待因等强力镇咳药,以免影响痰液排出,可用复方氯化铵合剂 10mL,3 次/d,口服;或用复方甘草合剂 10mL,3 次/d,口服。有支气管痉挛或气道反应性高的患者可选用氨茶碱 100mg,3 次/d,口服。头痛、发热时可加服阿司匹林 0.3～0.6g,1 次/6～8 小时,口服。

（三）抗感染治疗

血白细胞计数升高,中性粒细胞计数升高,或肺部听诊闻及散在干、湿性啰音者,提示有细菌感染,一般在没有得到明确感染病原体之前,常可选用青霉素、红霉素、氟喹诺酮药物、氨基糖苷类抗生素等,如可用青霉素 80 万 U,2 次/d,肌内注射(青霉素皮肤试验阴性后用);或用头孢拉啶胶囊 0.5g,3～4 次/d,口服;或用罗红霉素 0.15g,2 次/d,口服。

【病情观察】

（一）观察内容

应注意观察治疗后病人病情的演变情况,发热者体温是否恢复正常,咳嗽者是否好转,咳痰者痰量是否减少,肺部体征是否好转等;并可根据病人的具体情况,相应治疗的疗效评估,调整治疗用药。

（二）动态诊疗

本病一般经门诊治疗即可获得痊愈,但门诊治疗 5～7 天仍无缓解趋势,或反而出现病情加重则需及时住院治疗,行血培养、痰培养等进一步检查,以明确病因,并给予积极的抗生素治疗和对症、支持治疗。病人体温正常、症状缓解后可予以出院,门诊随访。

【临床经验】

（一）诊断方面

1.一般可根据病人发病前有受凉、劳累、刺激气体过敏等诱因,咳嗽、咳痰等急性呼吸道症状,体检两肺呼吸音正常,或闻及散在的干、湿性啰音,X 线胸片大多正常,血白细胞计数和分类正常或升高,多能做出及时、正确的诊断。

2.诊断时应注意排除其他呼吸道疾病,尤其是要小心是否为一些严重呼吸系统疾病的前驱症状(支气管肺炎、肺结核等)。

3.临床上一般不做有关病因学的诊断,临床医师可根据病人的症状、对症治疗的效果、临床征象的变化,判断有无细菌感染;但治疗效果不佳,就应考虑行病因学检查,以指导临床用药。

(二)治疗方面

1.对本病而言,对症治疗是主要的治疗。一般可根据病人的症状给予相应的治疗。从实践效果看,保证足够的水分和维生素摄入,及时休息以及对症处理,可以使多数病人症状得以缓解。

2.临床征象、血常规、胸片等检查高度提示有细菌感染的,应根据经治医师的临床经验选用抗生素治疗,如能行痰、血培养,则可根据培养及药敏结果选择抗生素,治疗一般以 3～5 天为宜。

3.急性支气管炎的细菌感染多数是流感杆菌、肺炎链球菌等,抗生素一般可选用青霉素类、大环内酯类、喹诺酮类、头孢类抗生素。抗生素一般口服就可,但如病人的症状较重,如咳嗽、咳痰明显,体温超过 38.5℃,抗生素可予肌内注射或静脉滴注。

(三)医患沟通

经治医师应主动告诉患者本病的特点,以便病人及家属能理解、配合。门诊治疗的患者应尽量保证充分的休息,并接受相应的对症治疗,但须注意门诊随访,老年患者、体弱者或有基础疾病者可考虑住院治疗。对住院治疗的患者,要密切观察病情变化,尤其是生命体征的观察,一旦有变化,及时给予相应的处理。

(四)病历记录

1.门急诊病历

记录病人就诊的主要症状特点,咳嗽、咳痰的时间,咳嗽、咳痰前是否有鼻塞、流涕、咽痛等前驱症状,咳嗽的时间和性质,咳嗽的音色,痰液的性状和量,是否伴痰血;记录有无发热、全身酸痛、胸闷等全身症状;体检记录肺部是否闻及干、湿性啰音。辅助检查记录 X 线胸片、外周血白细胞计数和痰培养等检查结果。

2.住院病历

应如实记录病人入院治疗后的病情变化、存在的问题、应注意的事项、出院医嘱、门诊随访时间等。

第三节　支气管扩张症

【概述】

支气管扩张症简称支扩,是支气管或细支气管管壁受损呈永久性扩张和变形所引起的病态。常起病于儿童期和青少年期,男、女发病率无明显差异。病因可分为先天性和继发性,继发者多见病因有幼年时曾患呼吸系统严重感染(如麻疹性肺炎、百日咳等)、肺结核、吸入异物或有毒气体等。支气管扩张症可是全身性疾病(如囊性纤维化、免疫球蛋白缺乏症等)的局部表现。临床主要表现为慢性咳嗽,咳大量脓痰和反复咯血。自抗菌药物应用以来,该病已明显减少。

【诊断】

（一）症状

1.慢性咳嗽、咳大量脓痰

一般多为阵发性,每日痰量可达 100～400mL,咳痰多在起床及就寝等体位改变时最多。产生此现象的原因是支气管扩张感染后,管壁黏膜被破坏丧失了清除分泌物的功能,导致分泌物的积聚,当体位改变时,分泌物受重力作用而移动从而接触到正常黏膜,引起刺激,出现咳嗽及咳大量脓痰。患者的痰液呈黄色脓样,伴厌氧菌混合感染时有臭味。收集痰液于玻璃瓶中静置,数小时后有分层现象:上层为泡沫,下悬脓性黏液,中层为混浊黏液,下层为坏死组织沉淀物。

2.反复咯血

50%～70%的患者有反复咯血史,血量不等,可为痰中带血或小量咯血,亦可表现为大量咯血。咯血的原因是支气管表层的肉芽组织创面小血管或管壁扩张的小血管破裂出血所致。咯血最常见的诱因是呼吸道感染。

3.反复肺部感染

患者常于同一肺段反复发生肺炎并迁延不愈。多数由上呼吸道感染向下蔓延,致使支气管感染加重,且因痰液引流不畅,最终使炎症扩散至病变支气管周围的肺组织。发生感染时,患者可出现发热,且咳嗽加剧、痰量增多,感染较重时患者尚有胸闷、胸痛等症状。

4.慢性感染的全身表现

患者反复继发肺部感染病程较长时,则可引起全身中毒症状,如发热、盗汗、食欲下降、消瘦、贫血等;并发肺纤维化、肺气肿或慢性肺源性心脏病时可出现呼吸困难等相应症状;若为儿童尚可影响其发育。

（二）体征

患者的体征取决于病变范围及扩张程度,轻微的支气管扩张可无明显体征,一般在扩张部可听到大小不等的湿性啰音,其特点是持久存在。此外,可伴有阻塞性肺炎、肺不张或肺气肿的体征。在慢性病程的支气管扩张患者,可见杵状指、趾及全身营养较差的情况。体检可在病灶部位听到啰音。约 1/3 病例可见杵状指趾。

（三）检查

1.实验室检查

(1)血常规:无感染的,白细胞计数多正常,继发感染则有增高。

(2)痰液细菌培养:对于咳脓痰的患者(所谓湿性支扩)应做痰培养以明确细菌类型,对临床选择抗生素有指导意义;痰培养对判断抗感染的疗效也有一定价值。

2.特殊检查

(1)胸部 X 线平片:轻症多无异常发现,重症病变区肺纹理增多、增粗、排列紊乱,有时可见支气管呈柱状增粗或"轨道征",典型呈蜂窝状或卷发状阴影,其间夹有液平面的囊区。

这是最基本的 X 线检查,有一小部分支气管扩张(简称支扩)患者(不到 10%)X 线平片完全正常,但仔细读片,大部分 X 线平片上有些改变,但这些改变常无特异性,不能做出可靠的判断,要明确诊断最后必须行支气管造影。

支扩由轻到重,病理改变非常复杂,涉及支气管、肺实质及胸膜,X线胸片是大体病理解剖的反映,因此胸片上所见也是多种多样的。

1)由于支气管壁慢性感染、管壁增厚及周围结缔组织增生,病变区肺纹理增多,增粗、排列紊乱,直到肺外带仍较明显,增厚的管壁中如含气,片上可见平行的双粗线,称为"双轨征",如有脓液潴留,则呈粗条状甚至杵状。扩大的支气管在断面上呈圆圈影,如多个小圆圈影聚在一起,就现蜂窝状。大的囊状扩张可见多个圆形或卵圆形透亮区,大小可自数毫米至3cm,其下缘壁增厚显影,似卷发,又称"卷发征",囊腔中有时还有液平面。

2)支扩都伴有肺实质性炎症,急性发作时局部有片状影,急性感染消失后也常留下小片状、小块状病变及纤维化,因此肺体积常缩小,而伴有相应的改变:肺纹理聚拢、密度增高、肺裂移位、肺门阴影缩小、转位及移位、无病变区的代偿性肺过度充气,最终是肺不张。双侧下叶肺不张,如体积很小,可以贴在纵隔面,在平片上不易发现。右上叶肺不张可似上纵隔增宽。右中叶不张可能只是右心缘的一片模糊影,在侧位片上有时与斜裂增厚不好鉴别。

左下叶是支扩好发部位,当下叶体积缩小,平片上与心脏阴影完全重叠,容易漏诊,但如有侧位片并注意左肺门及左肺纹理的改变,并不难发现。

3)胸膜改变。支扩患者常反复肺部感染,有时也波及胸膜产生炎症粘连,因此片上见有胸膜改变的不少。广泛严重的支扩、肺不张、纤维化,增厚的胸膜会使一侧肺出现致密阴影、膈肌上升、纵隔移位,在致密影中能见到支扩的透亮区,成为所谓的"毁损肺"。

4)晚期支扩可能影响心脏,出现肺动脉高压,肺门处肺动脉扩张而外周肺纹理纤细,心影也可能增大。

支扩好发的部位是双下叶、中叶、左下叶加舌段、右中下叶,因此X线胸片上改变常局限在这几个部位,有正侧位片就能明确范围,即使双侧广泛支扩中也常有部分支气管正常。

(2)胸部高分辨率CT扫描:患侧可见细支气管扩张,并能明确显示支气管扩张的范围和程度,无损伤性,目前最常用。

(3)支气管碘油造影:两侧支气管造影可明确诊断,不仅了解扩张的形态,而且明确病变部位及范围。可发现囊状、柱状或囊柱状改变,目前仅在外科手术前采用。

以下几种情况,虽其他检查高度怀疑支扩,但可以不做或暂时不做支气管造影:①胸部平片上双侧有明显广泛病变,肯定不能手术;②年纪大,如已超过50~60岁的,一般也不考虑手术;③心肺功能差,无手术条件;④症状轻,发作次数少,炎症易控制,暂时不考虑手术的,可暂缓检查(但从长远看,这类患者以检查为宜,因病变可能进展,大咯血也常无明显诱因,造影后如明确支扩部位,此后手术也有所根据);⑤患者或家属拒绝检查。

为手术而行造影,即使胸部平片有一侧完全正常也要双侧都做,因双侧支扩的发病率相当高。双侧造影一次完成或分开二次做,要根据患者的耐受性、造影医师的经验而定。分侧造影技术上简单点,患者较易忍受,造影片一般质量较好,无重叠问题,较易阅读。双侧同时做,可免再一次检查的痛苦,摄片时摆好体位,双侧也都能清楚显示,但如麻醉不完善,或患者无法忍受,原计划的双侧同时造影常做完一侧后就得中止。

最近有肺部感染的,最好在肺炎消散3个月后再做,因在炎症消散后扩张的支气管可能恢复正常(即过去所谓的"可复性支扩")。咳嗽痰多的先尽量药物治疗致痰较少后再做。支气管有炎症时,不易耐受造影剂的刺激,咳嗽剧烈易把造影剂咳出,结果不满意,术间咳嗽频频也观察不清。痰多的,能堵住个别支气管,充盈不佳,无法确定其性质。咯血期间避免造影,以免引起大咯血,少量咯血患者(如每日有数口血痰)如久治未能完全消失,可以造影,但大咯血的一定要血止2周后检查。

(4)纤维支气管镜检查:诊断支气管扩张一般不需要行纤维支气管镜检查,但下列几种情况要查:

1)为除外异物堵塞所致运载扩,年老、体弱、小孩、精神病人、麻醉及用安眠药沉睡的人等可能吞进异物而不自觉,异物长期存留堵塞支气管可致支扩,取出后或能恢复。

2)了解有无支气管内肿物存在:肺癌发病较快,在不长时间中发生阻塞性肺炎或肺不张,良性肿瘤、息肉因生长缓慢,可能长期堵塞致扩张。

3)脓痰很多,体位引流及药物治疗效果不好的,纤支镜检查可了解脓痰来源,明确病变部位,确定合适的体位引流位置,并通过吸痰及注入药物(抗生素,支气管扩张剂,如麻黄碱等),使患者尽快好转,便于手术。

4)大咯血需行支气管动脉栓塞出血部位的血管,咯血量太大的栓塞前检查有危险,可在栓塞毕立即检查,此时支气管还残留血迹,可核实栓塞的部位是否合适。

5)如果支气管造影不满意,如某支充盈有佳或未充盈,纤支镜检查可发现为造影技术问题或其他原因,如痰、肿物、肉芽堵塞或开口有瘢痕形成等,必要时随行该支的选择性造影(从纤支镜的活检孔中注入造影剂)。

6)支扩术后再咯血或又有较多脓痰,检查支气管残端有无肉芽、线头、溃疡等,并了解出血来源,为进一步治疗提供材料。

7)怀疑有某种特异感染如霉菌,可通过纤支镜取支气管远端分泌物检查而不受呼吸道分泌物的污染。

(5)肺功能检查:多为阻塞性通气障碍,1s呼气量和最大呼气量减低,残气占肺总量百分比增高。病情后期,通气血流比例失调以及弥散功能障碍等,可有动脉血氧分压降低和动脉血氧饱和度下降。

(四)诊断要点

(1)过去曾患过百日咳、麻疹、肺炎、肺结核、肺部感染等慢性咳嗽,咳大量痰和反复咯血及呼吸道感染等症状,痰液静置后分三层:上层为泡沫,中层为黏液,下层为脓性物和坏死组织,伴有厌氧菌感染时,可有恶臭味。细菌培养可有细菌生长。

(2)慢性咳嗽和咳大量脓痰,痰量增多,每日可达100~400mL,呈黄绿色。反复咯血为本病的特点,占50%~75%,咯血量多少不等,从痰中带血丝到大咯血。有的患者以咯血为主要症状,咳嗽、咳痰不明显,称干性支气管扩张。若反复继发感染,可出现发热、纳差、盗汗、消瘦、贫血等症状。

(3)重症支气管扩张的肺功能严重障碍时,劳动力明显减退,稍活动即有气急、发绀、伴有杵状指(趾)。继发感染时常可闻及下胸部、背部较粗的湿啰音;结核引起的支气管扩张多见于肩胛间区,咳嗽时可闻及干、湿啰音。

(4)典型的X线表现为粗乱肺纹中有多个不规则的环状透亮阴影或沿支气管的卷发状阴

影,感染时阴影内出现液平。分层摄片还可发现不张肺内支气管扩张和变形的支气管充气征。

(5)高分辨 CT(HRCT)通常可确定诊断,CT 检查显示管壁增厚的柱状扩张,或成串成簇的囊样改变。

(6)纤维支气管镜检查可以明确出血、扩张或阻塞部位,还可进行局部灌洗,取得冲洗液做涂片革兰氏染色、细胞学检查或细菌培养等,对诊断和治疗也有帮助。

(五)鉴别诊断

1.慢性支气管炎

中年以上患者多见,常于冬、春季节咳嗽、咳痰加重,痰量不多,为白色黏液样,脓痰少见,无反复咯血史,肺部啰音不固定。但少数慢性支气管炎晚期可并发支气管扩张。

2.肺脓肿

常无慢性咳嗽、咳痰病史,起病急,全身中毒症状明显,畏寒、高热、咳嗽、突然咳出大量脓臭痰,X 线胸片上有密度较高的炎症阴影,其中可见伴有液平面的空洞。有效抗生素治疗炎症可完全吸收消退。慢性肺脓肿有慢性病容,贫血、消瘦,虽也有反复咳脓痰及咯血,但其均有急性肺脓肿病史,X 线表现为厚壁空洞。

3.肺结核

病变好发于两肺上叶尖后段及下叶背段,常有低热、盗汗、疲乏、消瘦等全身中毒症状,早期患者咳嗽少,咳痰也不多,有空洞者痰常为黏液脓性或脓性,痰中常可找到抗酸杆菌;肺结核病灶纤维化、瘢痕形成牵拉局部支气管,可引起结核性、局灶性支气管扩张,其内的小血管可被破坏而引起反复咯血;结核性局灶性支气管扩张多在肺上野肺结核好发部位,大多于肺上部 X 线检查可发现肺结核病灶,痰结核菌检查可作出诊断。

4.先天性肺囊肿

临床上含液性肺囊肿常无症状,如与支气管相通并发感染时,可有发热、咳嗽、咳痰及反复咯血。X 线检查肺部可见多个边界锐利的圆形或椭圆形阴影,壁较薄,周围肺组织无浸润病变。CT 扫描和支气管碘油造影可助鉴别。

5.弥漫性泛细支气管炎

有慢性咳嗽、咳痰、活动时呼吸困难及慢性鼻窦炎,X 线胸片和 CT 上有弥漫分布的边界不太清晰的小结节影,类风湿因子、抗结核抗体、冷凝集试验可阳性。确诊须病理学证实。大环内酯类抗生素持续治疗 2 周以上有效。

【治疗】

原则是控制感染,保持引流通畅,必要时手术治疗。

(一)内科治疗

戒烟,避免受凉,加强营养,纠正贫血,增强体质,预防呼吸道感染。

1.保持呼吸道引流通畅

祛痰药及支气管舒张药稀释脓痰和促进排痰,再经体位引流清除痰液,以减少继发感染和减轻全身中毒症状。

(1)祛痰药:可选用溴己新每次 8～16mg 或盐酸氨溴索每次 30mg,每日 3 次。

(2)支气管舒张药:部分患者由于支气管反应性增高或炎症的刺激,可出现支气管痉挛,影响痰液排出。可用 β_2 受体激动剂或异丙托溴铵喷雾吸入，或口服氨茶碱每次 0.1g，每日 3～4 次或其他缓释茶碱制剂。

（3）体位引流：体位引流是根据病变的部位采取不同的体位，原则上应使患肺处于高位，引流支气管开口朝下，以利于痰液流入大支气管和气管排出。每日 2～4 次，每次 15～30min。体位引流时，间歇做深呼吸后用力咳痰，同时旁人协助用手轻拍患部，可提高引流效果。

（4）纤维支气管镜吸痰：如体位引流痰液仍难排出，可经纤维支气管镜吸痰，及用生理盐水冲洗稀释痰液，也可局部注入抗生素。

2.控制感染

是急性感染期的主要治疗措施。应根据症状、体征、痰液性状，必要时需参考细菌培养及药物敏感试验结果选用抗菌药物。轻症者一般可选用口服阿莫西林，每次 0.5g，每日 4 次，或第一、二代头孢菌素；喹诺酮类药物、磺胺类药物也有一定疗效。重症患者特别是假单胞菌属细菌感染者，须选用抗假单胞菌抗生素，常需静脉用药，如头孢他啶、头孢吡肟和亚胺培南等。如有厌氧菌混合感染，加用甲硝唑（灭滴灵）或替硝唑或克林霉素。雾化吸入庆大霉素或妥布霉素可改善气管分泌和炎症。

（二）手术治疗

适用于反复呼吸道急性感染或大咯血，病变范围局限在一叶或一侧肺组织，尤以局限性病变反复发生威胁生命的大咯血，经药物治疗不易控制，全身情况良好的患者。可根据病变范围行肺段或肺叶切除术，但在术前必须明确出血的部位。

（三）咯血的处理

1.药物治疗

①小量咯血时安静休息、稳定情绪，一般不需特殊处理。②大量咯血时取患侧卧位，解除患者焦虑和恐惧心理，并适当选用口服镇静药，如地西泮等。垂体后叶素 5～10U 用 10% 葡萄糖稀释后缓慢静脉注射，继而静脉滴注维持，保持呼吸道通畅，防止窒息。一旦出现窒息，患者应取头低位，想办法排出血块等。③大咯血窒息的抢救。大咯血一旦出现窒息，应立即组织抢救，争分夺秒，消除呼吸道内凝血块，恢复呼吸道通畅和正常呼吸。抢救措施包括：a.体位引流：将床脚抬高 30°，呈头低脚高位，头偏向一侧，迅速清除口、咽部血块，拍击胸背部，以利于堵塞的血块咯出；b.清除血液（块）：刺激咽喉部，使患者用力咯出堵塞于气管内的血液（块），或用导管经鼻腔插至咽喉部，迅速用吸引器吸出血液（块），必要时可在直接喉镜下用硬质气管镜直接插管，通过吸引和冲洗，以迅速恢复呼吸道通畅，如需较长期进行局部治疗，应用气管切开；c.高浓度吸氧：吸入氧浓度（FiO_2）为 40%～60% 或高频喷射通气给氧；d.应用呼吸中枢兴奋剂；e.窒息解除后的相应治疗：包括纠正代谢性酸中毒、控制休克、补充血容量、治疗肺不张及呼吸道感染、处理肺水肿和肾功能衰竭等。

2.支气管动脉栓塞术（BAE）

用于大咯血而又缺乏手术条件者；反复咯血经内科治疗无效又不宜手术者；手术治疗后又复发咯血者。支气管动脉栓塞术已成为临床治疗咯血的有效方法，近年来已有较多文献报道。国内外资料报道该方法对大咯血的治疗有效率达 80% 左右，数字减影血管 DSA 造影技术和双程栓塞术使支气管动脉栓塞术更安全、有效，近期疗效可达 86.0%，即刻止血为 77.2%，总有效率为 88.5%,远期疗效因种种原因难以作出结论。有报道指出支气管动脉栓塞术同时用肺动脉飘浮导管气囊阻断局部血流止血效果良好。

【病情观察】

诊断不明确者,可根据患者的临床表现、体征,进行 X 线胸片、胸部 CT、支气管镜检查,以明确诊断。诊断明确者,则应根据患者就诊的具体症状,予以相应处理。主要观察治疗后患者症状是否改善,如咳嗽、咳痰是否控制,咯血是否停止,有发热的体温是否恢复正常,并根据患者治疗的情况,调整相应的治疗。注意复查 X 线胸片,以评估治疗疗效。

【病历记录】

1.门急诊病历

记录患者的咳嗽、咳痰的时间,痰液的性状及每日的痰液量;有咯血者,记录某一时间内的咯血量及颜色,既往史中记录有无同一部位的反复肺部感染史及幼时有无严重呼吸道感染史,体检记录肺部听诊有无固定部位的细湿啰音、咳嗽后性质情况,辅助检查记录 X 线胸片、胸部 CT 的表现。

2.住院病历

记录患者门诊的诊治经过,尤其是以往的诊疗过程、治疗疗效等,重点记录本次入院后的诊治经过和治疗后的疗效判断。如需行支气管镜检查或行支气管动脉栓塞治疗的,应由患者或其亲属签署知情同意书。

【注意事项】

1.医患沟通

诊断明确者,主治医师应如实告诉患者及其家属本病的临床特点、诊断方法、治疗原则等,以便患者及家属能理解,并明确告知患者及家属,由于本病的病理学改变的不可逆性(结构性肺病),势必反复发作,以使患者及其家属对本病有一个正确的认识,树立一个正确的防病治病观念。另外,对首次咯血的患者,应给予心理疏导,鼓励患者尽量咯出肺内的积血以防止窒息。需特殊检查或治疗的,如支气管动脉栓塞术,应以患者或其亲属的知情同意为据。

2.经验指导

(1)本病的起病往往可追查到患者童年曾有麻疹、百日咳或支气管肺炎的病史,以后则有反复发作的呼吸道感染。因此,积极防治上述疾病,对预防本病的发生有很大的意义。

(2)患者多有慢性反复发作的特点,如反复咳嗽、咯血,反复肺部感染等,如有此类临床特点,应高度怀疑本病。

(3)根治本病唯一的办法是将病变肺部组织手术切除,适用于反复发作呼吸道急性感染或大咯血,病变范围不超过两个肺叶,全身情况良好,无心肺功能严重障碍者。

(4)本病的治疗中常需用抗生素治疗,需注意的是青霉素、克林霉素、甲硝唑(或替硝唑)对厌氧菌感染有疗效,对怀疑并发有厌氧菌感染者应优先考虑选用,抗生素应用时可多种途径联合用药。疗程以控制感染为度,即全身中毒症状消失、痰量及脓性成分减少,肺部啰音减少或消失即可停药。不主张长期使用抗菌药物,以免继发真菌感染。

(5)引流痰液体位非常重要,应持之以恒。必要时,可辅以雾化吸入,加强痰液的引流。

(6)患者大咯血时,有条件时可行支气管动脉栓塞术治疗,以降低咯血的死亡率;大咯血致窒息时,需紧急处理,如吸氧、拍背、必要时头低足高位,开放静脉通路,可根据医院的条件,紧急行支气管镜局部止血或支气管动脉栓塞术或外科手术治疗。

第四节 支气管哮喘

支气管哮喘(简称哮喘)是由多种细胞(如嗜酸粒细胞、肥大细胞、T淋巴细胞、中性粒细胞、气道上皮细胞等)和细胞组分参与的气道慢性炎症性疾病。这种慢性炎症与气道高反应性相关,通常出现广泛多变的可逆性气流受限,并引起反复发作性的喘息、气急、胸闷或咳嗽等症状,常在夜间和(或)清晨发作、加剧,多数患者可自行缓解或经治疗缓解。支气管哮喘如诊治不及时,随病程的延长可产生气道不可逆性缩窄和气道重塑。而当哮喘得到控制后,多数患者很少出现哮喘发作,严重哮喘发作则更少见。哮喘合理的防治至关重要。世界各国的哮喘防治专家共同起草、更新全球哮喘防治倡议(GINA)。GINA目前已成为防治哮喘的重要指南。

【病因】

哮喘的病因还不十分清楚,患者个体过敏体质及外界环境的影响是发病的危险因素。哮喘与多基因遗传有关,同时受遗传因素和环境因素的双重影响。哮喘患者亲属患病率高于群体患病率,并且亲缘关系越近,患病率越高。目前,哮喘的相关基因尚未完全明确。

环境因素中主要包括某些激发因素,如尘螨、花粉、真菌等各种特异和非特异性吸入物。感染,如细菌、病毒、原虫、寄生虫等;食物,如鱼、虾等;药物,如普萘洛尔(心得安)、阿司匹林等;气候变化、运动、妊娠等都可能是哮喘的激发因素。

【病理】

气道可见黏液栓和渗出物及细胞阻塞,气道表现上皮损伤脱落,有时可见鳞状上皮化生。上皮基底膜增厚,网状层增厚尤为明显,可有透明变性,小血管可扩张、充血和水肿。支气管壁细胞浸润,以嗜酸粒细胞和淋巴细胞为主。平滑肌细胞肥大,肌纤维增多,黏液腺和黏液分泌细胞体积增大,杯状细胞增多,支气管壁增厚,支气管内腔变窄。

【诊断】

(一)诊断标准

1.反复发作喘息、气急、胸闷或咳嗽,多与接触变应原、冷空气、物理和化学性刺激、病毒性上呼吸道感染、运动等有关。

2.发作时在双肺可闻及散在或弥漫性、以呼气相为主的哮鸣音,呼气相延长。

3.上述症状可经治疗缓解或自行缓解。

4.除外其他疾病所引起的喘息、气急、胸闷和咳嗽。

5.临床表现不典型者(如无明显喘息或体征)应有下列三项中至少一项阳性:①支气管激发试验或运动试验阳性;②支气管舒张试验阳性;③昼夜PEF变异率≥20%。

符合 1~4 条或 4、5 条者,可以诊断为支气管哮喘。

(二)支气管哮喘的分期及病期严重程度分级

支气管哮喘可分为急性发作期、非急性发作期。

1.急性发作期

是指气促、咳嗽、胸闷等症状突然发生或症状加重,常有呼吸困难,以呼气流量降低为其特征,常因接触变应原等刺激物或治疗不当所致。程度轻重不一,病情加重可在数小时或数天内出现,偶尔可在数分钟内即危及生命,故应对病情做出正确评估。急性发作时严重程度可分为轻度、中度、重度和危重 4 级。

2.非急性发作期(亦称慢性持续期)

许多哮喘患者即使没有急性发作,但在相当长的时间内仍有不同频度和(或)不同程度地出现症状(喘息、咳嗽、胸闷等),肺通气功能下降。目前认为长期评估哮喘的控制水平是更为可靠和有用的严重性评估方法,对哮喘的评估和治疗的指导意义更大。哮喘控制水平分为控制、部分控制和未控制 3 个等级。

【鉴别诊断】

(一)左心衰竭引起的喘息样呼吸困难

为避免混淆,目前已不再使用"心源性哮喘"一词。患者多有高血压、冠状动脉粥样硬化性心脏病、风湿性心脏病和二尖瓣狭窄等病史和体征。阵发性咳嗽,常咳出粉红色泡沫痰,两肺可闻及广泛的湿啰音和哮鸣音,左心界扩大,心率增快,心尖部可闻及奔马律。病情许可作胸部 X 线检查时,可见心脏增大,肺淤血征,有助于鉴别。若一时难以鉴别,可雾化吸入 β_2 肾上腺素受体激动剂或静脉注射氨茶碱缓解症状后,进一步检查,忌用肾上腺素或吗啡,以免造成危险。

(二)慢性阻塞性肺疾病(COPD)

多见于中老年人,有慢性咳嗽史,喘息长年存在,有加重期。患者多有长期吸烟或接触有害气体的病史。有肺气肿体征,两肺或可闻及湿啰音。但临床上严格将 COPD 和哮喘区分有时十分困难,用支气管舒张剂和口服或吸入激素做治疗性试验可能有所帮助。COPD 也可与哮喘合并同时存在。

(三)上气道阻塞

本病可见于中央型支气管肺癌、气管支气管结核、复发性多软骨炎等气道疾病或异物气管吸入,导致支气管狭窄或伴发感染时,可出现喘鸣或类似哮喘样呼吸困难、肺部可闻及哮鸣音。但根据临床病史,特别是出现吸气性呼吸困难,以及痰液细胞学或细菌学检查,胸部 X 线摄片、CT 或 MRI 检查或支气管镜检查等,常可明确诊断。

(四)变态反应性肺浸润

本病见于热带性嗜酸粒细胞增多症、肺嗜酸粒细胞增多性浸润、多源性变态反应性肺泡炎等。致病原为寄生虫、原虫、花粉、化学药品、职业粉尘等,多有接触史,症状较轻,患者常有发热,胸部 X 线检查可见多发性、此起彼伏的淡薄斑片浸润阴影,可自行消失或再发。肺组织活检也有助于鉴别。

【并发症】

发作时可并发气胸、纵隔气肿、肺不张;长期反复发作和感染或并发慢支、肺气肿、支气管扩张、间质性肺炎、肺纤维化和肺源性心脏病。

【治疗】

目前尚无特效的治疗方法,但长期规范化治疗可使哮喘症状得到控制,减少复发乃至不发作。长期使用最少量或不用药物能使患者活动不受限制,并能与正常人一样生活、工作和学习。

(一)脱离变应原

部分患者能找到引起哮喘发作的变应原或其他非特异刺激因素,立即使患者脱离变应原的接触是防治哮喘最有效的方法。

(二)药物治疗

治疗哮喘药物主要分为两类。

1.缓解哮喘发作

此类药物主要作用为舒张支气管,故也称支气管舒张药。

(1)β_2 肾上腺素受体激动剂(简称 β_2 受体激动剂):β_2 受体激动剂是控制哮喘急性发作的首选药物。常用的短效 β_2 受体激动剂有沙丁胺醇、特布他林和非诺特罗,作用时间为 4～6 小时。长效 β_2 受体激动剂有福莫特罗、沙美特罗及丙卡特罗,作用时间为 10～12 小时。不主张长效 β_2 受体激动剂单独使用,须与吸入激素联合应用。但福莫特罗可作为应急缓解气道痉挛的药物。肾上腺素、麻黄素和异丙肾上腺素,因其心血管副作用多而已被高选择性的 β_2 受体激动剂所代替。

用药方法可采用吸入,包括定量气雾剂(MDI)吸入、干粉吸入、持续雾化吸入等,也可采用口服或静脉注射。首选吸入法。常用剂量为沙丁胺醇或特布他林 MDI,每喷 $100\mu g$,每天 3～4 次,每次 1～2 喷。通常 5～10min 即可见效,可维持 4～6 小时。长效 β_2 受体激动剂如福莫特罗 $4.5\mu g$,每天 2 次,每次一喷,可维持 12 小时。持续雾化吸入多用于重症和儿童患者,使用方法简单易于配合,如沙丁胺醇 5mg 稀释在 5～20mL 溶液中雾化吸入。沙丁胺醇或特布他林一般口服用法为 2.4～2.5mg,每日 3 次,15～30min 起效,但心悸、骨骼肌震颤等不良反应较多。β_2 受体激动剂的缓释型及控制型制剂疗效维持时间较长,用于防治反复发作性哮喘和夜间哮喘。注射用药,用于严重哮喘。一般每次用量为沙丁胺醇 0.5mg,滴速 2～4μg/min,易引起心悸,只在其他疗法无效时使用。

(2)抗胆碱药:吸入抗胆碱药与 β_2 受体激动剂联合吸入有协同作用,尤其适用于夜间哮喘及多痰的患者。可用 MDI,每日 3 次,每次 25～75μg 或用 100～150μg/mL 的溶液持续雾化吸入。约 10min 起效,维持 4～6 小时。不良反应少,少数患者有口苦或口干感。近年发展的选择性 M_1、M_3 受体拮抗剂如泰乌托品(噻托溴铵 tiotropiumbromide)作用更强,持续时间更久(可达 24 小时)、不良反应更少。

(3)茶碱类:茶碱类是目前治疗哮喘的有效药物。茶碱与糖皮质激素合用具有协同作用。口服给药:包括氨茶碱和控(缓)释茶碱,静脉注射氨茶碱首次剂量为 4～6mg/kg,注射速度不宜超过 0.25mg/(kg·min),静脉滴注维持量为 0.6～0.8mg/(kg·h)。日注射量一般不超过 1.0g。静脉给药主要应用于重、危症哮喘。

最好在用药中监测血浆氨茶碱浓度,其安全有效浓度为 6～15μg/mL。发热、妊娠、小儿或老年,患有肝、心、肾功能障碍及甲状腺功能亢进者尤需慎用。合用西咪替丁(甲氰咪胍)、喹诺酮类、大环内酯类药物等应减少用药量。

2.控制或预防哮喘发作

此类药物主要治疗哮喘的气道炎症,亦称抗炎药。

(1)糖皮质激素:由于哮喘的病理基础是慢性非特异性炎症,糖皮质激素是当前控制哮喘发作最有效的药物。可分为吸入、口服和静脉用药。

吸入治疗是目前推荐长期抗炎治疗哮喘的最常用方法。常用吸入药物有倍氯米松、布地奈德、氟替卡松、莫米松等,后两者生物活性更强,作用更持久。通常需规律吸入一周以上方能生效。根据哮喘病情,吸入剂量(BDP 或等效量其他皮质激素)在轻度持续者一般 $200\sim500\mu g/d$,中度持续者一般 $500\sim1000\mu g/d$,重度持续者一般 $>1000\mu g/d$(不宜超过 $2000\mu g/d$)(氟替卡松剂量减半)。吸入治疗药物全身性不良反应少,少数患者可引起口咽念珠菌感染、声音嘶哑或呼吸道不适,吸药后用清水漱口可减轻局部反应和胃肠吸收。长期使用较大剂量($>1000\mu g/d$)者应注意预防全身性不良反应,如肾上腺皮质功能抑制、骨质疏松等。

口服剂:有泼尼松(泼尼松)、泼尼松龙(泼尼松龙)。用于吸入糖皮质激素无效或需要短期加强的患者。起始 $30\sim60mg/d$,症状缓解后逐渐减量至 $\leqslant10mg/d$。然后停用,或改用吸入剂。

静脉用药:重度或严重哮喘发作时应及早应用琥珀酸氢化可的松,注射后 $4\sim6$ 小时起作用,常用量 $100\sim400mg/d$,或甲泼尼龙($80\sim160mg/d$)起效时间更短($2\sim4$ 小时)。地塞米松因在体内半衰期较长、不良反应较多,宜慎用,一般 $10\sim30mg/d$。症状缓解后逐渐减量,然后改口服和吸入制剂维持。

(2)LT 调节剂:通过调节 LT 的生物活性而发挥抗炎作用,同时可舒张支气管平滑肌。可以作为轻度哮喘的一种控制药物的选择。常用半胱氨酰 LT 受体拮抗剂,如孟鲁司特 10mg,每天 1 次。或扎鲁司特 20mg,每日 2 次,不良反应通常较轻微,停药后可恢复正常。

(3)其他药物:酮替酚和新一代组胺 H_1 受体拮抗剂阿司咪唑、曲尼斯特、氯雷他定在轻症哮喘和季节性哮喘有一定效果,也可与 β_2 受体激动剂联合用药。

(三)急性发作期的治疗

急性发作的治疗目的是尽快缓解气道阻塞,纠正低氧血症,恢复肺功能,预防进一步恶化或再次发作,防止并发症。一般根据病情的分度进行综合性治疗。

1.轻度

每日定时吸入糖皮质激素($200\sim500\mu gBDP$);出现症状时吸入短效 β_2 受体激动剂,可间断吸入。效果不佳时可加用口服 β_2 受体激动剂控释片或小量茶碱控释片($200mg/d$),或加用抗胆碱药如异丙托溴铵气雾剂吸入。

2.中度

吸入剂量一般为每日 $500\sim1000\mu g$ BDP;规则吸入 β_2 激动剂或联合抗胆碱药吸入或口服长效 β_2 受体激动剂。亦可加用口服 LT 拮抗剂,若不能缓解,可持续雾化吸入 β_2 受体激动剂(或联合用抗胆碱药吸入),或口服糖皮质激素($<60mg/d$)。必要时可用氨茶碱静脉注射。

3.重度至危重度

持续雾化吸入 β_2 受体激动剂,或合并抗胆碱药;或静脉滴注氨茶碱或沙丁胺醇。加用口服 LT 拮抗剂。静脉滴注糖皮质激素如琥珀酸氢化可的松或甲泼尼龙或地塞米松(剂量见前)。待病情得到控制和缓解后(一般 3～5 天),改为口服给药。注意维持水、电解质平衡,纠正酸碱失衡,当 pH<7.20,且合并代谢性酸中毒时,应适当补碱;可给予氧疗,如病情恶化缺氧不能纠正时,进行无创通气或插管机械通气。若并发气胸,在胸腔引流气体下仍可机械通气。此外应预防下呼吸道感染等。

(四)哮喘非急性发作期的治疗

根据哮喘的控制水平选择合适的治疗方案。

对于大多数未经治疗的持续性哮喘患者,初始治疗应从第 2 级治疗方案开始,如果初始评估提示哮喘处于严重未控制,治疗应从第 3 级方案开始。从第 2 级到第 5 级的治疗方案中都有不同的哮喘控制药物可供选择。而在每一步中缓解药物都应该按需使用,以迅速缓解哮喘症状。

其他可供选择的缓解用药包括:吸入型抗胆碱能药物、短效或长效口服 β_2 受体激动剂、短效茶碱等。除非规律地联合使用吸入型糖皮质激素,否则不建议规律使用短效和长效 β 受体激动剂。

由于哮喘的复发性以及多变性,需不断评估哮喘的控制水平,治疗方法则依据控制水平进行调整。如果目前的治疗方案不能够使哮喘得到控制,治疗方案应该升级直至达到哮喘控制为止。当哮喘控制维持至少 3 个月后,治疗方案可以降级。通常情况下,患者在初诊后 1～3 个月回访,以后每 3 个月随访一次。如出现哮喘发作时,应在 2 周至 1 个月内进行回访。对大多数控制剂来说,最大的治疗效果可能要在 3～4 个月后才能显现,只有在这种治疗策略维持 3～4 个月后,仍未达到哮喘控制,才考虑增加剂量。对所有达到控制的患者,必须通过常规跟踪及阶段性地减少剂量来寻求最小控制剂量。大多数患者可以达到并维持哮喘控制,但一部分难治性哮喘患者可能无法达成同样水平的控制。

以上方案为基本原则,但必须个体化,联合应用,以最小量、最简单的联合,副作用最少,达到最佳控制症状为原则。

(五)免疫疗法

分为特异性和非特异性两种,前者又称脱敏疗法(或称减敏疗法)。由于有 60% 的哮喘发病与特异性变应原有关,采用特异性变应原作定期反复皮下注射,以产生免疫耐受性,使患者脱(减)敏。脱敏治疗需要在有抢救措施的医院进行。

非特异性疗法,如注射卡介苗、转移因子、疫苗等生物品抑制变应原反应的过程,有一定辅助的疗效。目前采用基因工程制备的人工重组抗 IgE 单克隆抗体治疗中、重度变应性哮喘,已取得较好效果。

【哮喘的教育与管理】

哮喘患者的教育与管理是提高疗效,减少复发,提高患者生活质量的重要措施。在医师指导下患者要学会自我管理、学会控制病情。应使患者了解或掌握以下内容:①相信通过长期、适当、充分的治疗,完全可以有效地控制哮喘发作;②了解哮喘的激发因素,结合每个人具体情况,找出各自的促激发因素,以及避免诱因的方法;③简单了解哮喘的本质和发病机制;④熟悉哮喘发作先兆表现及相应处理办法;⑤学会在家中自行监测病情变化,并进行评定,重点掌握峰流速仪的使用方法,有条件的应记录哮喘日记;⑥学会哮喘发作时进行简单的紧急自我处理方法;⑦了解常用平喘药物的作用、正确用量、用法、不良反应;⑧掌握正确的吸入技术(MDI或 Spacer 用法);⑨知道什么情况下应去医院就诊;⑩与医师共同制定出防止复发,保持长期稳定的方案。

【预后】

哮喘的转归和预后因人而异,与正确的治疗方案关系密切。

第二章 循环系统疾病

第一节 心脏骤停与心肺复苏

心脏骤停是指心脏泵血功能的突然停止。导致心脏骤停的病理生理机制最常见为室性快速性心律失常(室颤和室速),其次为缓慢性心律失常或心室停顿,较少见的是无脉性电活动(PEA),即电-机械分离。心脏骤停发生后,由于脑血流的突然中断,10s左右患者即可出现意识丧失,经及时救治可获存活,否则将发生生物学死亡,罕见自发逆转者。心脏骤停常是心脏性猝死的直接原因和最常见的形式。

猝死是指外表健康或非预期死亡的人在外因或无外因的作用下,突然和意外地发生非暴力性死亡。导致猝死的病因很多,包括心血管疾病、呼吸系统疾病、中枢神经系统疾病、药物或毒物中毒、过敏、精神应激、水电解质和代谢紊乱、严重感染等,还有一些原因不明的猝死。

心脏性猝死(SCD)是指急性症状发作后1h内发生的以意识骤然丧失为特征的、由心脏原因引起的自然死亡。无论患者有无心脏病,死亡的时间和形式未能预料。一般而言,SCD通常是由于心脏激动异常和(或)传导障碍所引起的心排血量的显著而急剧的下降甚至无心排血量所致。

心肺复苏(CPR)是心肺复苏技术的简称,是针对心跳、呼吸停止所采取的抢救措施,即用心脏按压或其他方法形成暂时的人工循环并恢复心脏自主搏动和血液循环,用人工呼吸代替自主呼吸并恢复自主呼吸,达到恢复苏醒和挽救生命的目的。

一、心脏骤停的病因与诊断

【心脏骤停的病因】

心脏骤停的病因颇多,一般将其分为两大类,即由心脏本身的病变引起的所谓心源性心脏骤停及由其他因素和病变引起的非心源性心脏骤停。

(一)心源性心脏骤停

心血管疾病是心脏骤停最常见且最重要的原因。其中以冠心病最为常见。在西方国家SCD中至少80%是由冠心病及其并发症所致;其余20%是由其他心血管疾病所引起,如先天性冠状动脉异常、马凡氏综合征、心肌病、心肌炎、心脏瓣膜损害(如主动脉瓣病变及二尖瓣脱垂)、原发性电生理紊乱(如窦房结病变、预激综合征、Q-T间期延长综合征和Brugada综合征)等。

(二)非心源性心脏骤停

1.严重电解质紊乱和酸碱平衡失调

严重的钾代谢紊乱易导致心律失常的发生而引起心脏骤停。高血钾(血清钾>6.5mmol/L)时,可抑制心肌收缩力和心脏自律性,引起心室内传导阻滞、心室自主心律或缓慢的心室颤动(VF)而发生心脏骤停;严重低血钾可引起多源性室早,反复发作的短阵性心动过速,心室扑动和颤动,均可致心脏骤停。血钠过低和血钙过低可加重高血钾的影响。酸中毒时细胞内钾外移,使血钾增高,也可发生心脏骤停。严重的高钙血症也可导致房室和室内传导阻滞,室性心律失常以至发生VF;严重的高镁血症也可引起心脏骤停。低镁血症可以加重低钾血症的表现。

2.其他因素

①严重创伤、窒息、中毒、药物过量、脑卒中等致呼吸衰竭甚至呼吸停止;②各种原因的休克、药物过敏反应等;③手术、治疗操作和麻醉意外等;④突发意外事件如雷击、触电、溺水、自缢等。

【心脏骤停的诊断】

(一)心脏骤停的临床过程

心脏骤停的临床过程可分为4个时期:前驱期、发病期、心脏停搏期和死亡期。不同患者各期表现有明显的差异。

1.前驱期

许多病人在发生心脏骤停前有数天或数周,甚至数月的前驱症状,如心绞痛、气急或心悸的加重,易于疲劳,以及其他主诉。但这些症状无特异性,并非SCD所特有。前驱症状仅提示有发生心血管病的危险,而不能预测SCD的发生。部分患者可无前驱症状,瞬即发生心脏骤停。

2.发病期

又称终末事件期。是指心血管状态出现急剧变化到心脏骤停发生前的一段时间,自瞬间至持续1h不等。由于猝死的病因不同,发病期的临床表现也各异。典型的表现包括:严重胸痛,急性呼吸困难,突然心悸,持续心动过速或头晕目眩等。若心脏骤停瞬间发生,事先无预兆,则绝大部分是心源性。在猝死前数小时或数分钟内常有心电活动的改变,其中以心率加快及室性异位搏动增加最常见。因VF猝死的患者,常先有室性心动过速(VT),另有少部分患者以循环衰竭发病。

3.心脏骤停期

意识完全丧失为该期的特征。如不立即抢救,一般在数分钟内进入死亡期。罕有自发逆转者。心脏骤停的症状和体征依次出现如下:①心音消失;②脉搏扪不到,血压测不出;③意识突然丧失或伴有短阵抽搐,抽搐常为全身性,多发生于心脏停搏后10s内,有时伴眼球偏斜;④呼吸断续,呈叹息样,以后即停止,多发生在心脏停搏后20~30s内;⑤昏迷,多发生于心脏停搏30s后;⑥瞳孔散大,多在心脏停搏后30~60s出现。但此期尚未到生物学死亡。如予及时恰当的抢救,有复苏的可能。其复苏成功率取决于:①复苏开始的迟早;②心脏骤停发生的场所;③心电活动失常的类型(VF、VT、PEA 或心室停顿);④在心脏骤停前病人的临床情况。

4.生物学死亡期

从心脏骤停至发生生物学死亡时间的长短取决于原发病的性质以及心脏骤停至复苏开始的时间。心脏骤停发生后,大部分患者将在 4～6min 内开始发生不可逆脑损害,随后经数分钟过渡到生物学死亡。心脏骤停发生后立即实施 CPR 和尽早电除颤,是避免发生生物学死亡的关键。心脏复苏成功后死亡的最常见的原因是中枢神经系统的损伤。缺氧性脑损伤和继发于长期使用呼吸机的感染占死因的 60%,低心排出量占死因的 30%,而由于心律失常的复发致死者仅占 10%。

(二)心脏骤停时心电图表现

心脏骤停时,心脏虽丧失了泵血功能,但并非心电和心脏活动完全停止。根据心电图表现可分为下列三种类型:

1.心室颤动(VF)

在心脏骤停的早期最常见,约占 80%,复苏成功率最高。

2.心室停顿

心室完全丧失了收缩活动,呈静止状态,心电图呈直线无心室波或仅可见心房波,多在心脏骤停 3～5min 时出现。复苏成功率远较 VF 者低。

3.无脉性电活动

即电-机械分离。心脏有持续的电活动,但无有效的机械收缩功能,常规方法不能测出血压和脉搏。心室肌可断续出现慢而极微弱的不完整的收缩,心电图上有间断出现的、宽而畸形、振幅较低的 QRS 波群,频率<20～30 次/min。此型多为严重心肌损伤的后果,常为左心室泵衰竭的终期表现,也可见于低血容量、张力性气胸和心包压塞时,或长时期心脏骤停的电击治疗后。心脏起搏点逐渐下移,自窦房结移至房室交接处、房室束,以至浦肯野纤维,最后以心室停顿告终。此型除有上述可纠正的低血容量或张力性气胸、心脏压塞外,预后颇差,复苏困难。

(三)心脏骤停诊断注意事项

心脏骤停的诊断主要依据是临床体征,除了检查评估病人的无反应性,包括意识突然丧失、自主呼吸停止、颈动脉搏动消失、肢体活动和咳嗽反射均丧失外,还应将临终呼吸作为心脏骤停的标志之一。若患者突然意识丧失和大动脉搏动消失,据此足以确立心脏骤停的诊断,而应立即进行 CPR。并且应该注意以下几点:①不要等待静听心音有无才开始抢救;②不要等待以上诊断心脏骤停的各项临床诊断依据均具备才开始抢救;③不要等待心电图证实才开始抢救;④创伤所致者更不应等待静脉或动脉输血。

二、心肺复苏

【心肺复苏成功的基本要素】

1.尽早进行心肺复苏(CPR)

心搏呼吸突然停止后,血液循环终止,脑细胞由于对缺氧十分敏感,一般在循环停止后4～6min 大脑即发生严重损害,甚至不能恢复。因此必须争分夺秒,积极抢救。

在常温情况下,心搏停止 3s 病人感到头晕,10～20s 即可发生晕厥或抽搐,60s 后瞳孔散大,呼吸可同时停止,亦可在 30～60s 后停止,4～6min 后大脑细胞有可能发生不可逆的损害。

因此,要使病人得救,避免脑细胞死亡,以便于心搏呼吸恢复后意识也能恢复,就必须在心搏停止后立即进行有效的心肺复苏。复苏开始越早,存活率越高。尽管某些实验与临床研究有心搏骤停长达 20min 而心肺复苏仍获成功的报道,但大量实践表明,4min 内进行复苏者可能有一半人被救活;4～6min 开始进行复苏者,10％可以救活;超过 6min 者存活率仅 4％;数 10min 以上开始进行复苏者,存活率可能更低。

因此,必须提高全社会全民的急救意识,并使尽可能多的人接受 CPR 的普及培训,一旦遇到心搏骤停病人,可由最初目击者及时对病人实施 CPR,并正确地呼救。

2.尽早除颤

80％的心脏骤停病人的心电表现是室颤,早期除颤并恢复自主循环是复苏成功的重要措施。现在已从观念和实用上将除颤作为基础生命支持(BLS)的一部分。应在救护车上装备自动除颤器,在现场尽早为病人除颤,以提高除颤成功率。

3.具备组织良好、高效率和装备合格的急诊医疗服务体系

1991 年美国心脏病协会提出的生存链概念即 4R 序列,至今仍有重要的临床意义,是 CPR 的基本原则。所谓 4R,指的是快速接近、快速心肺复苏、快速除颤和快速高级生命支持,只有四者紧密地结合,才能增加复苏成功的机会。

4.各级医护人员都要定期培训

要求各级医护人员不断更新知识,做到备而不用,而不是用而不备。

【心肺复苏的操作流程】

(一)判断是否心搏呼吸骤停

1.病人心搏呼吸突然停止时的表现

(1)意识突然丧失,病人昏倒于各种场合。

(2)面色苍白或转为紫绀。

(3)瞳孔散大。

(4)颈动脉搏动消失,心音消失。

(5)部分病人可有短暂而缓慢叹气样或抽气样呼吸或有短暂抽搐,伴头眼偏斜,随即全身肌肉松弛。

2.判断是否心搏呼吸骤停

判断是否心搏呼吸骤停要看反应、看呼吸,而不要花太多的时间去摸脉搏、听心音。首先是判定病人有无意识,可轻轻摇动病人肩部,高声喊叫,若无反应,应立即用手指甲掐压人中穴、合谷穴约 5s。掐压时间应在 10s 以内,不可太长。病人出现眼球活动、四肢活动或疼痛感后应立即停止掐穴位。在掐压穴位的同时应立即畅通呼吸道及判断呼吸,可一手置于前额使头部后仰,另一手的食指与中指置于下颌骨近下颌或下颌角处,抬起下颌,使下颌尖、耳垂与地面垂直,以畅通气道。然后用耳贴近病人口鼻,头部侧向病人胸部,眼睛观察病人胸部有无起伏,面部感觉病人呼吸道有无气体排出,耳听病人呼吸道有无气流通过的声音。

(二)人工循环

建立人工循环是指用人工的方法促使血液在血管内流动,并使人工呼吸后带有新鲜空气

的病人血液从肺部血管流向心脏,再流经动脉,供给全身主要脏器,以维持重要脏器的功能。

1.判断病人有无颈动脉搏动

应检查颈动脉,因颈动脉靠近心脏,容易反映心搏的情况,此外,颈部暴露,便于迅速触摸,易于学会及牢记。

触摸颈动脉搏动应在开放气道的位置下进行(先进行两次人工呼吸),营救者一手置于病人前额,使头部保持后仰,另一手在靠近抢救者一侧触摸颈动脉。可用食指及中指指尖先触及气管正中部位,男性可先触及喉结,然后向旁滑移 2~3cm,在气管旁软组织深处轻轻触摸颈动脉搏动。

判断有无颈动脉搏动需注意以下几点:

(1)触摸颈动脉不能用力过大,以免颈动脉受压,妨碍头部供血。

(2)检查时间不要超过 10s。

(3)未触及搏动表明心搏已停止,注意避免触摸感觉错误(可能将自己手指的搏动感觉为病人脉搏)。

(4)判断应综合审定,如无意识,皮肤黏膜紫绀,双侧瞳孔散大,再加上触不到脉搏,即可判定心搏已经停止。

2.闭式按压术

人工建立循环的方法有两种:①胸外按压;②胸内心脏按压。在现场急救中,主要应用前一种方法。

闭式按压术的操作步骤为:

(1)病人应仰卧于硬板床或地上,如为弹簧床,则应在病人背部垫-硬板,硬板长度及宽度应足够大。但不可因找寻垫板而延误开始按压的时间。

(2)按压胸骨中下 1/3 交界处。可用下述方法快速确定按压部位:①首先以食指、中指沿病人肋弓处向中间滑移;②在两侧肋弓交点处寻找胸骨下切迹,以切迹作为定位标志;将食指及中指横放在胸骨下切迹上方,食指上方的胸骨正中部即为按压区。

(3)以另一手的掌根部紧贴食指上方,放在按压区,再将定位之手的掌根重叠放于另一手背上,并保持平行,两手指相互扣锁或伸展,但不应接触胸壁。

(4)抢救者双臂应绷直,双肩在病人胸骨上方正中,垂直向下用力按压,按压利用髋关节为支点,以肩、臂部力量向下按压。

(5)按压方式①按压应平稳、有规律地进行,不能间断;②不能冲击式的猛压,下压及向上放松的时间应大致相等或放松时间稍长于按压时间;③垂直用力向下,不要左右摆动;④放松时定位的手掌根部不要离开胸骨定位点,但应尽量放松,使胸骨不受任何压力。

(6)按压频率 100~120 次/min。

(7)按压深度为成年病人 5~6cm。

(8)判断按压是否有效,如有两名抢救者,则一人按压有效时,另一人应能触及病人颈动脉或股动脉脉搏。

应该指出,胸部按压不等于对心脏实施按压,即使有效的胸部按压也仅能使心脏排血指数接近正常的 40%,远较大多数病人恢复自主心室收缩后的心脏指数为低。因此,在胸部按压的同时,必须设法迅速恢复有效的自主心律。

(三)人工呼吸

1.口对口人工呼吸

在畅通呼吸道、判断病人无呼吸后,即应做口对口人工呼吸。

(1)一只手按于前额,拇指与食指捏闭病人的鼻孔(捏紧鼻翼下端)。

(2)抢救开始后首先缓慢吹气两口,以扩张萎陷的肺脏,并检验开放气道的效果。

(3)深吸一口气后,张开口贴紧病人的嘴(要把病人的口部完全包住)。用力向病人口内吹气,吹气要求快而深,直至病人胸部上抬,每次吹气应持续 2s 以上。

(4)一次吹气完毕后,应立即与病人口部脱离,轻轻抬起头部,眼视病人胸部,吸入新鲜空气,以便做下一次人工呼吸。同时放松捏鼻的手,以便病人从鼻孔呼气,此时病人胸部向下塌陷,有气流从口鼻排出。

(5)每次吹入气量为 700~1000mL。

(6)如果急救者只进行人工呼吸,那么,通气频率应为 10~12 次/min。

口对口人工呼吸时需注意以下几点:

(1)口对口呼吸时可先垫上一层薄的织物,或专用面罩,也可用简易呼吸机代替口对口呼吸。

(2)每次吹气量不应过大,大于 1200mL 可造成胃大量充气。

(3)对于无脉搏者,若单人同时进行口对口呼吸和胸部按压时,可每按压胸部 15 次后,吹气两口,即 15:2,吹气时暂停按压胸部。如果 2 人进行复苏,按压和吹气的比例仍是 15:2。

(4)有脉搏无呼吸者,应每 5s 吹气一口(10~12 次/min)。

(5)口对口呼吸只是临时性紧急措施,应马上争取气管内插管,以人工气囊挤压或人工呼吸机进行辅助呼吸与输氧,纠正低氧血症。

2.口对鼻人工呼吸

对某些病人,口对鼻人工呼吸较口对口人工呼吸更为有效。口对鼻人工呼吸主要用于不能经病人的口进行通气者,例如病人的口不能张开(牙关紧闭),口部严重损伤,或抢救者做口对口呼吸时不能做到将病人的口部完全紧密地包住。

口对鼻人工呼吸的方法有以下要点:

(1)一手按于前额,使病人头部后仰。

(2)另一手抬起病人的下颌,并使口部闭住。

(3)做一深吸气,抢救者用上下唇包住病人的鼻部,并吹气。

(4)停止吹气,让病人被动呼气。因有时病人在被动呼气时鼻腔闭塞,有时需间歇地放开病人的口部,或用拇指将病人的上下唇分开,以便于病人被动呼气。

(四)除颤和复律

迅速恢复有效的心律是复苏能否成功的关键,一旦确诊心搏骤停,应尽早进行心脏复律。如果没有准备好除颤器,应立即尝试简易心脏复律。方法是:握拳,用小鱼际肌从 20~25cm 高度向胸骨中、下 1/3 交界处捶击 1~2 次(所谓捶击复律)。若病人未能恢复脉搏与呼吸,不应继续捶击。捶击复律最好在有监护的条件下进行,以防捶击后室速转为心室颤动。对于频率极快的心动过速,或意识未完全丧失的病人,不应施行捶击复律。如病人仍处清醒状态,可嘱病人用力咳嗽,通过提高胸内压,来终止室性心动过速,称为咳嗽复律。

如果心电监测确定为心室颤动或持续性快速室性心动过速,应立即用200J能量进行直流电复律,室颤后每延迟电除颤1min,其死亡率会增加7%～10%。如首次除颤无效,则改用300J或360J能量再次除颤。三次除颤之间的间隔应尽可能短,只要能判断出心律即可,而不要等待时间过长。初始一至两次电除颤失败提示预后不良,但不应放弃复苏,此时,应努力改善通气和纠正血液生化指标的异常,包括改善氧合作用,纠正酸中毒,改善心电生理状态等,以利于重建稳定的心律。对于心搏骤停引起的酸中毒,除了给氧以外,可适量静脉注射碳酸氢钠,特别是电除颤难以复律的病人。碳酸氢钠剂量为1mmoI/kg,并在心肺复苏过程中,每10～15min重复使用半量。应注意:碳酸氢钠过量可致碱中毒、高钠血症和高渗状态等,因此应尽可能在复苏期监测动脉血pH、氧分压和二氧化碳分压,不可盲目、过多地使用碳酸氢钠。

【心肺复苏过程中药物的应用】

药物治疗是心肺复苏术的重要组成部分,特别是心搏骤停期心律失常的主要治疗手段。如能适时和合理地与心脏起搏和电除颤复律技术配合应用,则能有效地恢复和建立稳定的自主循环,但药物滥用也可能增加心肺复苏的难度,甚至降低复苏的成功率。

因此,在心肺复苏时,要及时开放肘前静脉或颈外静脉,而不要浪费时间反复穿刺末梢浅静脉。心内注射有引起冠状动脉撕裂、心脏压塞和气胸的危险,因此心内注射只限于开胸心脏挤压或没有其他给药途径时,而不能常规使用。

在心肺复苏期间静脉注射利多卡因有利于保持心电的稳定性,剂量为1mg/kg。如果复苏不成功或继续存在电不稳定,2min后可重复此剂量,随后持续静滴。经初步处理后仍维持室颤者,应静注肾上腺素并重复电除颤,必要时可每5min重复1次。在缺乏或尚未建立静脉内或气管内给药途径时可采用心内注射肾上腺素。如上述处理失败,可改用其他抗心律失常药物,对于电击后难治性室性心动过速和心室颤动,首选胺碘酮。急性高钾血症引起的顽固性心室颤动、低血钙或钙通道阻滞剂中毒者,可给予10%葡萄糖酸钙5～10mL静脉注射。必须注意,在心肺复苏期间不应常规使用钙剂。另一方面,联合使用升压素和肾上腺素,相比使用标准剂量的肾上腺素在治疗心脏骤停时没有优势。而且,给予升压素相对仅使用肾上腺素也没有优势。因此,为了简化流程,2015版《心肺复苏及心血管急救指南更新》已从成人心脏骤停流程中去除升压素。

缓慢性心律失常或心搏停顿、无脉搏性电活动的处理不同于心室颤动。在给予病人基本生命支持下,应尽力恢复稳定的自主心律,或人工起搏心脏。常用药物为肾上腺素和阿托品静脉注射。亦可用异丙肾上腺素(15～20mg/min)静脉滴注,但效果有限。在未建立静脉通道时,可由心内注入肾上腺素(1mg,稀释成10mL)。若有条件,应争取施行临时性人工心脏起搏,例如体外心脏起搏、床边经左锁骨下静脉心内膜起搏等。注意:肾上腺素和异丙肾上腺素不可同时使用,否则可引起严重心律失常。

经过心肺复苏使心脏节律恢复后,随之应着重维持稳定的心电与血流动力学状态。利多卡因或普鲁卡因胺持续静脉滴注有助维持心电稳定性。儿茶酚胺不仅能较好地稳定心脏电活动(例如,使心室颤动波从细到粗,加快缓慢性心律失常的自主心律),而且具有良好的正性肌力和外周血管作用。其中肾上腺素为首选药。去甲肾上腺素明显减少肾和肠系膜血流，已较少应用。当不需要肾上腺素的变时效应时，可考虑使用正性肌力作用较强的多巴胺或多巴酚丁胺。异丙肾上腺素可用于治疗原发性或电除颤后的心动过缓，以提高心率，增加心排血量。无脉搏性电活动应用儿茶酚胺类后仍不奏效，有时可试用氯化钙 2～4mg/kg，但其疗效并不确定。

心肺复苏和心搏骤停期的治疗药物甚多，常用药物有以下几种。

（一）肾上腺素

肾上腺素用于心搏骤停的救治已近百年，为心搏骤停救治的首选药物。近期动物实验和临床研究对其心肺复苏的作用和临床应用有了新的认识。

1.适应证

肾上腺素适用于因室颤引起的心搏骤停，以及无脉性室性心动过速、心搏停止、无脉搏性电活动。

2.剂量和用法

长期以来肾上腺素 1mg 静脉注射作为心脏停搏复苏的标准剂量。此剂量源于手术中心脏停搏心腔内注射 1mg 肾上腺素而复苏，推测静脉注射 1mg 肾上腺素可产生与心腔内注射 1mg 肾上腺素相同的药理作用。近期研究了静脉注射肾上腺素的量效关系曲线，动物实验显示肾上腺素最佳效应剂量是 0.045～0.200mg/kg，然而临床应用则因病人的年龄、原发疾病、心搏骤停的时间和人工呼吸的效果等因素影响，有较大的个体差异性。一组 2400 余例心搏骤停病人使用不同剂量肾上腺素的多中心前瞻性随机化研究显示，大剂量肾上腺素能提高自主循环恢复率，但与标准剂量相比，存活率、出院率并无显著提高。

因此，肾上腺素 1mg 静脉注射仍为目前临床普遍推荐的首次剂量。首次剂量后，用药间隔时间不宜超过 3～5min。儿童用量宜为 0.02mg/kg，每 3～5min1 次。给药静应选择近心的中心静脉，如选择外周静脉给药，应"弹丸式"推注药液，并立即静脉推注 20mL 液体，同时抬高注射侧肢体，以便药物进入中心循环。

肾上腺素气管内给药可有良好的生物利用度，为静脉通路尚未建立时的首选给药途径。剂量为外周静脉用量的 2～2.5 倍，通常首剂为 2～2.5mg，以生理盐水 10mL 稀释后由气管插管迅速喷入，给药时应停止胸部按压，并小量快速通气数次，以使药液雾化加快药物吸收。

症状性心动过缓伴低血压者也可持续静脉滴注肾上腺素。常用肾上腺素 1mg 加入生理盐水 250mL 中静脉滴注，开始小剂量试探随后根据临床反应逐渐调整至适宜的滴注剂量，常用量 2～10ug/min。

首剂肾上腺素无效的心脏停搏或过缓性无脉搏性电活动可试用阿托品，静脉推注 1mg，如心脏停搏仍未恢复，可每隔 3～5min 重复 1 次，直至最大剂量达 0.03～0.04mg/kg。

（二）胺碘酮

1.适应证

胺碘酮适应于心搏骤停伴反复发作性心室颤动或室性心动过速者。

2.剂量和用法

胺碘酮的药理作用剂量有显著的个体差异，即使是较低的安全剂量也应在监测血压和心电图的条件下进行。临床常以本品 150mg 稀释于 5% 葡萄糖液 100mL 中缓慢静脉注射

10min,或以 15mg/min 速度由输液泵注入。随后以 1mg/min 持续静脉滴注 6 小时,6 小时后减为 0.5mg/min 静脉滴注维持共 24 小时,总量不宜超过 1000mg。

对于无脉搏性 VT 或 VF 引起的心搏骤停,初始剂量 300mL,稀释于 20～30mL 生理盐水中静注,复发性或顽固性 VT/VF 可重复注射 150mg,然后以 1mg/min 持续静脉滴注 6 小时,6 小时后减为 0.5mg/min 静脉滴注维持共 24 小时,总量一般不超过 2000mg。

(三)硫酸镁

1.适应证

硫酸镁适用于:

(1)伴尖端扭转型室性心动过速或考虑有低镁血症的心搏骤停。

(2)利多卡因治疗后的难复性心室颤动。

(3)尖端扭转型室性心动过速,不论是否有脉搏或是否有严重血流动力学障碍,镁盐均是首选治疗药物。

2.剂量和用法

(1)心搏骤停、难复性心室颤动:硫酸镁 1～2g(25％硫酸镁 4～8mL)稀释于 5％葡萄糖液 10mL 中静脉注射。

(2)难复性室性心动过速:硫酸镁 1～2g(25％硫酸镁 4～8mL)稀释于 5％葡萄糖液 20～40mL 中,缓慢静脉注射 2min。

(3)尖端扭转型室性心动过速:先予负荷量硫酸镁 1～2g,稀释于 50％葡萄糖液 50～100mL 中,缓慢静脉注射 5～15min,随后以本品 1～2g/h 静脉滴注,直至尖端扭转型室性心动过速控制。

使用硫酸镁时,可用膝腱反射作为血镁浓度的临床监测指标,膝腱反射消失常为呼吸抑制的前兆。有高镁血症和镁中毒时,可用 10％葡萄糖钙 10～20mL 静脉注射拮抗。

(四)碳酸氢钠

碳酸氢钠曾作为心肺复苏首选药物,近年研究发现过早应用不仅无益,反而有害。

1.适应证

碳酸氢钠适用于:

(1)心搏骤停:应在电除颤、心脏按压、有效人工通气以及应用肾上腺素以后使用。

(2)长时间心脏停搏后恢复自主循环:碳酸氢钠有助于中和自主循环建立后所释放出的淤积于组织的氢离子。

(3)心搏骤停前存在酸中毒、三环抗抑郁药或苯巴比妥过量、阿司匹林或其他药物过量。

(4)高钾血症:碳酸氢钠可促使钾由细胞外转入细胞内,拮抗高钾对心肌的毒性作用。

2.剂量和用法

碳酸氢钠最适宜的剂量应根据血气分析,依代谢性酸中毒的严重程度而决定,一般首剂 1mmol/kg 静脉推注(5％碳酸氢钠 1.0mL 含碱量为 0.6mmol)。随后依需要每隔 10min 重复首次剂量的一半,或依血气分析指导碳酸氢钠剂量。

心肺复苏时,临床常用补碱原则是"宁酸勿碱",即补碱应适度,不宜过量。

注意以下几点:

（1）低氧性乳酸性酸中毒或高碳酸性酸中毒（如心搏骤停、心肺复苏而未行气管插管和有效人工通气时）应用碳酸氢钠可增加复苏的危险性。

（2）心搏骤停和心肺复苏初期不提倡常规使用碳酸氢钠。心搏骤停和复苏初期的组织酸中毒和酸血症是由于低组织灌注和不充分通气所致，充足的通气和有效的胸外按压可减少CO_2的蓄积，增加重要器官的供氧。因此，通过增加CO_2的排出足以纠正短暂心搏骤停病人的组织乳酸堆积和酸血症。良好的心肺复苏术是最好的"缓冲治疗"。

（3）过早、过量应用碳酸氢钠对心脏自主循环恢复和脑复苏有危害作用。

第二节　心力衰竭

一、总论

心力衰竭（心衰）是在充盈压和回心的静脉血量均正常的情况下，由于心排出量不能满足组织细胞营养的需求，而引发的临床综合征。所谓心排出量不足，应该以病人在发生心衰前的心排出量为基线来考虑。心排出量的正常范围很大：$CO = 42 \sim 63 mL/(sec \cdot m^2)(2.5 \sim 3.5 L/min \cdot m^2)$，因此心衰发生的基线不宜采用绝对值。心脏排出量不能满足机体组织细胞营养的需求，即能引发心衰，这就有两个方面：心排出量降低不能满足组织细胞需求，以及心排出量即使已有所升高，仍不能满足组织细胞已升高了的需求。缺血性心脏病病人，心排出量降低，可发生心衰（低排血量心衰）。甲状腺功能亢进的病人，代谢率增高，机体组织细胞的需求升高，此时病人的心排出量即使有所升高，亦不能满足已升高了的代谢需求，亦发生心衰（高排血量心衰）。根据不同的临床表现，尚可分为急性心力衰竭、充血性心力衰竭、难治性心力衰竭等不同的临床类型。从心脏的病理生理和血液动力变化可以分为：前向性心力衰竭、后向性心力衰竭、收缩性心力衰竭、舒张性心力衰竭、左心衰竭、右心衰竭、心房衰竭等。这一综合征较因心肌泵功能受损引起的循环功能障碍有更广泛的范围。心力衰竭，即使症状不严重，预后亦不容乐观。

后向性心力衰竭和前向性心力衰竭：心脏是一个泵，不能排空右心室内的静脉血，右心室的舒张末期容量增加，它的后方（心房和静脉系统）的压力升高。结果引起水、钠潴留，液体漏入组织间隙，称为后向性心力衰竭。二尖瓣狭窄时，二尖瓣空变窄，减少了进入正常左心室腔的血流，或肥厚型心肌病缩小了左心室容量，损坏心室舒张期充盈，这两种心脏病均可引起后向性心衰。减少在压力下射血进主动脉和肺动脉称作前向性心力衰竭。此时的水、钠潴留是由于肾素-血管紧张素-醛固酮（RAAS）被激活，肾灌注不足，远侧和近侧肾小管回吸收增加的结果。主动脉狭窄可以机械性地阻碍射血，心肌炎或大面积心肌梗死均能减少射血。它们是引起左心室前向性心衰的几种常见病因。临床上后向性心衰和前向性心衰常并存，因为心室如不能排空，即收缩末容量增多，也就减少了下一舒张期的充盈，心室如不能充分地充盈，就不能射出正常的心搏量。实际上后向性心衰和前向性心衰是有内在联系的，两种论点并不矛盾。

收缩性左心室心力衰竭：这是因射血分数降低，使左心室的排出量降低（射血分数[EF]≤

45%）发生的心衰,亦即前向性心力衰竭。此时左心室扩大,并有离心性增生肥厚,左心室舒张末容量增加,心搏量降低,终致射血分数降低。

舒张性心室心力衰竭:一侧或两侧心室的排空正常,但充盈受损。可能由于心室壁增厚,僵硬度增加,松弛能力受损(心肌变软能力[lusitropic]受损)所致。如见于浸润性心肌病,和/或伴心动过速,它可以限制舒张充盈时间,结果增高了心室舒张末期压,心搏量降低。

"左心"和"右心"衰竭:"左心"(左侧)衰竭和"右心"(右侧)衰竭是临床名称,分别指原发的左侧或右侧心力衰竭。心脏的两侧是整个循环,如果没有异常分流、交通或反流,一侧泵出的血液量和另一侧泵出的应相等。左心室功能异常不但通过肺动脉压力升高增加了右心室的负荷,而且可以通过与相隔的室间隔影响右心室。左侧心室泵功能受损,右侧心室的排出量亦会相应减少。右心衰竭常继发于左心衰竭。临床上左心衰竭主要指肺静脉和毛细血管压升高,发生充血引起的症状和体征;而右心衰竭是指周身静脉和毛细血管充血以及静脉压升高的临床表现。

心房衰竭:心房既是贮存器又是泵,而且是心钠素(ANP)的主要产生处。正常情况下,心房提供约15%～20%的心室充盈。但在正常人或轻度心脏病病人,如缺乏心房的泵血能力并不影响静息时的心排出量。单独的心房衰竭十分罕见。一例处于心功能代偿期的心脏病病人,如发生房颤或房扑即可引起心力衰竭,特别是有明显的心室肥厚或舒张功能受损的病人。这些病人的房颤或房扑如转复,心力衰竭即可得到明显改善。左心室严重肥厚的病例,在增高舒张末充盈压上,左心房起着重要作用。此外房颤或房扑时,心室快速反应限制心室的充盈时间,引起心室舒张压升高,终致肺水肿。可以引起心房衰竭的病因,除心律失常(房颤、房扑)外,还有机械性的异常(二尖瓣或三尖瓣狭窄)和心房心肌的"动力异常"。

二、发病机制和病理生理

(一)发病机制

心力衰竭的发病机制至今尚是在讨论和研究的课题。还没可适合解释所有心衰病例的单一机制。心力衰竭的发病大致有两种情况,一为心排出量不足,如冠状动脉粥样硬化性心脏病(冠心病)发生心肌梗死,可促发神经元介质系统活化,α-肾上腺能兴奋引起血管收缩,β-肾上腺能兴奋引起心率加速和心搏量增加。其次,因超负荷,如高血压或心瓣膜病可引起心室重塑,心肌细胞变长,肌节可伸长至 $2.2\mu m$,并逐渐变厚。心室扩张,继而增生肥厚,心肌内小血管数目的增加远赶不上心肌细胞的伸长,因此肥厚的心肌必然供血不足。这两种情况原本均为心功能的代偿机制。但若发病因素持续存在,未得改善,代偿机制就会失效,终于发生心力衰竭,出现一系列的临床症状和体征。心功能衰竭首先通过神经元介质系统反应获得代偿。虽然心室的舒张末容量(EDV)和舒张末压(EDP)常持续升高,射血分数人仍降低。代偿机制包括增加心脏的交感肾上能刺激、肾素-血管紧张素系统的活化、加强血管收缩,肾脏潴留体液使静脉回心血量增加,亦即增加心室的前负荷,发生心脏扩张,并增生肥厚。

(二)能量产生和利用

对心肌的氧和能量供应至关重要,冠心病最易发生心肌氧匮乏。心肌收缩减弱,舒张受损,临床上表现为心绞痛。长时间的心肌缺血,心肌收缩发生障碍,可持续数小时,引起心绞痛,有的专家称之为"顿挫"。冠状动脉血流量如为慢性减少,心肌即使未坏死亦不完好如初,若血流量减少进一步加重,即可引起心肌梗死。心室肌并不全部均匀地缺血,即便在较严重的缺血性心脏病,心室肌有些部分的供血相对讲较轻,这些相对讲缺血较轻的心室肌终将增生肥厚。如仍不能维持正常的心室功能,心室就按照 Frank-Starling 机制增加心室容量(心室扩张)以维持心搏量。此外,心室扩张后,根据 Laplace 定律,心室壁承受的张力明显增加,心室壁心肌的体积增加,氧的消耗明显增加,亦耗损了收缩时的能量。加大了冠状血液循环的动静脉血氧差。

Frank-Starling 定律正常呼吸时,如心搏量发生明显变化,左、右心室仍能维持相等的分钟心排出量,是心脏的 Frank-Starling 机制在起作用。这是一种代偿机制。如右心室排出至肺循环的血一时较左心室排出进入体循环的还多,两者很快得到平衡,因为回到左心房和左心室的血使左心室心肌纤维在舒张末期伸得更长,就增加了左心室心搏量。此外,左心室心搏量如降低,最终导致回到右心房和右心室的血量降低。通过这一机制,不论心搏量发生多大变化,成系列工作的两个心室排出量能得到平衡,从而防止发生肺水肿。

在正常情况下,极轻度的心肌纤维长度变化,即可引起轻度充盈压变化。而心搏量有明显的增加。如前述,这两个心室在任何时候都能平衡心排出量,即使心搏量在每次心脏搏动都有变化,特别在呼吸周期中。Frank-Starling 定律可以简述为:心室前负荷增加,反映在舒张末容量增加,加强了心室的收缩。亦即心脏舒张期容量愈大(在生理限度以下),收缩力亦愈强。即心搏量与心肌纤维在舒张期的长度或舒张期心室容量成正比。但心肌纤维过度伸长,肌凝蛋白和肌纤蛋白的结合就会受到影响。此外,肌节过度伸长,促使心肌纤维和心室壁张力增加。从而增加后负荷,反而减少心排出量。

Laplace 定律室壁张力应与室腔半径成正比。心室壁如肥厚,室壁张力分布至心肌纤维,张力分布到每条纤维。心室腔是椭圆形的,肥厚的心室壁张力的算式为:

$$T = \frac{P \times R}{H} \cdot \frac{1-b^2}{2c^2}$$

T=心室壁的张力(dyn/cm)　P=压力(dyn/cm²)　R=半径(cm)

H=室壁厚度　b=心室腔内短半径　c=心室腔内长半径

心衰时心肌的高能磷酸盐、肌酸磷酸盐和/或三磷酸腺苷(ATP)贮存降低,一般认为是继发于心衰或为心衰的后果,而非致心衰的初因。心衰时肌酸激酶亦降低,肌酸激酶的同工酶也有变化。多数衰竭中的心脏能量匮乏是由于 ATP 重要的变构(allosteric)效应减弱,而不是由于包括收缩、舒张以及兴奋-收缩偶联等许多耗能反应的酶解物供应减少所致。正常细胞溶质的 ATP 浓度为 5～10mm,ATP 浓度低于 1μM 时,多数 ATP-水解系统的酶解物-结合部位即呈饱和。无需核苷酸水解的高浓度 ATP 变构效应,类似 ATP 加速离子泵、离子交换和透膜被动离子流通道的"滑润剂",有利于兴奋-收缩偶联和舒张期的钙离子流,ATP 的变构效应具有影响收缩力和肌顺应性的效应。

(三)心室重塑(扩张和增生肥厚)

这是心功能受损后的一种代偿机制。心室腔的大小和心室壁的增生肥厚组成心室结构性重塑。当部分心室肌失效,为了适应持续的静脉血回流,心室容量即增加。心肌细胞长度延伸,限度为肌节伸长至 $2.2\mu m$。一段时间后,心肌细胞在伸长的同时变厚,发生代偿性肥厚。急性心室扩张受肌节最大长度 $2.2\mu m$ 的限制。超过限度,心室肌变僵硬,心室腔变得很大,静息张力升高至很高点,可以按 Laplace 定律来理解:在不变的压力下,心室容量扩大增加了室壁的张力。心脏扩大与心脏肥厚有密切的关系,均为心脏的代偿功能。心脏扩大发生较快,心脏肥厚发生较慢,有的专家称心脏扩大为心脏肥厚的先驱。由于心室容量过分增加,可以引起功能性二尖瓣反流。心肌细胞过分伸展能引起心肌细胞凋亡,加重心力衰竭。细胞凋亡是自然消亡的主动过程,如"秋日树叶自然凋落"。

心肌肥厚发生以后,肌纤维和肌球蛋白的三磷酸腺苷酶(ATPase)水平降低。这与肥厚心肌的收缩速度变慢,亦即心肌收缩力减弱有关;同时与心肌收缩时间延长,舒张时间变慢也是相关联的。这些变化可视为对负荷的适应结果,并非引起收缩性心衰的原因。变慢的舒张却可以引起舒张性心衰。

心衰亦可伴随膜转运酶 Na^+-K^+-ATPase 的活力缺损或肌纤维膜 Ca^{2+} 转运活力受损而发生,虽然这些变化在心衰的致病原因中的作用尚未完全肯定。在多种形式的临床或实验室心肌肥厚和心衰中,存在肌质网(SR)的 Ca^{2+} 释放和 Ca^{2+} 摄取确切证据。若干研究表明这至少部分由于 SR 的 Ca^{2+}-转运蛋白,特别是肌质网 Ca^{2+}-ATPase 的基因表达量变所致。对某些类型心衰,这种异常是至关重要的,而在另一些心衰这可能是次要的。冠心病病人可能发作短暂的舒张期异常心肌松弛,以及舒张期顺应性急性变化,引起急性"僵硬心脏中和征"和肺水肿。这种发作被认为是由于细胞间 Ca^{2+} 被 SR 摄取所致。SR 的 Ca^{2+} 释放异常在心衰中的作用尚不确定。

(四)心肌受体功能

心衰时,心肌 β-肾上腺能受体密度下调,"第二信使"cAMP 产生减少。可能是循环的儿茶酚胺增加的结果,交感神经末梢的去甲肾上腺素(NE)贮存耗尽,这种神经既不合成又不能正常地释放儿茶酚胺。衰竭的心肌变成功能性去神经的组织,剩下暴露的受体。衰竭的心肌中,选择性的 β-受体降低导致 β-受体密度总量降低。结果 β_2-受体在衰竭的心肌中约占 40% 的 β-受体密度总量。心衰时心肌收缩力减弱主要由于在 β-肾上腺能受体影响下,β_1-受体密度减少和 β-肾上腺受体下调所致。

心衰时 G 蛋白(鸟嘌呤核苷酸-结合调节蛋白)水平发生变化,该蛋白使效应酶的一种受体与兴奋或抑制腺苷酸环化酶联结。兴奋性鸟嘌呤核苷酸-结合蛋白(G_s)减少,抑制性鸟嘌呤核苷酸-结合蛋白(G_i)则增加,因冠心病所致心衰与因原发性扩张型心肌病所致心衰有明显不同的 Gs 和 Gi 变化。鸟嘌呤环化酶的活力在心衰时是降低的。

(五)自主神经系统

心衰时心脏交感神经递质和副交感控制系统均受影响。心脏和动静脉的交感兴奋反射性增进是心衰最重要的急性调节功能之一。心衰早期周身交感神经活力亢进,同时副交感张力降低,结果循环 NE 和血管紧张素Ⅱ等水平提高,导致周身动静脉收缩和静脉张力增高。心脏交感肾上腺能兴奋亢进,心脏副交感活力受抑制。心脏交感神经急性亢进可刺激局部释放NE,于是 β-肾上腺能兴奋,加速心率和增强心肌收缩力。NE 亦可增加心室舒张速率,也就增加了心室充盈。此外,周身交感活力增强,以及肾上腺髓质和周围血管释放 NE,也增强心肌收缩力。一般来讲,中等度至重度充血性心衰病人在静息时,动脉血 NE 和多巴胺浓度是升高的,在轻度或中等度运动时亦较正常为高。这种升高的原因是周围血管和肾上腺髓质增加了合成 NE 所致。增高的血清 NE 水平可损伤心肌细胞,进一步加重心衰。

前面讲到衰竭的心脏 β-肾上腺能受体密度下调,并降低了对儿茶酚胺的敏感度。结果使用可干扰心肌交感肾上腺能系统的药物,如 β-阻滞剂、呱乙啶等可能加重心衰。但在有些心衰病人(如发生在急性心肌梗死后的心衰病人),有的临床家建议在必要时可考虑慎用这些药物。现在已有证据说明,谨慎地使用 β-阻滞剂可以改善心肌功能。有些研究报道此类药物可以降低扩张性心脏病的死亡率,但对冠心病的心衰好处有限。

在心衰病人,自主神经系统复杂的反射作用,以及局部自主调节机制可以通过降低皮肤、骨骼肌、内脏器官和肾脏的血流量,来保证脑部和心脏的血供。增加对周围动脉的肾上腺能刺激和增加循环的 NE、血管紧张素 Ⅱ 等的浓度可致小动脉收缩,维持动脉压,增高静脉张力,以维持静脉血回流和心室充盈,并按心脏的 Frank-Starling 定律支持心脏的功能。但交感神经系统活力亢进同时促使心衰时钠盐和水潴留。

(六)肾脏

心衰时,维持心排出量依靠血浆容量增加,而血浆容量增加有赖于肾脏的钠盐和水潴留的功能。心衰时,肾脏引起钠和水潴留的最初机制至今尚未完全阐明。已知心衰病人排出氯化钠和水的能力变得迟缓。交感神经系统和肾素-血管紧张素系统活力亢进引起肾脏血管收缩,此时肾脏总血流量减少,局部血流发生再分布,较多地减少外层肾皮质血流,相对维持近髓质区域的灌注。

在轻度心衰病人,虽然肾血流量已减少,但肾小球过滤率仍正常,这是由于出球小动脉收缩而增加过滤分数,以及肾小管周围毛细血管的流体静压降低所致。心衰加重,总肾血流量进一步减少,过滤分数进一步增加。在这种情况下,血液尿素浓度增加,引起"肾前氮质血症"。

肾血流再分布增加了肾小管钠和水的回吸收,肾小球出球小动脉收缩促使液体从组织间隙进入小管周围毛细血管,并增加了小管周围的胶体压。这些血液动力机制协同增加心衰时钠和水的回吸收。

心衰病人由于增加了肾小管氯化钠的回吸收,故氯化钠的排出减少。正常情况下,约 $60\% \sim 70\%$ 的肾小球过滤液在近侧肾曲小管被回吸。钠离子弥散至近侧小管细胞,由此它们被泵至侧面和基底细胞间隙,氯化物和水则被动地跟随进入。

正常时约 25% 的钠回吸发生在 Henle 祥上升段。在此上升段,氯化物回吸是主动的,而钠是被动地跟随进入的。心衰时,在此上升段钠和水的回吸均增加了。此外,约 10% 过滤的钠在远侧肾曲小管和集合管经主动的钠输送被回吸。这一活动与醛固酮的作用有关,醛固酮亦促进钾和氢离子的排出。

(七)肾素、血管紧张素和醛固酮

发生急性心衰数小时,肾脏分泌肾素量增加。颈动脉窦和心房扩张可以影响肾素分泌。一般讲,肾灌注压降低、肾血流量减少,以及远侧小管钠负荷下降均可引致肾素释放。肾素作用于血管紧张素原,产生无药理活性的血管紧张素Ⅰ,然后转化为血管紧张素Ⅱ。当心衰时有效动脉循环充盈变差时,血管紧张素Ⅱ即引起有力的动脉收缩,增加周围血管阻力,维持动脉压。血管紧张素Ⅱ进一步收缩肾脏入球小动脉,并刺激肾上腺分泌醛固酮,醛固酮促使肾脏远侧小管和集合管回吸钠,排出钾。充血性心衰时,血浆血管紧张素Ⅱ和醛固酮含量均增加。血管紧张素Ⅱ具有直接(虽然较小)的影响肌收缩力的特性,并能促进神经末梢释放 NE。

(八)心房和心房利钠肽(因子)

心房利钠肽(ANPs)是由特殊的心房细胞产生和贮存的,心房扩张刺激它们的释放。脑利钠肽(BNPs)主要由心室肌细胞释放。ANP 和 BNP 均具有利钠和利尿作用,并能舒张血管平滑肌或肠平滑肌。心衰时,ANP 和 BNP 的血浆浓度均增高,但它们在心衰中的作用尚属未知。它们通过直接对肾脏的作用,可引起利钠,从而排水。ANP 还能降低醛固酮和肾素的产生。

三、临床现象

(一)发病原因

心衰的发病原因可分远因和近因。远因是心脏本身的器质病变,如高血压心脏病、冠状动脉粥样硬化性心脏病、风湿性心脏病(瓣膜病变)、原发性心肌病、慢性肺原性心脏病、贫血性心脏病、甲亢性心脏病等。近因多为可以增加心脏负荷的因素,如劳累、感染、缺氧等。

(二)症状

心衰的临床症状为左心室衰竭的较早出现,亦较常见。首先是呼吸困难。前面已讲到右心衰竭常继发于左心衰竭,可以理解为左心衰竭时间长后,就可能引起右心衰竭。心衰的主要临床表现如下:

1.呼吸困难

左心室衰竭最早出现的症状是呼吸困难(气短),这是病人的自我感觉,随着心衰加重,呼吸困难的程度逐渐加深。由轻而重有以下几种形式:

(1)劳力性气短:早期心衰病人运动或费力时感到气短,这和正常人较强活动后感到气短是不同的。心衰病人稍作活动,如赶公共汽车紧走或慢跑几步,即感气短;或较长时间与朋友交谈时间较长,朋友不觉任何不适,而早期心衰病人已感到气短。再如步行上楼,因气短必须中途停一会,休息片刻方能继续走上去。

(2)端坐呼吸:初起时这一症状是病人在平卧姿势即感气短。给他的头颈部和上胸部下垫上高枕,气短即可缓解。随着心衰加重,病人须坐起,上身背部坐直,并向后斜靠,下肢下垂于床沿,方觉呼吸容易些。因为平卧时,病人下肢和腹部的体液贮存减少,血液从胸腔外转至胸腔内,衰竭的左心室无力承受并泵出额外增加的血容量。肺静脉和肺毛细血管压增高,引起肺组织间隙水肿,降低肺的顺应性,呼吸道内阻力加大,从而感到气短。

端坐呼吸并非左心衰的特异症状,任何肺活量明显降低的病人,例如大量腹水或胸腔积液的病人、严重慢性阻塞性肺病的病人都可有此症状。

(3)阵发性晚间呼吸困难:多发生在尚能卧倒的左心室心衰病人,病人在睡梦中突然憋醒,有窒息感,坐起大喘气后,轻者 10~15min,重者 1~2h 才得以缓解。阵发性晚间呼吸困难的确切机制尚不完全明了。长期以来认为是由于几种因素共同参与的结果:

1）睡眠时，体液从下肢、腹部等处分布至胸腔，使胸腔血容量扩张；

2）卧倒时，横膈向胸腔移位，缩小了胸腔的空间；

3）正常睡眠时，呼吸中枢受抑制，对低氧血症刺激的敏感性降低，到了严重时方有反应；

4）睡眠时，左心室功能的肾上腺能支持降低；

5）迷走神经张力增加，支气管口径变小，通气阻力增加，肺通气量减少。

（4）静息时气短：心脏功能进一步降低，病人即使在静止休息时，亦觉呼吸困难。这是因为左心室长时间衰竭，左心室充盈压升高，肺组织充血，水肿，气道阻力增加，肺泡弹性变弱，引起肺僵硬化；吸入少量空气就使肺泡壁的张力增高到引起反射性呼气的水平，产生呼吸困难。呼吸快而浅。肺泡动脉血氧差加大，并有低氧血症，病人在静息时亦感气短。

（5）急性肺水肿：这时左心室衰竭最严重的临床表现。病人突发呼吸困难，端坐呼吸。紫绀、大汗、窒息感，咳出粉红色泡沫痰，严重时意识模糊，甚至昏迷。

肺毛细血管液体静压在仰卧位休息时，正常为 $7\sim12mmHg$。当此压力超过血浆胶体压（正常为 $25\sim30mmHg$），达 $30\sim35mmHg$，血浆漏出的速度超过淋巴从组织引流的速度，血浆甚至红细胞从肺毛细血管开始漏出，至肺组织间隙形成肺间质水肿，如进一步漏至肺泡，形成肺泡性肺水肿。同时发生严重的低氧血症，肺泡动脉血氧差 $P_{A-a}O_2$ 增大。支气管黏膜水肿使小气道变窄，出现气道空气闭陷，发生通气障碍，引起高碳酸血症。

2.频咳、阵咳

晚间频咳或阵咳致左心室衰竭常见的症状，坐起可以缓解。初起时常为干咳，以后有粉红色血痰，或痰内带血丝。如给病人利尿剂治疗，水肿见好但咳嗽并未缓解，应考虑其他合并的病因。如肺部疾病，或与血管紧张素-转换酶抑制剂有关的咳嗽。

3.紫绀

较重的左心室衰竭病人的唇、四肢末端常出现紫绀，因为长期心衰引起严重肺淤血，肺的换气和通气功能均受影响，血氧分压降低，血红蛋白氧合不足，还原血红蛋白增高，引起皮肤和黏膜紫绀。

4.Cheyne-Stokes 呼吸（潮式呼吸）

重度左心衰在晚间病人睡眠时可以出现 Cheyne-Stokes 呼吸，这是由于呼吸中枢对缺血、缺氧的敏感性降低，呼吸变弱、变浅。CO_2 潴留到一定量时，方能兴奋呼吸中枢，这时呼吸变得快而深。随着 CO_2 的排出，呼吸中枢又复进入抑制状态，呼吸变弱，直至暂停。如此周而复始。形成：呼吸变弱、浅→呼吸暂停→呼吸快、深的周期，每个周期一般为 $10\sim60sec$。

5.食欲不振、恶心呕吐等胃肠症状。

6.下垂性水肿

这是心力衰竭的主要症状之一。如水潴留占体重的 10% 以上，就会出现水肿。初起为下垂性，即病人下地走路时间长后，感到下肢发沉，胫前、足背和踝部的皮肤发亮，指压有凹痕。

（三）体征

心衰的体征除心脏原有病变的体征外，如风湿性瓣膜病、原发性心肌病等，大致如下：

1.一般情况

慢性心衰病人常显消瘦、无力，如心衰并不严重，可以没有明显异常表现，但心率常较快速。中等度心衰病人活动后,即呼吸急促、行动迟缓。较重或急性心衰病人常表现烦躁不安、端坐呼吸,呼吸可伴哮鸣音。唇和指端紫绀。意识清楚。长时间肝脏淤血肿大,影响肝功能,可以出现心源性肝硬变,出现黄疸。

2.颈静脉充盈

这是心衰引起静脉压升高的表现。如静脉压>14cmH₂O,心衰病人在半卧位(斜躺45°)或坐位,颈静脉呈现出充盈、怒张。

3.可凹性水肿

这是下垂性水肿的表现。如为卧床病人,水肿部位在骶部。指压水肿部位,有凹痕;指压撤除,约30sec后恢复原状。

4.心脏体征

除原来心脏病的体征,如瓣膜病的杂音等,心衰的心脏体征如下:

(1)心率加速,呼吸频率亦较正常快。血压在重度心衰病人可以降低,甚至出现心源性休克。

(2)心脏肥大:极大多数慢性心衰病人的心脏均肥大,但合并心衰的慢性缩窄性心包炎或限制性心肌病的心脏不大,急性心衰病人的心脏一般亦不肥大。

(3)奔马律:心衰的特殊体征。是舒张早期心音,发生在第二心音后0.13～0.16sec.

虽然在正常儿童或年轻人的心脏听诊中,有时可以听到这种心音,但这是生理性心音。在40岁以上的中、老年人就不大能听到这种心音,有的专家认为在中、老年病人,听到奔马律,就可以认为有心衰。

(4)收缩期杂音:右心衰病人有时因右心室明显扩大,可以引起相对的三尖瓣关闭不全,在三尖瓣区可以听到收缩期吹风样杂音。

5.肺部体征

肺部细啰音是充血性心力衰竭病人的典型体征。在急性左心室衰竭的病人,就可听到满肺的水泡音和哮鸣音。如有胸腔积液,就有相关的体征。

6.胸膜腔或/和腹腔积液

严重右心衰的病人可以并发胸膜腔或/和腹腔积液。均有相关体征,病人的呼吸困难亦加重。

7.肝脏肿大

右心衰病人在出现水肿前,肝脏就已经肿大,主要为肝左叶肿大,所以剑突下腹部饱满,右侧季肋缘下在早期尚扪不到肿大的肝脏,但肝区有扣击痛。压迫肝脏,颈静脉可以怒张,称为"肝颈反流"。因为压迫肝脏立刻增加下腔静脉回心血流量,但因右心室功能不全,不能将增加了的血量射出至肺循环,就增加上腔静脉的血流量,也就使颈静脉怒张。

四、辅助检查

(一)实验室检查

虽然尚无可帮助诊断心衰的特异实验室检查,有些化验可以提供心衰时病人体内的病理生理变化。

1.尿常规

常有蛋白尿,尿比重增高,说明肾功能在心衰时的变化。

2.血液化学

血尿素氮和肌酐可以中度升高,这是肾血流量和肾小球过滤率降低所致,即所谓的肾前氮血症。

血清电解质轻度或中度心衰病人的血清电解质一般是正常的。重度心衰病人,由于长时间限制钠摄入,服用利尿剂,外加病人无力排出游离水,可以导致稀释性低钠血症。血清钾浓度一般正常,但如长期服用噻嗪类利尿剂,可致低血钾症。在重度心衰病人,由于肾小球过滤率降低,同时输送至远端小管 Na^+-K^+ 交换部位的钠减少,可引起高血钾。低磷血症和低镁血症亦可见到,应予注意。

3.肝功能

长时间肝脏淤血、肿大可致肝功能异常:天门冬氨酸转氨酶(AST)、丙氨酸转氨酶(ALT)、乳酸脱氢酶(LDH)等均异常。如合并心源性肝硬化,肝功能明显异常,胆红素增高,可达 $15\sim20mg/dl$,临床可见黄疸。此外,碱性磷酸酶亦升高,凝血酶原时间延长。长期心源性肝硬化还可使白蛋白的合成受损,引起低白蛋白血症,加重胸膜腔或腹腔积液。心源性肝硬化极少引起肝性昏迷。一般讲,当右心房压超过 $10mmHg$,心排出指数低于 $1.51/(min \cdot m^2)$ 时,肝功能就容易受损。

(二)X 线胸片

胸腔 X 线造影中心中,心脏轮廓的大小和形状可提供原发心脏病的凭证。心-胸比例可以简便地了解心脏大小:心脏横径如占胸腔横径一半以上,心脏已扩大。

肺毛细血管和静脉压正常时,在坐位,肺底的血液灌流较肺尖好,供应肺底的血管较供应肺尖的大许多。因此 X 线胸片上肺尖较清晰,透明度较好。左心房和肺毛细血管压升高后,肺主治间隙和血管周围发生水肿,由于流体静压的缘故,水肿在肺底明显得多,当肺毛细血管压轻度升高($13\sim17mmHg$),肺底血管受挤压,大小与肺尖的相等,在 X 线胸片上,肺尖和肺底的透明度相等。肺毛细血管压再升高($18\sim23mmHg$),肺底血管进一步被压缩,肺尖和肺上部血管扩张,发生肺血流再分布。肺毛细血管压升高至 $20\sim25mmHg$ 时,发生组织间隙性肺水肿,可分几类:①间隔类-肺小叶间隔增宽,两侧肺野下部可见水平排列的 Kerley 线。②血管周围类-中心和周围血管影边缘失去锐利性。③胸膜下类-液体聚集在肺组织和胸膜之间,形成纺锤样阴影。

肺毛细血管压超过 $25mmHg$ 时,发生肺泡性肺水肿,肺门阴影呈蝴蝶状或云雾团块样,并扇样放射。注意可能发生胸膜腔积液。奇静脉和上腔静脉阴影均扩张。

(三)超声 Doppler 心动图

利用超声 Doppler 心动图可以测算出心搏出量和左心室射血分数。

1.心搏出量

左心室舒张末期容量(LVEDV)减去左心室收缩末期容量(LVESV)得心搏出量(SV),正常为 $60\sim90mL$。

$$LVEDV-LVESV＝SV$$

2.左心室射血分数

心搏出量占左心室舒张末期容量的百分率为左心室射血分数（EF），正常为 $50\%\sim75\%$。低于 45% 可以确诊为左心衰竭。

$$EF=\frac{LVEDV-LVESV}{LDEDV}\times100\%$$

（四）心电图

心电图不能提供心功能是否衰竭的凭证，只能提示某些器质性心脏病变或原发性心脏病的资料，如心室肥厚扩大、心房扩大、心肌缺血或急性心肌梗死、缩窄性心包炎、心肌病等的特征性变化。诊断心律失常，心电图是必要的。

五、诊断和治疗

（一）诊断

充血性心力衰竭的诊断一般不困难。根据病人的病史和临床表现，常可获得正确的诊断。病人大多有基础（原发）心脏病，如发生额外的心衰症状和体征，诊断一般便可确定。临床上急性心衰和慢性心衰急性加重的处理有所不同，应予区别。

慢性心衰病人多有器质性心脏病史，近来因劳累过度、患上呼吸道感染或遭遇精神压力等，出现呼吸困难、心率加速、食欲不振、恶心呕吐、下垂性水肿等症状，并有心衰体征，如颈静脉充盈、两侧肺底啰音、双侧踝部胫前可凹性水肿等，可以确诊为心衰。

急性心衰多为急性左心室衰竭，是内科急诊。病人严重呼吸困难，伴喘鸣、紫绀，血压偏低，严重时可发生心源性休克。

（二）鉴别诊断

1.慢性心衰

需与呼吸道慢性疾病、肾脏疾病、肝脏疾病等鉴别。

（1）呼吸道疾病：呼吸道疾病的病人一般不合并心脏病，心脏不如多数心脏病病人那么肥大，亦无颈静脉充盈或下垂性可凹水肿。X线肺片常可提供鉴别的凭证。

（2）肾脏疾病：主要因水肿需鉴别究竟是肾功能不全引起的，抑或心力衰竭所致。问题的复杂性在于心力衰竭可引起肾功能不全。因此需鉴别肾功能不全是由肾脏疾病引起，还是心脏病的并发症。检查病人的心脏情况和心功能常可获得鉴别的凭证。

（3）肝脏疾病：慢性心衰引起的肝硬化与肝脏本身疾病所致肝硬化的鉴别，如只从肝功能着手是不全面的。心源性肝硬化伴有心衰所致静脉压升高、心脏肥厚、肺动脉高压等的临床表现：呼吸困难、颈静脉充盈、心脏肥大、双肺底啰音、下垂性水肿等。肝病本身引起的肝硬化常伴有脾脏肿大，可能有蜘蛛痣、肝掌等肝病所致肝硬化的特有体征。但是，心脏并不肥大。

2.急性心衰

常见的是急性左心衰，病人发生肺水肿，有典型的肺泡水肿的临床表现，亦称为心源性哮喘。必须与支气管哮喘急性发作相鉴别。严重的急性左心衰可并发心源性休克。需与急性左心衰鉴别的几种疾病为：

(1)支气管哮喘急性发作：它与心源性哮喘均为突发严重呼吸困难,伴哮鸣。两者的急诊处理完全不同,因此必须快速鉴别。

(2)休克：心源性休克是左心室功能极度衰竭,使心排出量过分减少,导致动脉血压降低,组织器官低灌注,严重缺氧,终致全身微循环功能障碍,进入休克状态。多种急危重症,如多发创伤、严重感染等,如不及时处理和抢救,都有可能引起休克。超过 40% 的心室心肌丧失功能就可以引起心源性休克,这类病人有既往心脏病史和某些心脏病体征。引起休克的其他病因,总的来讲,可以归纳为低血容量、体液再分布(主要为感染、过敏等)和阻塞三大类型。从临床表现和辅助检查所得资料,鉴别一般并不困难。应注意心源性休克同时合并低血容量、感染或过敏等情况,作出明确的诊断,处理时方可兼顾。

(3)急性呼吸窘迫综合征(ARDS)：这是因严重感染或多发创伤引起的特殊类型呼吸衰竭。临床上主要表现为呼吸窘迫、肺水肿和呼吸衰竭。急性左心衰引起的肺水肿与 ARDS 所致肺水肿的发病机制不同。前者是由于左心室功能衰竭,引起肺循环流体静压升高,液体漏出肺毛细血管,水肿液蛋白质含量不高。ARDS 是因肺毛细血管膜损伤,通透性增加,水肿液蛋白质含量较高。

(三)充血性心力衰竭的治疗

充血性心衰的治疗首先应注意原发性心脏病的治疗。如存在高血压,应积极治疗高血压;如存在心肌缺血(冠心病),应同时改善冠脉灌注。总之必须同时处理基础心脏病变和心功能衰竭。有时需要外科手术介入。如肥厚型心肌病发生心功能衰竭,仅用药物石料,收效甚微。需进行心肌(部分)切除术,大多数这类病人有良好效果,术后能改善心肌缺血。手术死亡率为 5%,条件较好的手术中心报道的手术死亡率为 3%,或更少。

1.非药物治疗

(1)休息：首先要求休息,脑力和体力休息并重。可以减轻心脏负荷,减少心肌的氧耗量。

(2)进食：少吃多餐。每天进食分 5~6 餐,每餐量少可以减轻心脏负荷,每天总食量不少,保证营养供应。

(3)限制钠盐摄入：每日钠盐摄入限制在 20g 较好。

(4)进液量：较重的心衰病人应限制进液量,每 24h 限制在 1~1.5L 之间。

(5)运动：慢性充血性心衰病人虽然休息是主要的,但可以根据心衰的程度,允许适量运动。一般采用慢走：每周步行 3~5 次,每次 20~30min。

(6)戒烟：如原来吸烟,应戒断,不再重复。

(7)防疫：常采用接种流感疫苗。

2.充血性心衰的药物治疗指向三个血液动力目的

减少容量超负荷以维持稳定的容量、减轻前负荷和后负荷以增强心室功能,以及改善心室收缩力。最终目的是减少并发症和延长生命。

(1)利尿剂：充血性心衰早期即发生钠潴留,并发周围水肿,体重增加。利尿剂是治疗充血性心衰最常用的药物之一。临床上使用的利尿剂按药物作用发生在肾单位的部位可分为三类：

1)噻嗪类和氯噻酮：作用于远曲小管的近侧和袢升支的远端。抑制 Na^+ 回吸收。利尿作用强度中等。当肾小球过滤率低于 30mL/min,利尿作用变差,因此不适用于治疗重度心衰。但有一例外,即美托拉宗,作用部位除上述两处,还作用于近曲小管。它的利尿作用在肾功能不全时亦不减弱,且利尿时间长,一次剂量可维持 12~24h。如与祥利尿剂、呋噻米联合使用,效果尤为突出。

2)祥利尿剂:作用在髓祥升支粗段,在该段祥利尿剂与 $Na^+/K^+/2Cl^-$ 辅助运送装置结合,抑制 Na^+ 和 Cl^- 的回吸收,起到尿钠排泄反应。大量 Na^+ 和水排出。利尿作用甚强。呋噻米目前是临床上最常用的祥利尿剂,口服一次,作用在 30~60min 内起开始,1~2h 达高峰,作用期 6h。呋噻米可静脉给药,静脉注射(1~2min),15min 内起利尿作用,30~60min 达高峰。作用期可维持 2h。约 60% 的呋噻米以不变的形式排出于尿内,其余部分在肾脏与葡萄糖醛酸结合。祥利尿剂的利尿效应与剂量密切相关,肾小球过滤率降低后,大剂量的呋噻米(500~1000mg)仍能促进利尿,静脉给药的效果优于口服。有的临床家认为祥利尿剂是治疗充血性心力衰竭水肿的首选药物,根据习惯上的应用,仍以噻嗪类制剂为治疗充血性心力衰竭的第一类药物。

3)保钾利尿剂:作用于远曲小管远端 Na^+-K^+ 交换处,对抗醛固酮促进 Na^+-K^+ 交换的作用,直接抑制 Na^+-K^+ 交换,增加 Na^+ 排出,减少 K^+ 和 H^+ 分泌与排出。利尿作用弱。此类利尿剂单独不作利尿用,用作保存钾而和其他利尿剂联合使用。螺内酯是较早用于临床的保钾利尿剂,一般与噻嗪类或祥利尿剂合用。口服,20~40mg,3 次/d。氨苯蝶啶利尿作用快,但弱。口服,50~100mg,3 次/d。阿米洛利是目前保钾利尿剂中作用最强的。口服 5mg,2 次/d,可逐渐增加剂量,但不能超过 29mg/d。

(2)正性肌力药物

1)洋地黄糖贰类:这是治疗心力衰竭的传统用药。对伴窦性心动过速或心房纤颤的心衰病例,疗效尤为明显。20 世纪 80 年代以来,临床上已基本不用洋地黄叶,多用口服地高辛,它的治疗剂量平均为 0.370~0.375mg/d,如它的血清浓度达 0.5~1.5mg/L,则已取得治疗效果。病人近期或 3 日内未用过洋地黄糖贰类制剂,方可使用洋地黄糖贰类药物。一般强调在给药后,数日内达到洋地黄化,即达饱和量。以后给维持量。因此最初 2 日,每日口服地高辛 0.25mg,2~3 次/d,以后 0.25mg/d,静脉用药,每次 0.25~0.5mg,临用前用 10% 或 25% 葡萄糖液稀释,缓慢注射,4~6h 后,可再注射 0.25mg,一日剂量不得超过 1mg。维持量 0.125~0.5mg/d。使用时应测定地高辛的血清浓度以防中毒。文献报道出现地高辛中毒症状者可达 20%。地高辛中毒浓度为血浆浓度超过 2ng/mL。

如心衰病人发生阵发性晚间呼吸困难,而他(她)近期又未用过洋地黄糖贰类制剂,可静脉缓慢注射毛花贰 C 或毒毛花贰 K。在较短时间内即可取得疗效。一般在心率快的心衰病人(无论是窦性心动过速或伴房颤的风湿性心脏病人),使用毛花贰 C,可取得较满意的疗效;而在冠心病心衰的病人,使用毒毛花贰 K 可取得较好的疗效*。我国临床上很少使用哇巴因,而在美国这是常用的洋地黄糖贰类制剂。使用快速洋地黄糖贰类制剂后,可以用地高辛(口服)作为维持药剂。若用哇巴因,第一次静脉给药后,每 30min~1h 静注 0.1mg,直至取得满意效果。

如心衰是由急性心肌梗死所致,使用洋地黄糖贰类制剂就比较复杂。应考虑氧消耗增高和诱发心律失常的可能。因此有的临床家主张在最初不使用地高辛,而在以后的心衰治疗中,可以与其他治疗心衰的药剂,特别是与血管紧张素转换酶抑制剂(ACEI)联合使用。

目前较为满意的充血性心力衰竭的治疗是联合使用洋地黄糖甙类制剂、利尿剂和ACEI,可以使心衰病人的静脉压和心室充盈压下降,心排出量增加,心率变慢,左心室射血分数上升,周围血管阻力下降,动脉压不变。这种疗效较为理想。

洋地黄的常见毒性反应有:

①胃肠道反应:恶心、呕吐、食欲不振。心衰本身亦有同样症状,需鉴别。

②心律失常:最常见的是多发性室性早搏,形成二联律。此外为窦性心动过缓、房室传导阻滞等。

③黄视。

④神经系统表现:头痛、失眠、忧郁、眩晕等。

测定血清地高辛浓度有助于确诊洋地黄中毒。

2)儿茶酚胺类制剂促进 Ca^{2+} 进入心肌收缩系统,可增强心肌收缩力。二茶酚胺通过 B 肾上腺能受体和腺嘌呤环化酶系统增强激活 Ca^{2+}。正常心脏去甲肾上腺受体的合成,并贮存在包括心房、传导系统和心室的整个心脏的交感末梢。当这些神经末梢除极时,去甲肾上腺素从神经末梢颗粒释放出来,进入含有 β 肾上腺能受体的心肌褶缝。不仅促使 Ca^{2+} 进入心肌细胞增强心肌收缩,而且通过磷酸化促进舒张。极大多数释放出去的去甲肾上腺素被回收,并再贮存于交感神经末梢。剩余部分被两种酶-儿茶酚 O-甲剂转移酶(COMT)和单胺氧化酶(MAO)灭活,产物由肾脏排出。

无论正常还是衰竭的心肌,腺嘌呤环化酶的激活均能增强它的收缩剂。有关的制剂分成两类。第 1 类是儿茶酚胺及其合成产物:多巴胺、多巴酚丁胺等。第 2 类是磷酸二酯酶抑制剂:氨利农、米力农、依诺昔酮等。

①β 受体激动剂:多巴胺和多巴酚丁胺均需静脉给药。

多巴胺多采用静脉点滴,取 20mg 多巴胺加于 5% 葡萄糖液 200~300mL 中,以 70~100μg/min(约 20 滴/min)的滴速开始。以后根据病情调整剂量,每分钟不超过 500μg。

多巴酚丁胺常规剂量 2μg/(kg·min)静滴。间隙静滴较好,因长时间连续静滴,超过24h,可能出现耐药性。长期使用易引起室性心律失常。

②磷酸二酯酶抑制剂:该药物抑制平滑肌细胞内磷酸二酯酶,增加心肌和平滑肌细胞内的 cAMP 浓度。心肌内 cAMP 增加后,Ca^{2+} 摄取增加,Ca^{2+} 进入收缩蛋白的速度加快,产生正性肌力作用。临床上至今使用过的此类制剂有以下三种。

氨力农一般静脉注射或静脉点滴用药。口服疗效不显,而不良反应多。静脉注射,首剂750μg/kg,缓慢注入,约需 2~3min。维持一般用静脉点滴,5~10μg/(kg·min)。每日总量不超过 10mg。

米力农首剂 50μg/kg,静脉缓慢注入,约需 10min,接着用静脉点滴维持,12.5~7.5mg/(kg·min)。口服 2.5~7.5mg,3~4 次/d。

依诺昔酮静脉注射,0.5~1.0mg/kg,以每分钟不超过 12.5mg 的速度注入。接着以静脉点滴维持,5~20μg/(kg·min),24h 不超过 24mg/kg。

总的来看,这类药剂在治疗心衰上,长期疗效不理想,且不良反应多,如易引起室性心律失常。再则,从长期疗程观察,心衰病人的死亡率反而增高。因此应慎用。

(3)血管扩张剂:通过此类药剂的降低血管阻力或容量血管张力,可以降低心室的前负荷,从而减少 LVEDV 和减轻室壁张力;同时降低体循环阻力和左心室射血时的阻抗,因此减轻心室的后负荷,这些作用减轻静脉淤血、减少心肌氧耗量、改善心肌功能,与其他治疗心衰药物联合使用,能取得较好疗效。但经长期临床观察,并非所有血管扩张剂对心衰均有好的疗效。按其作用机制可以分成下列若干类:

①直接作用于血管平滑肌硝酸酯类能扩张周围血管,降低外周阻力,减轻心肌的前、后负荷和氧耗量,改善心肌的功能。临床上常用的有硝酸甘油、硝酸异山梨醇(消心痛)、硝普钠等。

②肾上腺能 α 受体阻滞剂哌唑嗪,抑制血管平滑肌和心肌细胞内的磷酸二酯酶的活性,增加细胞内 cAMP,产生正性肌力作用。

③血管紧张素转换酶抑制剂(ACEI)卡托普利、依那普利,降低外周动脉阻力、肺毛细血管楔压和肺血管阻力,从而减轻心室后负荷,增加心排出量和延长运动耐受时间,改善心脏功能。

④钙离子通道阻滞剂硝苯地平、维拉帕米,能舒张周围血管,降低外周血管阻力,从而减轻心脏负荷和氧耗量,改善心脏功能。

现将临床上常用于治疗充血性心衰的几种血管扩张制剂简介于下:

1)硝酸甘油:充血性心衰病人症状加重时,可以静脉点滴硝酸甘油,配合正性肌力药物、利尿剂等联合治疗,常可收到较满意的疗效。硝酸甘油直接松弛血管平滑肌,扩张周围血管,降低外周血管阻力,从而减轻心室的前、后负荷。心肌氧耗量亦降低,心功能得以改善。。

2)硝酸异山梨醇:平时充血性心衰病人可在使用利尿剂和正性肌力药物同时,口服硝酸异山梨醇,能取得更满意的疗效。

3)哌唑嗪:通过增加心肌细胞内的 CAMP,舒张全身小动脉和小静脉,减轻心脏的前、后负荷,左心室舒张末压降低,心功能得以改善。

4)卡托普利:能抑制肾素-血管紧张素-醛固酮系统的活性,降低外周血管阻力、肺毛细血管楔压和肺血管阻力,从而减轻心脏后负荷,增加心排出量,并延长运动耐受时间,改善心功能。如用于治疗急性心肌梗死合并心衰,首剂口服 6.25mg,2h 后,如动脉收缩压≥90mmHg(12kPa),剂量可增至 12.5mg,如病情平稳,维持量为 12.5~25mg,3 次/d。

(4)其他:目前有若干尚在实验室和临床观察的正性肌力药剂,简介于后:

1)氟司喹南:通过促进 Na^+-Ca^{2+} 交换,发挥正性肌力作用。大剂量,150mg/d;小剂量,75~100mg/d。在改善运动耐量方面,大剂量反而不如小剂量,且死亡率较高。

2)匹莫苯和维司力农均有轻度磷酸二酯酶抑制作用,尚未在临床上广泛使用。

(五)急性左心衰竭的急诊处理

急性左心衰,犹如急性肺水肿,是内科急症,在急诊室的处理结果关系到预后。

1.给氧

急性左心衰的病人有严重的缺氧,缺氧加重心衰,因此急诊室的首要处理是纠正缺氧,使 PaO_2 保持在 70mmHg 以上。

(1)鼻管给氧:将氧通过加 75% 酒精(消泡剂)的水瓶后,连接鼻管给病人吸入。开始氧流量 2~3L/min,待病人适应后,逐渐增至 5~6L/min。

(2)面罩吸氧:可以提高氧吸入的浓度,但好些病人不愿耐受。

(3)加压给氧:意识不清的病人,经鼻管或面罩吸氧后,血 PaO_2 仍低于 50mmHg (6.67kPa),应进行气管插管,或气管切开,连接人工呼吸器,加压给氧。常用压力为 5～10cmH_2O(0.49～0.98kPa)。

2.体位

坐位,后背斜靠着枕头或床垫,下肢低垂于床沿下,或用备有可上下摇动调节的床垫的铁床,目的是减少静脉回流,降低心脏前负荷。病人需感觉舒适。

3.吗啡

处理急性左心衰、肺水肿的首选药。吗啡降低交感神经张力,扩张外周血管,减轻心脏负荷,降低氧耗,并消除病人焦虑情绪,解除严重的呼吸困难。吗啡的剂量需大一些,3～5mg/次,静注。根据病情,10～15min 后可重复,用 2～3 次。亦可作皮下或肌内注射,视病情而定。5～10mg,每 3～4h 重复一次。一般第一次注射后,即可见效。使用吗啡时,应密切注意不良反应,最好准备纳洛酮,为吗啡的拮抗剂。有肺部疾病者禁用吗啡;老年病人慎用,因在老年病人,吗啡可能引起重度中枢神经抑制。不用吗啡,可用哌替啶,50～100mg/次,肌内或皮下注射。

4.硝酸甘油

0.6mg/次,含舌下,常在院前抢救时用,见效亦很快。

5.氨茶碱

250～500mg,或 5.6mg/kg,缓慢静脉注射,有助于解除支气管痉挛。应注意氨茶碱可引起窦性或异位心动过速。

6.利尿剂

选用快速、高效利尿剂:呋噻米,20～40mg,溶于 5％葡萄糖液 20～40mL,静脉缓慢注入;或布美他尼,0.5～1.0mg,缓慢静注。

7.血管扩张剂

硝普钠是首选的治疗急性左心衰的血管扩张剂。临用时取 500mg 硝普钠,先用 5％葡萄糖液 2～3M$_1$ 使之溶解,然后用同一液体 500mL 稀释,静脉点滴,滴速不超过 10～12.5μg/min,以后根据病情,每 5min 增加 5μg,直至收效。连续使用不宜超过 72h。静滴时,滴器和输液管必须避光,用黑色或深色纸将滴器和输液管包裹,因遇光,硝普钠易分解。连续静滴时间过长,硝普钠所含亚铁离子与红细胞的硫基化合物形成氧化物,在肝脏内还原成硫氰酸盐,对人体有毒。

8.正性肌力药

选用快速洋地黄糖甙类,毛花甙 C,0.4～0.8mg,加于 5％葡萄糖液 20mL 中,缓慢静脉注射。必要时 2～4h 后可重复。病情好转后,口服地高辛,0.25mg/d 维持。亦可选用毒毛花甙 K。

9.主动脉内气囊(IABP)

用机械方法辅助心脏泵血功能,这一装置称为主动脉内气囊泵,或主动脉气囊反搏。适用于 2 种情况:急性心肌梗死合并心源性休克,以及心脏手术前发生急性心衰。将带有气囊的导管从股动脉插入,送至左锁骨下动脉水平的降主动脉内,经心电图 R 波触发,将泵入和泵出气体(20～40mL)的时间与左心室舒张和收缩早期同步。这一操作可增加心排出量 20％～40％(增高心脏指数至 0.8L/(min·m²)),减轻左心室后负荷,有利于冠脉灌流,并降低心肌氧耗,改善心肌缺血。IABP一般维持24～48h,文献报道有持续至2周之久的。这一装置对很严重的心衰常无效,合并复杂的心律失常亦常无效。并发症不多见,但应予重视。并发症如下:

(1)损伤:甚至穿透主动脉壁,少于总并发症的5%。

(2)导管插入处的下肢远端组织缺血,占5%～19%。

(3)出血。

(4)肾栓子。

(5)气囊破裂。

进行这一操作的禁忌证:

(1)主动脉瓣闭锁不全。

(2)主动脉瘤。

(3)快速心律失常,这是相对禁忌证,应在放置IABP前纠正心律失常。

主动脉内气囊经股动脉插入,送至降主动脉。管尖位于左锁骨下动脉侧,心脏舒张期气囊充气,可增加冠脉灌流(A)。心脏收缩期气囊放气,可减轻左心室后负荷。恰当的气囊充气和放气可改善心肌氧供和氧耗间的比率。

10.治疗心衰近因

较重要的是控制感染,如上呼吸道感染、肺炎等是比较常见的感染,与治疗心衰同时治疗感染。其他的急性左心衰近因如劳累、情绪剧烈波动、阵发心律失常等均应同时积极治疗。

第三节　心律失常

一、窦性心律失常

(一)窦性心动过速

正常情况下心脏的冲动起源于窦房结,此时所产生的心律称为窦性心律。正常窦性频率为60～100次/min,心电图上P波在Ⅰ、Ⅱ、aVF、V_4～V_6导联直立,aVR导联倒置,P-R间期0.12～0.20s。窦性频率>100次/min称为窦性心动过速,简称窦速。常见原因有:某些生理情况如运动、活动、饮酒、喝茶;病理情况如发热、贫血、甲亢、心力衰竭等;某些药物如β受体兴奋剂(异丙肾上腺素)和M受体拮抗剂(阿托品)等。

【诊断标准】

1.临床表现

可有心悸、乏力等不适,严重时可诱发心绞痛及心力衰竭。体检发现心率增快,大于100次/min。

2.辅助检查

心电图为窦性心律,频率>100次/min。

3.鉴别诊断

当心率大于 150 次/min 时需要与阵发性室上性心动过速鉴别。

【治疗原则】

1.以病因治疗和祛除诱因为主。

2.必要时可应用 β 受体阻滞剂、维拉帕米/地尔硫䓬或镇静剂。

(二)窦性心动过缓

窦性心律,其频率<60 次/min 称为窦性心动过缓,简称窦缓。常见原因有:某些生理情况如运动员、睡眠时;病理情况如病态窦房结综合征、甲减、高颅压等;药物如 β 受体阻滞剂、维拉帕米/地尔硫䓬、洋地黄等。

【诊断标准】

1.临床表现

生理性窦缓常无症状,病理性者除原发病症状外,尚可有心悸、头晕、乏力,甚至晕厥、心力衰竭、低血压休克。体检心率小于 60 次/min,但一般大于 40 次/min。

2.辅助检查

心电图为窦性心律,频率<60 次/min。

3.鉴别诊断

需要与其他心动过缓如房室传导阻滞鉴别。

【治疗原则】

1.无症状者无需治疗,以病因治疗和祛除诱因为主。

2.必要时可临时应用 β 受体激动剂、M 受体阻滞剂,严重者需要行心脏起搏治疗。

(三)窦房传导阻滞

指窦房结发出的冲动在传导至心房的过程中发生了延缓或阻滞,简称窦房阻滞。常见原因有:冠心病、心肌炎、窦房结损伤、药物如洋地黄和奎尼丁等。

【诊断标准】

1.临床表现

可有心悸、头晕、乏力,重者可晕厥。

2.辅助检查

体表心电图不能显示Ⅰ度和Ⅲ度窦房阻滞。Ⅱ度窦房阻滞:①莫氏Ⅰ型:P-P 间期渐短,直至出现一长 P-P 间期,长 P-P 间期短于 2 个基本 P-P 间期;②莫氏Ⅱ型:长 P-P 间期为基本 P-P 间期的整数倍,P-R 间期固定。

3.鉴别诊断

与窦性停搏和Ⅱ度房室传导阻滞鉴别。

【治疗原则】

参见病态窦房结综合征。

(四)窦性停搏

指窦房结在一定时间内停止发放冲动,又称窦性静止。常见原因有:冠心病、窦房结病变、洋地黄和β受体阻滞剂等抗快速心律失常药物。

【诊断标准】

1.临床表现

取决于窦性停搏时限的长短,可有心悸、头晕、乏力,重者可有黑蒙、晕厥。

2.辅助检查

长间期内无P波发生,长的P-P间期与基本的窦性P-P间期无倍数关系。窦性停搏后常出现逸搏或逸搏心律。

3.鉴别诊断

与Ⅱ度窦房阻滞鉴别。

【治疗原则】

参见病态窦房结综合征。

(五)病态窦房结综合征

指由于窦房结及周围组织病变和功能减退而引起一系列心律失常综合征,简称病窦综合征。最常见原因为窦房结退行性变,其他原因有心肌病、代谢性疾病、结缔组织病、冠心病等。

【诊断标准】

1.临床表现

轻者可有心悸、头晕、乏力,重者可有黑蒙、晕厥、心功能不全。

2.辅助检查

(1)常规心电图:①持续而显著的窦性心动过缓(<50 次/min);②窦性停搏和窦房阻滞;③窦房阻滞与房室传导阻滞并存;④心动过缓-心动过速综合征(慢-快综合征)。

(2)动态心电图:除以上心电图异常外,尚有①24 小时总窦性心率减少(小于 5 万~8 万次);②24 小时窦性平均心率减慢(小于 60~62 次/min);③反复出现大于 2.0~2.5s 长间歇;④窦性心率不能随运动等生理需要而相应增加。

3.鉴别诊断

与房室传导阻滞鉴别。

【治疗原则】

1.无症状者不需治疗。

2.以下情况应安装心脏起搏器:①慢-快综合征用药有矛盾者;②有与心动过缓相关的严重的症状如心力衰竭、晕厥;③心电图反复出现>3s 长间歇。

二、房性心律失常

(一)房性期前收缩

提前出现的心房激动即为房性期前收缩,又称房性早搏。其发生率随年龄的增加而增加。正常健康人在某些诱因,如疲劳、过度烟酒、喝茶及咖啡等后容易出现,各类器质性心脏病及其他系统疾病如甲状腺功能亢进、缺氧及二氧化碳潴留、电解质紊乱及酸碱平衡失调、洋地黄、抗心律失常药等也是常见原因。

【诊断标准】

1.临床表现

通常无自觉症状，亦不至于引起严重的循环障碍，频发早搏可有明显心悸。心脏听诊可听到心搏提早出现，早搏的脉搏微弱或者摸不到。

2.辅助检查

常规心电图：①提前出现异常形态的 P'波，与窦性 P 波形态不同；②P'-R 间期大于0.12s，P'波后 QRS 可正常或畸形（室内差传），亦可 P'波后无 QRS 波（房早未下传）；③多有不完全代偿间歇（期前收缩前后两个窦性 P 波的间距小于正常 P-P 间距的两倍）。

【治疗原则】

1.无器质性心脏病且无症状者不必治疗，症状明显者可用镇静药、β受体阻滞剂等。

2.伴器质性心脏病者，以病因治疗和去除诱因为主，不主张长期使用抗心律失常药物。

3.对房早可诱发室上性心动过速或房颤者，可选用β受体阻滞剂、普罗帕酮、维拉帕米等，但对有病窦综合征或房室传导阻滞的患者应慎重。

（二）房性心动过速

连续出现的 3 个或 3 个以上的房性期前收缩称为房性心动过速，简称房速。房速多见于器质性心肺疾病患者，如慢性阻塞性肺病、急性心梗、心瓣膜病、心肌炎、心肌病、心包疾病及先天性心脏病等；可发生于心、胸外科手术后；也见于无明确器质性心脏病者，称为特发性房速，常见于儿童及青少年。可由心肌缺血、缺氧、洋地黄中毒、代谢紊乱、酗酒等因素诱发。

【诊断标准】

1.临床表现

短阵房速大多数无明显症状，有时可有心悸。持续性房速患者可有心悸、胸痛、疲乏无力、气短，甚至晕厥等。无休止性房速可引起心动过速性心肌病，可发展为心力衰竭。

2.辅助检查

(1)心电图：①房性 P'波形态与窦性不同；②心房率通常为 100～200 次/min；③发作开始时可有心率逐渐加速（温醒现象）；④P'波之间的等电位线存在。ECG 可以用来诊断房速并有助于判断是否需要治疗。也可以用 Holter 记录协助诊断。

(2)特殊检查：心内电生理检查，可以用来明确房速的诊断及其发生机制；确定房速的起源部位、指导导管消融治疗；并可评价房速的预后。

3.鉴别诊断

与房室交界区相关的折返性心动过速鉴别。

【治疗原则】

分为药物治疗和非药物治疗，抗心律失常药物仍是房速的主要治疗措施。

1.首先应积极治疗原发心脏病，去除诱发因素。

2.发作时宜选用静脉制剂以有效控制心室率和转复窦性心律。

①根据不同的病情选用药物，如合并心功能不全时可用洋地黄类药物，对于无明显心力衰竭者可选用β受体阻滞剂、维拉帕米或地尔硫䓬、普罗帕酮等。以上药物效果欠佳者可用胺碘酮。

②伴低血压、晕厥、心衰等血流动力学障碍者，首选直流电复律。

3.反复发作的长期药物治疗,目的是减少发作的次数及发作时的心室率。可使用不良反应比较少的β受体阻滞剂、维拉帕米或地尔硫䓬。如心功能正常,且无明显心肌缺血时可用普罗帕酮。对于冠心病患者,可首先使用β受体阻滞剂,无效时可用胺碘酮或索他洛尔。

4.非药物治疗,射频消融是房速的主要非药物治疗方式。对临床症状明显、药物治疗效果欠佳的持续性和无休止性房速可考虑采用射频消融治疗。

（三）心房扑动

心房扑动简称房扑,是指快速、规则的心房电活动,心房频率常为 250～350 次/min,其发生率约是心房颤动的 1/10。阵发性房扑可发生于无器质性心脏病患者;持续性房扑见于多种疾病,如慢性阻塞性肺源性心脏病(肺心病)、心力衰竭、甲状腺功能亢进、酒精中毒、心包炎等,还可发生于心、胸外科手术后。

【诊断标准】

1.临床表现

主要取决于发作时心室率的快慢、是否合并器质性心脏病及心功能状态。如无器质性心脏病、心功能良好且心室率不快时,患者可无明显症状;反之则可出现心慌、气短、乏力、头晕甚至晕厥等症状,在器质性心脏病患者可诱发或加重心力衰竭或引起血压下降,在冠心病患者可诱发心绞痛。体检时心室率可规则或不规则。

2.辅助检查

(1)心电图:①P 波消失,代之以锯齿状扑动波(F 波),F 波频率一般为 250～350 次/min;②扑动波之间无等电位线;③心室率不规则或规则,取决于房室传导比例是否恒定;④QRS 波形态正常或畸形(差传)。

(2)特殊检查:心内电生理检查,可以用来明确房扑的发生机制;确定房扑的起源部位、指导导管消融治疗。

3.鉴别诊断

与心房颤动鉴别。

【治疗原则】

1.药物复律

可用药物有奎尼丁、普罗帕酮、胺碘酮或索他洛尔等,用药原则同房颤。

2.同步直流电复律

适用于房扑时心室率很快,伴有血流动力学紊乱或伴胸痛、心功能不全等严重症状时。

3.控制心室率及预防发作

如无复律指征或复律失败,治疗的主要目的是控制心室率。常用的药物有洋地黄类药物、维拉帕米及β受体阻滞剂等。对于伴有心功能不全的房扑患者,应口服地高辛控制心室率,有时房扑可能转为房颤,并在房颤时减慢其心室率。对于无心功能不全的房扑患者,可首选维拉帕米静脉给药或口服。

4.房扑的抗凝治疗

对于持续房扑合并心房增大或心功能不全的患者,应予以华法林抗凝治疗;而对其他持续性房扑者,应作食管超声检查,如有心房内血栓,也应使用华法林抗凝治疗。房扑持续时间超过 48 小时的患者,在采用任何方式的复律之前均应抗凝治疗。

5.介入性治疗

即房扑的射频消融,尤其是峡部依赖的房扑,应首选射频消融,成功率约 90%。

(四)心房颤动

心房颤动简称房颤,是临床最常见的持续性心律失常。常见于器质性心脏病如冠心病、心力衰竭、先心病、肺心病等,尤其左心房明显扩大者;在非器质性心脏病也可发生,如甲状腺功能亢进症、酒精及洋地黄中毒等;另有少数房颤找不到明确病因,称为孤立性(或特发性)房颤。房颤的发生率随年龄增大而增加,40 岁为 0.3%,60~80 岁 5%~9%,80 岁以上老年人约 10%。房颤对临床的主要危害是增加血栓栓塞的危险,房颤患者与非房颤患者比较,脑卒中的发生率增加 5 倍,病死率增加 2 倍。

【诊断标准】

1.临床表现

常有心悸、胸闷、乏力或气短等症状。无器质性心脏病患者,如心室率不快可无明显症状。但若房颤发生在有器质性心脏病患者,尤其是心室率快而心功能差者,可使心排量明显降低、冠状动脉及脑部血供减少,导致急性心力衰竭、休克、晕厥或心绞痛发作。重要的是房颤易引起心房内血栓形成,若血栓脱落可引起体循环动脉栓塞,临床上以脑栓塞最常见,常导致死亡及病残。体检时特征性的发现为第一心音强弱不一、心律绝对不整及脉搏短绌。

2.辅助检查

心电图:①P 波消失,代之以小而不规则的 f 波;②f 波频率 350~600 次/min;③心室率绝对不规则;④QRS 波形态正常或畸形(差传)。

3.鉴别诊断

与心房扑动鉴别。

【治疗原则】

1.去除病因

如风湿性心脏病二尖瓣狭窄行球囊扩张、治疗甲状腺功能亢进等。

2.转复及维持窦性心律

(1)电复律:当房颤导致血流动力学障碍,如急性心力衰竭、低血压、心绞痛恶化、心室率过快时应立即电复律。

(2)药物复律:常用 Ia、Ic 及Ⅲ类抗心律失常药物转复并预防复发。①Ia 类药物:近年来已很少应用。②Ic 类药物:如普罗帕酮,但冠心病,尤其是心肌梗死及心力衰竭患者不适合用此类药物。③Ⅲ类药物:主要有胺碘酮及索他洛尔,胺碘酮对有器质性心脏病者来说是安全的。

3.控制心室率

对于血流动力学稳定、病程较长的慢性房颤、左心房明显扩大或基础病因难去除者,应首选控制心室率治疗。心室率控制的目标一般认为休息时在 60~80 次/min,日常中等体力活动在 90~115 次/min。常用药物包括洋地黄类、β受体阻滞剂及钙拮抗剂。

4.抗凝治疗

房颤最严重、危害最大的并发症是血栓栓塞并发症,是房颤致死及致残的最主要原因之一,是房颤治疗的主要目标。高龄(大于或等于 75 岁)、合并高血压、糖尿病、既往有过血栓栓塞或一过性脑缺血史及心衰患者,需要抗凝治疗。目前常用华法林,一般 3～6mg/d,口服,3天后抗凝水平达到稳定,根据 INR 值调整剂量,使 INR 维持在 2.0～3.0 之间。对于无上述危险因素的慢性或阵发性房颤者可用阿司匹林 325mg/d。有以上危险因素,但不适应抗凝药物或顺应性差或具有一定出血倾向者也可用阿司匹林。华法林与阿司匹林合用并无必要,且可增加出血等副作用。

5.安装起搏器

对于房颤时或房颤转为窦性心律时出现明显心跳长间歇患者,或结合患者有明显心悸、头晕、乏力、胸闷甚至晕厥等症状时,则应安装永久心脏起搏器治疗。

三、房室交界区性心律失常

(一)房室交界区性期前收缩

指起源于房室交界区的异位起搏点的期前收缩,又称房室交界区早搏,病因与房性期前收缩类似,其发生频率比室性早搏和房性早搏都低。

【诊断标准】

1.临床表现

通常不引起自觉症状,偶可感心悸。

2.心电图

(1)提前出现的 QRS-T 波,其前面无窦性 P 波。

(2)逆行 P'波(Ⅱ、Ⅲ、aVF 导联倒置,aVR 导联直立)可位于 QRS 波之前(P'-R 间期＜0.12s)、之中或之后(R-P'间期＜0.20s)。

(3)QRS 波形可正常或变形。

(4)多数情况下为完全性代偿间歇。

3.鉴别诊断

与房性期前收缩鉴别。

【治疗原则】

治疗病因和去除诱因,无需抗心律失常药物。

(二)房室交界区性逸搏与心律

室上性激动在一定时间内不能下传到心室时,交界区起搏点便被动地发放 1～2 次激动,形成房室交界区逸搏,交界区逸搏连续出现 3 次或 3 次以上,称为房室交界区逸搏心律。

【诊断标准】

1.临床表现

取决于原发病的临床表现,如病窦综合征、房室传导阻滞。

2.心电图

(1)延迟出现的 QRS 波群形态为室上性。

(2)逆行 P'波(Ⅱ、Ⅲ、aVF 导联倒置,aVR 导联直立)可位于 QRS 波之前(P'-R 间期＜0.12s)、之中或之后(R-P'间期＜0.20s)。

(3)逸搏周期 1.0～1.5s,交界性逸搏心律的心室率为 40～60 次/min,通常节律整齐。

3.鉴别诊断

房室交界区性逸搏应与房室交界区期前收缩鉴别,房室交界区性逸搏心律应与窦性心动过缓和室性逸搏鉴别。

【治疗原则】

取决于病因和基本心律。

1.由于迷走神经张力增高一过性窦性心动过缓引起的交界区逸搏及逸搏心律无重要的临床意义。

2.药物引起者停用相关药物。

3.持续的交界区逸搏心律提示有器质性心脏病,如显著心动过缓者应安装起搏器。

(三)非阵发性房室交界区性心动过速

非阵发性房室交界区性心动过速又称加速的交界区逸搏心律,是常见的主动性交界区心律失常。加速的交界区逸搏心律几乎总是发生在器质性心脏病患者,常见于洋地黄中毒,也可见于急性心肌梗死、心肌炎、心肌病、慢性肺源性心脏病,尤其合并感染、缺氧、低血钾等情况。

【诊断标准】

1.临床表现

血流动力学无明显变化,多为暂时性,也不会引起心房颤动或心室颤动,属良性心律失常。

2.辅助检查

心电图:①QRS 波群形态正常,其前面无窦性 P 波;②逆行 P'波(Ⅱ、Ⅲ、aVF 导联倒置,aVR 导联直立)可位于 QRS 波之前(P'-R 间期<0.12s)、之中或之后(R-P'间期<0.20s);③心室率 60～100 次/min,通常节律整齐;④与窦性心律并存时可出现干扰性或阻滞性房室脱节。

3.鉴别诊断

与房室交界区性逸搏心律鉴别。

【治疗原则】

治疗主要针对原发疾病,洋地黄中毒者停用洋地黄,纠正缺氧、低血钾等临床情况。

(四)与房室交界区相关的折返性心动过速

当异位兴奋灶自律性进一步增高或连续地折返激动时,突然发生连续 3 个或 3 个以上的期前收缩,称为阵发性心动过速,按激动的起源部位可分为室上性和室性阵发性心动过速。室上性阵发性心动过速 90%以上为房室结折返性心动过速和房室折返性心动过速,因为此两种心动过速的折返环依赖于房室交界区的参与,故又称房室交界区相关的折返性心动过速。

【诊断标准】

1.临床表现

多见于无器质性心脏病者,也可见于各种心脏病、甲亢、洋地黄中毒等患者。可因情绪激动、疲劳、突然用力、寒冷等刺激诱发,但亦可无明显诱因而突然发病。本病呈阵发性发作,突发突止。发作时心悸、焦虑、乏力,但在原有器质性心脏病者可诱发心绞痛、心功能不全、晕厥或休克。

2.辅助检查

(1)心电图:①突发突止;②发作时心室率150～250次/min,节律整齐;③QRS波形态多正常,少数情况下也可宽大畸形;④无窦性P波,可见或不可见到逆行的P'波。

(2)心内电生理检查:可以用来明确室上性心动过速的发生机制,指导导管消融治疗,并可评价室上性心动过速的预后。

3.鉴别诊断

与房性心动过速相鉴别;如为房室旁路前传或伴束支传导阻滞时QRS波可增宽,此时应与室性心动过速鉴别。

【治疗原则】

1.发作时护理

发作时立即休息,刺激迷走神经的方法如按摩一侧颈动脉窦、用力屏气等常能迅速终止发作。

2.抗心律失常药物治疗

I～Ⅳ类抗心律失常药物均可选用,常用药物有腺苷或ATP、异搏定、心律平、β受体阻滞剂等。

3.食管起搏

如药物治疗无效或在射频消融术前停用抗心律失常药后发作室上性心动过速,可以用食管起搏的方法来终止。

4.电复律

对伴有严重血流动力学障碍(如晕厥等)者应立即电复律,对于药物或其他方法治疗无效者也可以使用电复律。

5.射频消融术

目前是阵发性室上性心动过速的首选治疗方法。绝大部分阵发性室上性心动过速患者可以通过射频消融术得到根治。

(五)预激综合征

指室上性激动在下传过程中,通过旁路预先激动部分心室的综合征,又称W-P-W综合征。该病多见于无其他心脏异常者,少数人伴有器质性心脏病。

【诊断标准】

1.临床表现

单纯预激不引起症状和体征。但该病常可伴发多种心律失常,其中以合并房室折返性心动过速最为常见;预激合并房颤或房扑时,房颤或房扑波沿旁路下传可引起极快的心室率,可引起低血压、晕厥甚至室颤。

2.辅助检查

心电图:①P-R间期<0.12s;②QRS波起始部位粗钝波(delta波),终末部分正常;③继发性ST-T改变;④部分旁路无前传功能,仅有逆传功能,此时P-R间期正常,QRS波起始部无delta波,但可反复发作室上性心动过速,此类旁路称为隐匿旁路。

【治疗原则】

1.如不合并其他心律失常无需治疗。

2.合并房室折返性心动过速时可用药物复律(如维拉帕米、普罗帕酮)。

3.合并房扑或房颤时常有极快的心室率而导致血流动力学障碍,此时应立即电复律。

4.经导管射频消融旁路是最佳治疗方法,根治率大于95%。

四、室性心律失常

(一)室性期前收缩

室性期前收缩又叫室性早搏,是心室提前除极引起的心脏搏动。室性早搏是临床最常见的一种心律失常,既见于器质性心脏病患者,亦可见于无器质性心脏病的健康人,正常人发生室性早搏的机会随年龄的增长而增加。动态心电图监测发现,在大于25岁的健康人群中,50%的人可检出室性早搏;大于60岁的健康人群中,发生率高达100%。

【诊断标准】

1.临床表现

患者可感到心悸不适,早搏后有较长的停歇,桡动脉搏动减弱或消失。如患者已有左室功能减退,室性早搏频繁发作可引起晕厥;频发室性早搏发作持续时间过长,可引起心绞痛与低血压。心脏听诊时,室早的第一心音增强,第二心音减弱或消失,其后有一较长间歇。

2.辅助检查

(1)心电图:①提前出现的QRS-T波前无相关P波;②提前出现的QRS波宽大畸形,时限>0.12s;③T波方向与QRS主波方向相反;④常为完全性代偿间歇。也可以用Holter记录协助诊断,并指导治疗。

(2)特殊检查:心内电生理检查,可以用来确定室性早搏起源部位、指导射频消融治疗。

3.鉴别诊断

与房性期前收缩、交界性期前收缩及室性逸搏鉴别。

【治疗原则】

1.无器质性心脏病且无明显症状者不必使用抗心律失常药物治疗。如有明显症状应予治疗,首先是去除诱发因素,也可适当给予镇静剂;去除诱因仍然有明显症状者可首选β受体阻滞剂,或口服美西律或普罗帕酮。应避免使用胺碘酮等。

2.有器质性心脏病者首先应重视对原发疾病的治疗,同时要去除诱发因素,如感染、电解质及酸碱平衡失调、紧张、过度疲劳、过度烟酒、浓茶及咖啡等。药物治疗主要有β受体阻滞剂(多数情况下可作为起始治疗药物)和胺碘酮,急性心梗后早期使用β受体阻滞剂可明显减少致命性心律失常的发生率,但不主张常规预防性使用利多卡因。射频消融可用于治疗室性早搏。

3.近年来强调根据病史、室性期前收缩的复杂程度、左心室功能,并参考信号平均心电图及心率变异性等进行危险分层,心脏性猝死高危的患者要加强治疗。

(二)室性心动过速

连续3个或3个以上的室性早搏称为室性心动过速,简称室速。如果室速持续时间超过30s或伴血流动力学障碍则称为持续性室速。器质性心脏病是室速发生的最常见原因,尤其是缺血性心脏病、心肌病、心肌炎、二尖瓣脱垂综合征、先天性心脏病等。室速也可见于其他各种原因引起的心脏损害和药物中毒、电解质紊乱,极少数患者可为无明显器质性心脏病的"正常人",称为特发性室速,约占室速的10%。

【诊断标准】

1.临床表现

取决于发作时的心室率快慢、持续时间、心功能及伴随疾病,如室速的心室率较慢,且持续时间较短,可自行终止,则患者的症状较轻,仅感心悸,甚至完全无症状;反之可出现血压下降、头晕或晕厥,甚至可发展为心力衰竭、肺水肿或休克、心室颤动,如不及时治疗有生命危险。

2.辅助检查

(1)心电图:①发作时心室率100～250次/min;②QRS波宽大畸形,时限＞0.12s,形态可一致(单形性室速)或不一致(多形性室速);③P-R间期无固定关系(房室分离);④可有室性融合波。Holter可用于捕捉短暂的室速发作。

(2)特殊检查:心内电生理检查,可以用来明确室速的诊断及发生机制、筛选抗心律失常药物及评价治疗效果、确定室速的起源部位并指导射频消融治疗,并可评价室速的预后。

3.鉴别诊断

与阵发性室上性心动过速伴束支传导阻滞或旁路前传相鉴别,此时心电图QRS波是增宽的。

【治疗原则】

1.去除诱因,治疗原发病

及时的治疗原发病(如急性心肌梗死、心力衰竭)和去除诱因(如洋地黄中毒、电解质紊乱)是成功终止室速及防止再次发作的关键。

2.电复律

因持续性室速常伴明显的血流动力学障碍,故应积极处理,患者危重及伴低血压、休克、肺水肿者应首选电转复。洋地黄中毒所致室速不宜用电复律,可用苯妥英钠、利多卡因。

3.药物治疗

血流动力学稳定的非持续性室速可首先使用药物复律并预防复发。Ⅲ类抗心律失常药物是最强的抗室性心律失常药物,以胺碘酮最为常用,该药在合并器质性心脏病及急性心肌梗死的患者中是安全的。此外β受体阻滞剂对于缺血性心脏病伴发的室性心律失常,不论室性异位性节律是否减少,均可使猝死率明显降低,尤其是对心肌梗死后的二级预防有良好的效果。

4.导管消融及外科手术治疗

导管消融治疗某些室速,尤其是特发性室速取得了良好的临床疗效,因此对于特发性室速应首选导管消融。而对器质性心脏病合并室速者导管消融成功率较低,复发率较高,目前不主张作为首选。外科治疗主要用于那些由缺血性心脏病引起的,经药物治疗无效及反复发作的持续性室速,这类患者常有心肌梗死史及室壁瘤形成,手术的目的在于切除室壁瘤及其周边组织,打断折返环路而使室速消失。

5.植入型心脏转复除颤器(ICD)

ICD在室速的治疗中具有极其重要的价值,不仅能在室速发作时立即有效地终止,对于心脏性猝死的高危人群是降低心脏性猝死率最有效的手段。

（三）尖端扭转型室性心动过速

尖端扭转型室性心动过速是一种严重的室性心律失常，属于多形性室速的一种类型，发作时的特征性表现为增宽的 QRS 波群振幅和方向每隔 3～10 个心搏转至相反方向，似乎是在围绕等电位线扭转。发作持续时间一般不长，常在十几秒内转为窦性心律或恶化为室颤，但较易复发。常见原因为先天性或后天获得性心脏病、电解质紊乱、某些 Ia 和 Ic 药物、心动过缓等致QT 间期延长。

【诊断标准】

1.临床表现

常伴严重的血流动力学障碍，表现为反复发作的心源性晕厥或阿-斯综合征。

2.辅助检查

心电图：①发作时 QRS 波群的振幅和波峰每隔 3～10 个心搏围绕着等电位线扭转而呈周期性改变；②常见 Q-T 间期显著延长＞0.5s，U 波显著；③常因 R-on-T 现象或长-短周期序列而诱发。

【治疗原则】

1.去除诱因

尽快寻找和消除致 QT 间期延长的原因，如纠正电解质紊乱、停用有关药物。

2.电复律

伴明显的血流动力学障碍时应紧急电转复。

3.药物治疗

静脉使用硫酸镁；对基本心律过缓者可用阿托品及异丙肾上腺素；对先天性长 QT 综合征应用大剂量 β 受体阻滞剂；不宜用 Ia、Ic 及 Ⅲ 类等延长 QT 间期的药物。

（四）心室扑动与心室颤动

心室扑动（室扑）及心室颤动（室颤）是极为严重的心律失常，室扑是极快而规则的心室收缩；室颤是极快而不规则的、不同步的心室收缩，二者将导致心室完全丧失收缩能力，其血流动力学效应与心室停搏相同，见于多数心脏骤停及心脏性猝死的患者，也可以为各种疾病临终前的心律，极个别见于健康的"正常人"，称为特发性室颤。

【诊断标准】

1.临床表现

意识丧失、抽搐、呼吸停止、血压测不出、听诊心音消失并不能触及大动脉搏动，如不能及时有效的抢救迅即死亡。

2.辅助检查

心电图：①室扑发作时 QRS-T 波不能分辨，代之以连续快速的大幅正弦波图形，频率200～250 次/min，常在短时间内蜕变为室颤；②室颤表现为 QRS-T 波完全消失，代之以波形、振幅与频率极不规则的细小颤动波。

【治疗原则】

1.非同步直流电复律　一旦发生应立即非同步电复律，能量选择单向波 360J，双向波 200J。

同时准备好心肺复苏相关药物及仪器。电击开始时间越早,成功率越高,因此应争分夺秒。

2.保持呼吸道通畅及人工心外按压。

3.肾上腺素　是心肺复苏最重要的药物之一,可使细颤转为粗颤,从而提高电复律的成功率。

4.抗心律失常药物　利多卡因或胺碘酮静脉注射,有效后予维持量。如是洋地黄中毒引起的室颤,可用苯妥英钠静脉注射。

5.纠正酸碱平衡失调及电解质紊乱。

6.复律后应积极治疗原发病及诱发因素,如原发病不能治愈则应考虑安装植入式自动复律除颤器(ICD)。

五、心脏传导阻滞

(一)房室传导阻滞

指由于房室交界区不应期延长引起的房室间传导减慢或中断的现象,根据严重程度将房室传导阻滞分为Ⅰ、Ⅱ、Ⅲ度。房室传导阻滞大多见于病理情况,如冠心病、心肌炎、心肌病、中毒、电解质紊乱、原发性传导束退化等;Ⅰ度和Ⅱ度Ⅰ型房室传导阻滞偶尔也见于正常人,此时多与迷走神经张力增高有关。

【诊断标准】

1.临床表现

Ⅰ度房室传导阻滞常无症状;Ⅱ度房室传导阻滞可有心悸与心搏脱漏;高度和Ⅲ度房室传导阻滞的症状取决于心室率的快慢,常有心悸、乏力、心功能不全、心绞痛等,如心室率过慢可有晕厥甚至猝死。查体Ⅰ度房室传导阻滞可有第一心音减弱;Ⅱ度房室传导阻滞可有第一心音减弱及心搏脱漏;Ⅲ度房室传导阻滞患者第一心音强度经常变动,可听到大炮音(响亮的第一心音)及颈静脉巨a波。

2.心电图

(1)Ⅰ度房室传导阻滞:①窦性P波规律出现;②P-R间期>0.20s;③每个窦性P波后均有ORS波。

(2)Ⅱ度Ⅰ型房室传导阻滞:①窦性P波规律出现;②P-R间期渐长,直至一个P波后QRS波脱漏;③R-R间期渐短;④长R-R间期小于正常窦性P-P间期的两倍。

Ⅱ度Ⅱ型房室传导阻滞:①窦性P波规律出现;②间歇性P波后QRS波脱漏;③P-R间期保持固定(可以正常或延长)。

(3)Ⅲ度房室传导阻滞:①P波与QRS波各自有自身的节律,互不相关;②P波频率快于QRS波频率,心室率缓慢;③起搏点在阻滞部位下方,QRS可正常或畸形。

【治疗原则】

1.治疗原发疾病,去除诱因。常见导致房室传导阻滞的药物有β受体阻滞剂、维拉帕米、地尔硫䓬、胺碘酮等。

2.Ⅰ度房室传导阻滞和Ⅱ度Ⅰ型房室传导阻滞心室率不慢者,不需治疗。

3.Ⅱ度Ⅱ型房室传导阻滞和Ⅲ度房室传导阻滞可试用β受体兴奋剂、M受体拮抗剂。

4.Ⅱ度Ⅱ型房室传导阻滞和Ⅲ度房室传导阻滞如药物无效或症状明显、心室率缓慢者,应行心脏起搏治疗。

（二）束支传导阻滞

指希氏束分叉以下部位的传导阻滞,如心室内束支、束支分支及心肌广泛病变引起的传导阻滞,包括了右束支、左束支、左前分支和左后分支阻滞。右束支传导阻滞可见于器质性心脏病或正常人,左束支传导阻滞多见于器质性心脏病,看的患者可同时合并多支传导阻滞。

【诊断标准】

1.临床表现

本身多无明显症状,主要以原发病的临床表现为主,但严重的三分支阻滞和双侧束支阻滞可因心室停搏而出现头晕,甚至晕厥。

2.心电图是主要诊断依据

(1)右束支传导阻滞:①V_1 或 V_2 导联呈 rsR'或 M 形;②Ⅰ、V_6 导联 S 波宽深;③QRS 时限≥0.12s(完全性右束支传导阻滞)或<0.12s(不完全性右束支传导阻滞);④继发 ST-T 改变。

(2)左束支传导阻滞:①Ⅰ、V_6 导联 R 波宽大,顶部有切迹或粗钝;②V_1、V_2 导联呈 QS 或 rS 波型,$SV_2 > SV_1$;③QRS 时限≥0.12s(完全性左束支传导阻滞)或<0.12s(不完全性左束支传导阻滞);④继发 ST-T 改变。

【治疗原则】

1.慢性束支传导阻滞如无症状,不需治疗。

2.双分支与不完全性三分支阻滞有可能进展为完全性房室传导阻滞而需要安装起搏器。

（三）室内传导阻滞

指心室内传导阻滞的部位弥漫,心电图上 QRS 时间延长,但又不完全符合左束支或右束支传导阻滞的特点。见于扩张性心肌病、心力衰竭全心扩大等。

【诊断标准】

1.临床表现

取决于原发病。

2.心电图

①QRS 时限延长≥0.12s;②既不符合左束支传导阻滞又不符合右束支传导阻滞。

【治疗原则】

以治疗原发病为主。

六、长 Q-T 间期综合征

长 Q-T 间期综合征是以心电图上 QT 间期延长、临床上以室性心律失常、晕厥和猝死为主要表现的一组临床综合征。特发性长 Q-T 间期综合征属遗传性离子通道疾病,是由于编码心肌细胞膜上的钠离子或钾离子通道蛋白基因突变所致,比较常见的为 LQTS1、LQTS2 和 LQTS3 型。而获得性者常有心肌缺血、电解质紊乱或药物等诱因。

【诊断标准】

1.临床表现

主要表现为恶性室性心律失常引起的反复晕厥和猝死,特发性长 Q-T 间期综合征常于 40 岁前出现症状,90%以上的发作由交感神经兴奋诱发,患者家族中常有早发心脏性猝死者。

2.辅助检查

(1)心电图主要表现为 Q-T 间期延长,Q-Tc 男性超过 440ms,女性超过 460ms 应考虑诊断。

(2)基因分型诊断可明确突变基因及所累及的离子通道。

【治疗原则】

1.对于获得性长 Q-T 间期综合征应去除引起 Q-T 间期延长的因素。

2.对于特发性长 Q-T 间期综合征,ICD 治疗是目前防止猝死发生的最有效方法。对于 LQTS1 和 LQTS2 可口服 β 受体阻滞剂,如诊断 LQTS3 则不用 β 受体阻滞剂。

七、Brugada 综合征

Brugada 综合征是一种与心脏性猝死密切相关的离子通道疾病,常染色体显性遗传,患者常无明显诱因反复发作恶性心律失常(如多形性室速)而导致晕厥,甚至因室颤而猝死,而这些患者的心脏结构和功能是正常的。

【诊断标准】

1.临床表现

男性多见,多在 30～40 岁之间发病,以反复发作的恶性心律失常、晕厥为主要表现,部分患者以猝死为首发症状。

2.辅助检查

心电图:①间歇性或持续性右束支传导阻滞;②胸前导联 V_1～V_3 导联 ST 段下斜形或马鞍形抬高。

【治疗原则】

1.ICD 是唯一能够预防 Brugada 综合征猝死的方法。

2.药物治疗能够减少室速和室颤的诱发,从而减少 ICD 的放电次数。

第三章 消化系统疾病

第一节 食管疾病

胃食管反流病

(一)概念

胃食管反流病(GERD)是指胃、十二指肠内容物反流入食管引起的烧心、反酸、反胃为主要特征的临床综合征。根据内镜检查结果可分为两种类型:黏膜无明显病变者称非糜烂性胃食管反流病(NERD),症状性反流;有明显糜烂、溃疡等炎症病变者,称反流性食管炎,病理性反流。两者可能为独立性疾病,NERD一般不会向食管炎发展,而食管炎则可能发展成为Barrett食管。本病发生是多种因素促成的上消化道动力障碍引起抗反流的防御机制下降和反流物对食管黏膜的攻击增强的结果。

(二)诊断

1.临床表现

常以烧心、反酸、反胃、咽下困难或胸骨后疼痛等症状就诊。烧心是指胸骨后或剑下烧灼感,多在餐后1小时出现,卧位、弯腰或腹压增加时症状加重。反胃是指在无恶心和不用力的情况胃内容物涌入口腔,反流物呈酸性者称反酸。反流物侵袭咽部、声带和气管可引起的慢性咽炎、慢性声带炎和气管炎,有明显的慢性咳嗽症状。

2.相关临床检查

(1)内镜检查:GERD患者可不伴有反流性食管炎,内镜检查呈阴性结果,如发现反流性食管炎可确诊本病。并能判断反流性食管炎的程度。

(2)组织病理检查:主要表现为上皮增生性改变,对诊断意义不大,但有助于排除肿瘤或其他特异性感染性疾病。

(3)24小时食管pH监测:将pH电极放置于下段食管,以了解昼夜胃食管酸反流的情况。正常食管内pH为5.5~7.0,pH<4是酸反流的诊断指标。注意检查前3日需停用抑酸剂、促动力剂。对服用质子泵抑制剂(PPI)者,需停药1周。检查过程中,须避免pH电极发生移位,而出现假阳性或假阴性。

（4）酸灌注试验：为胸痛的诱发试验，其方法是在食管内灌注 0.1mol/L 的盐酸（6mL/min）。一般为 10～30min。用生理盐水作为对照。对确诊是否为反流引起的胸痛有诊断价值。目前已少用。

（5）食管胆汁反流监测：将光纤探头放置于食管下段，以分光光度法监测食管反流物内的胆红素含量。主要用于食管 pH 监测阴性的胸痛、烧心的患者。对反流病的诊断起补充作用。

（6）食管测压检查：能显示下食管括约肌压（LES）低下，一过性下食管括约肌松弛（TLESR），食管蠕动收缩波幅低下等，这些是胃食管反流的病理基础。约半数患者测定结果正常。食管测压有助于判断不同原因的食管源性胸痛，也有助于食管 pH 监测的电极定位。

（7）食管 X 线检查：轻症病历敏感性不高。病变较重者可见食管下段黏膜皱襞增粗、不光滑，可见浅龛影或伴有狭窄等，食管蠕动可减弱。有时可显示食管裂孔疝，表现为贲门增宽，胃黏膜疝入食管内，尤其在头低位时。

（8）放射性核素检查：用同位素标记液体，显示在平卧位及腹部加压时有无过多的核素胃食管反流。

（9）诊断性治疗试验：质子泵抑制剂（PPI）有强大迅速的抑酸作用，患者服用后症状迅速缓解，可作为 GERD 患者的诊断手段。

（三）鉴别诊断

从临床表现上应与其他原因的食管炎、消化性溃疡、各种原因的消化不良、胆道疾病以及食管动力疾病相鉴别。同时，应与心源性、各种原因的非心源性胸痛进行鉴别。

（四）治疗

原则是减缓症状，预防和治疗重要的并发症，预防胃食管反流复发。

1.一般治疗

首先宜改变生活方式：如保持躯干直立，睡眠时抬高床头部 15～20cm，餐后不平卧，避免过饱；少饮含气或酸性饮料及刺激性食品，少食甜品及低脂饮食能减轻腹胀。肥胖患者可适当减肥以减轻腹压。应停用或慎用某些对食管有影响的药物，如硝酸甘油、钙离子通道阻滞剂、茶碱等。精神心理治疗也不宜忽视，如心情舒畅，减少精神压力等，有利于改善 GERD 症状及减少复发。

2.药物治疗

（1）抑酸剂：目前认为减少食管黏膜暴露酸性环境的时间，可减轻食管黏膜损害。应用抑酸剂是治疗的重要手段。可选用 H_2-受体拮抗剂如西咪替丁（400mg，一日 2 次）或泰胃美（800mg，每晚 1 次）、雷尼替丁（150mg，一日 2 次）、法莫替丁（20mg，一日 2 次）等。质子泵抑制剂（PPIs）如奥美拉唑（20mg/d）、兰索拉唑（30mg/d）、雷贝拉唑（10mg/d）抑酸作用强大，能加速食管炎愈合及迅速改善反流症状。

（2）促动力剂：反流性食管炎是上胃肠动力性疾病，应用促动力剂可增加 LES 压、改善食管蠕动功能、促进胃排空，从而减少胃内容物食管反流及其食管暴露时间。莫沙必利（5mg，3次/日）、吗丁啉（10mg/次，3 次/日），饭前 15～30min 服用。

（3）黏膜保护剂：能增加黏膜对酸碱的抵抗力，促进上皮损伤的修复，如硫糖铝、铝碳酸镁等，能中和胃酸和吸附胆汁。保护黏膜免受胃酸和胆汁的侵袭。

3.非药物性治疗

如腹腔镜下的抗反流手术,能加强胃食管抗反流屏障。此外,还有内镜缝合术等,近期已证明有一定的疗效。这些方法可以应用于患者不能长期坚持用药时。巨大的食管裂孔疝,合并明显的反流时,可考虑进行手术治疗。

第二节　胃疾病

一、急性胃炎

急性胃炎是由各种原因所致的胃黏膜急性炎性病变。急性胃炎分类方法众多,尚未统一,最新的分类法是1990年悉尼世界胃肠大会提出的悉尼分类方法,参照该分类法,急性胃炎按病因分为急性药物性胃炎、急性应激性胃炎、急性酒精性胃炎、急性腐蚀性胃炎、急性感染性胃炎、急性化脓性胃炎、急性食物中毒性胃炎、急性碱反流性胃炎、缺血性胃炎、放射性胃炎、机械创伤性胃炎等,以下几种最常见。

(一)急性药物性胃炎

1.概念

急性药物性胃炎是由各种药物引起的胃黏膜充血、水肿、糜烂。临床最为常见的是水杨酸盐类等非甾类抗炎药,其他还有肿瘤化疗药、氯化钾、铁剂、碘剂、洋地黄、肾上腺皮质激素等。

2.诊断

因药物种类和剂量不同,起病急缓、症状轻重不一。

体检可有上腹或脐周轻度压痛,肠鸣音亢进。多数停药后短期内可痊愈。X线钡餐可见病变区胃黏膜粗糙,局部激惹。内镜检查可见胃黏膜充血、水肿、渗出、斑点状出血或糜烂等。根据用药史、典型临床表现,结合胃镜检查可诊断。主要并发症为上消化道出血、脱水、电解质紊乱、酸碱平衡失调。

3.鉴别诊断

本病应注意和早期急性阑尾炎、急性胆囊炎、急性胰腺炎及急性心肌梗死等鉴别。

4.治疗

(1)去除病因,休息,清淡流食,必要时禁食1～2餐。

(2)腹痛者可给解痉剂,呕吐剧烈者应注意纠正水、电解质酸碱平衡紊乱。

(3)可应用抑酸剂和胃黏膜保护剂。

(4)上消化道出血者对症止血,可口服肾上腺素冰盐水,病变局限者可内镜下止血。

(二)急性应激性胃炎

1.概念

急性应激性胃炎指各种应激状态下,胃和十二指肠黏膜发生的糜烂和溃疡性损害为特征的一组急性胃黏膜出血病变,为上消化道出血的常见原因之一。引起应激的因素有:严重感染、严重创伤、颅内病变、大手术、休克、心功能衰竭、呼吸衰竭、肾衰竭、肝功能衰竭、黄疸、大面积烧伤、代谢性酸中毒、大量应用肾上腺皮质激素等。本病典型损害为多发性糜烂和浅溃疡(若病变累及黏膜肌层以下则称为应激性溃疡),周围炎症轻,常有出血灶,以胃体为主,可累及全胃,甚至可延伸至食管或十二指肠。

2.诊断

有上述应激因素存在,常在应激后 24 小时出现黏膜糜烂,2～4 天出现呕血及黑便,也有 24 小时内或 2～3 周后发生者,出血量一般不大,常呈间歇性。可伴有上腹隐痛、烧灼痛、腹胀、恶心、呕吐。大量出血者占 1%～10%,可出现晕厥或休克。

根据各种严重疾病史、典型临床表现及急诊胃镜可诊断。主要并发症有失血性休克。

3.鉴别诊断

应与消化性溃疡、食管静脉曲张破裂、胃癌、弥散性血管内凝血(DIC)等引起上消化道出血的疾病相鉴别。

4.治疗

(1)积极治疗原发病,除去致病因素。

(2)禁食、卧床休息,严密监测生命体征。

(3)积极补充血容量,必要时输血,纠正休克。

(4)止血:静脉用抑酸剂维持胃内 pH 值大于 7.4;弥漫性胃黏膜出血可用 8mg% 去甲肾上腺素冰盐水溶液,分次口服;呕血停止后可予以胃黏膜保护剂;小动脉出血者可胃镜直视下采取止血夹、高频电凝或激光凝固止血,也可用 1:10000 肾上腺素盐水或硬化剂注射,如经上述治疗仍未能控制的大出血者,可考虑手术治疗。

(三)急性酒精性胃炎

1.概念

急性酒精性胃炎是由乙醇引起的胃黏膜损伤,乙醇能迅速被胃黏膜吸收,通过不同机制导致胃黏膜充血、水肿、糜烂、出血。

2.诊断

过量饮酒后出现剧烈烧心、反酸、恶心、呕吐,严重者可有呕血、黑便。体检可有上腹或脐周压痛。X 线钡餐可见病变区胃黏膜粗糙,局部激惹。内镜检查可见胃黏膜充血、水肿、渗出、斑点状出血或糜烂等。根据饮酒史、典型临床表现,结合胃镜检查可诊断。主要并发症为上消化道出血、脱水、电解质紊乱、酸碱平衡失调。

3.鉴别诊断

本病应注意和早期急性阑尾炎、急性胆囊炎、急性胰腺炎及急性心肌梗死等鉴别。

4.治疗

(1)休息、清淡流食,必要时禁食 1～2 餐,轻者可短期恢复。

(2)腹痛者可给解痉剂,反酸者可应用抑酸剂和胃黏膜保护剂。

(3)呕吐剧烈者注意纠正水、电解质酸碱平衡紊乱,呕血、黑便者对症止血。

(四)急性腐蚀性胃炎

1.概念

急性腐蚀性胃炎是指吞服强酸、强碱及其他腐蚀剂所引起的胃黏膜腐蚀性炎症。强酸(如浓盐酸、硫酸、硝酸)、强碱(氢氧化钾、氢氧化钠)或其他腐蚀剂(来苏儿即甲酚皂溶液、氯化汞、砷、磷)等均可引起腐蚀性胃炎。胃壁损伤程度与吞服的腐蚀剂的种类、剂量、浓度、胃内有无食物及与黏膜接触的时间长短有关。轻者引起胃黏膜充血、水肿、糜烂、出血、溃疡,重者可穿孔,后期可出现食管和胃瘢痕狭窄。

2.诊断

有吞服强酸、强碱等腐蚀剂史,症状与腐蚀剂种类有关。吞服后多立刻出现口腔、咽喉、胸骨后及上腹部剧烈疼痛,常伴有吞咽疼痛、咽下困难、恶心呕吐,呕吐物可呈血样,或含有脱落坏死的胃壁组织,严重者可出现食管或胃穿孔的症状,食管穿孔可导致食管气管瘘及纵隔炎,胃穿孔可引起休克、急性腹膜炎。

3.治疗

(1)禁食水,严禁洗胃及使用催吐剂。尽早饮用蛋清、牛乳或植物油,服强酸者可口服弱碱性液体中和,如镁乳60mL,避免用易产气的小苏打,服强碱者可用弱酸溶液中和,如稀醋酸或适量果汁。

(2)置入胃管,可为以后食管狭窄扩张准备。

(3)镇痛,积极防治休克、感染,警惕穿孔。

(4)支持治疗,维持水电热量平衡。

(5)急性期过后,可酌情施行食管扩张术,必要手术治疗。

(五)急性感染性胃炎

1.概念

急性感染性胃炎多继发于全身系统性感染,或发生在器官移植、肿瘤晚期化疗、艾滋病等全身免疫功能低下的患者中。常见感染源有:

(1)细菌:由身体其他器官的感染灶通过血液循环或淋巴到达胃黏膜,引起急性炎症。常见的细菌有:肺炎球菌、链球菌、伤寒杆菌、白喉等其他一些细菌。吞服幽门螺杆菌也可表现一过性急性胃炎,但在临床上尚未见有关该菌引起急性胃炎的报道。

(2)病毒:在免疫力低下的患者胃内可发现巨细胞病毒和疱疹病毒。病理多表现为全胃弥漫性炎症,胃黏膜充血、水肿,甚至广泛出血、糜烂,镜下可见到菌体及大量的中性粒细胞浸润。由幽门螺杆菌引起的则表现为黏膜下大量的中性粒细胞和嗜伊红细胞浸润,并有小的脓肿形成。由巨细胞病毒感染引起者,在细胞内可见大量的包涵体,且胃黏膜皱襞增粗。

2.诊断

有免疫力低下的背景或系统性感染的证据,同时有上腹痛、腹胀、食欲减退、恶心、呕吐等症状,严重者可有消化道出血,可伴有发热等其他全身症状。查体体温可升高,有上腹压痛,其他系统感染有相应表现。由幽门螺杆菌引起的急性胃炎,多在2～3个月后转为慢性胃炎。血常规白细胞可升高或正常,中性粒细胞比例或淋巴细胞比例上升,合并系统性感染者血细菌培养可阳性。X线检查可见胃黏膜增粗,局部激惹。内镜检查有全胃弥漫性炎症,胃黏膜充血、水肿,甚至广泛出血、糜烂。免疫力低下或系统性感染的患者,有上消化道症状和上腹压痛,结合内镜检查及病理表现,可诊断。并发症有消化道出血,穿孔少见。

3.鉴别诊断

其他急性胃炎、消化性溃疡、急性胆囊炎、急性胰腺炎、急性阑尾炎、急性肠梗阻、急性心肌梗死等。

4.治疗

积极治疗原发病,应用抗生素控制感染,急性期可进行胃肠外营养,减轻胃的负担,应用抑酸剂和黏膜保护剂,对症处理上腹部症状。

（六）急性化脓性胃炎

1.概念

急性化脓性胃炎是一种罕见的重症胃炎,又称蜂窝织炎性胃炎。本病多发生于免疫力低下,且有身体其他部位感染灶的患者。致病菌通过血液循环或淋巴扩散到胃,常见的致病菌为溶血性链球菌,但有时也可由肺炎球菌、葡萄球菌、绿脓杆菌、炭疽杆菌、产气荚膜梭状芽胞杆菌引起。炎症主要累及黏膜下层,但也可穿透肌层达浆膜层,发生穿孔时可致化脓性腹膜炎,于胃小静脉内可见血栓形成,由产气芽胞杆菌引起者,胃壁可增厚,内有气泡,胃腔扩张。

2.诊断

起病急骤,剧烈的上腹痛、恶心、呕吐,有时于呕吐物中可见坏死的胃黏膜组织,伴有寒战、高热,发生急腹症时则表现化脓性腹膜炎的症状和体征。血常规白细胞可升高,中性粒细胞比例上升,可见中毒颗粒。血培养有时可找到致病菌。腹平片见胃腔大量积气,伴有穿孔者,可见膈下游离气体。B超及CT检查,可见胃壁增厚,由产气芽胞杆菌引起者,胃壁内可见由气泡形成的低密度改变。内镜检查有全胃弥漫性炎症,胃黏膜严重充血、水肿,甚至广泛出血、糜烂,皱襞粗大结节样,可有局部脓肿形成。免疫力低下,且有身体其他部位感染灶的患者,急性起病,剧烈上腹痛、恶心、呕吐,伴有全身中毒症状,腹平片示胃腔积气,超声或CT发现胃壁增厚。除外穿孔可行胃镜检查,如有上述炎症表现可诊断。并发症有穿孔、化脓性腹膜炎、感染性休克等。

3.鉴别诊断

需与其他急性胃炎、消化性溃疡穿孔、化脓性胆管炎、急性胰腺炎、急性阑尾炎穿孔、急性肠梗阻等鉴别。

4.治疗

本病一旦发生,病情危重,死亡率高,如能及时发现,并行全胃切除术,静脉滴注大剂量广谱抗生素,并予以全胃肠外营养、维持内环境稳定和抗休克治疗,能明显降低死亡率。

二、慢性胃炎

（一）概念

慢性胃炎指多种原因引起的胃黏膜的慢性炎症性病变,我国多数为以胃窦为主的全胃炎,后期以胃黏膜固有腺体萎缩和肠腺化生为主要病理特点。临床诊断标准不一致,分类标准缺乏权威性。2000年江西井冈山会议将它分为慢性浅表性胃炎和慢性萎缩性胃炎。

（二）诊断

1.病因

(1)物理因素:机械、温度等因素长期损伤胃黏膜,如酒、浓茶、浓咖啡、过热、过冷、过于粗糙的食物等。

(2)化学因素:某些药物(非甾体类消炎药、洋地黄等)、长期吸烟、胆汁反流等均可破坏胃黏膜屏障。

(3)生物因素:细菌尤其是幽门螺杆菌感染。

(4)免疫因素:胃体萎缩为主的慢性胃炎患者的血清中能检出壁细胞抗体,伴有贫血者还能检出内因子抗体。

(5)其他:系统性疾病、其他脏器疾病、营养不良、年龄因素、遗传因素和胃黏膜营养因子缺乏(胃泌素、表皮生长因子等)均与慢性胃炎发生有关。

2.临床表现

症状无特异性,约半数患者有中上腹不适、隐痛、缺乏节律性,餐后可加重,另有食欲减退、暖气、反酸、恶心等消化不良症状,伴出血者可有黑便或血便,萎缩性胃炎患者可有贫血、消瘦、舌炎、腹泻等。体检可有上腹压痛,少数患者有贫血貌。

3.实验室检查

部分患者有贫血,血清维生素 B_{12} 浓度减低。浅表性胃炎胃酸分泌正常或偏低,有时可增高;萎缩性胃炎则明显降低,甚至缺乏,胃液分泌亦减少。血清胃泌素中至重度升高,但胃窦黏膜严重萎缩时可正常或降低。血清壁细胞抗体(PCA)和内因子抗体(IFA)在胃体萎缩为主的患者,尤其伴有恶性贫血者中检出率很高。

4.特殊检查

(1)X线钡餐检查:对慢性胃炎诊断帮助不大,但有助于鉴别诊断。

(2)内镜检查:浅表性胃炎:黏膜充血、水肿、色泽较红,充血区和水肿区相间(红白相间)或呈麻疹样表现,有灰白色、淡黄色分泌物附着,可有小片糜烂和出血点。萎缩性胃炎:黏膜多呈苍白色或灰白色,可有红白相间,但以白为主。皱襞变细而平坦,黏膜下血管透见,可为红色(小动脉和毛细血管)或蓝色(小静脉),可有上皮增生或肠化形成的细小颗粒或较大结节,散在糜烂灶,黏膜易出血,黏液量极少或无。内镜直视下可行胃黏膜多点活检,同时查幽门螺杆菌。

5.诊断要点

病史不典型,症状无特异,确诊要靠胃镜和活检组织学检查。合并恶性贫血者可有胃黏膜增生性息肉和内分泌细胞瘤。

(三)鉴别诊断

本病需与消化性溃疡、慢性胆道疾病、胃癌及非溃疡性消化不良鉴别。

(四)治疗

尚无特效治疗,无症状者无需治疗。幽门螺杆菌感染阳性者,需服用药物根除。有中度以上不典型增生者应定期胃镜随诊,警惕癌变。

1.一般治疗

去除致病因素,戒烟酒,避免使用对胃黏膜有损害的药物及控制口腔、咽部慢性感染。饮食规律、清淡、细嚼慢咽,避免暴饮暴食及刺激性食物。

2.对症治疗

反酸或胃糜烂、出血者,可给予抑酸剂和黏膜保护剂;腹胀、恶心呕吐者,可给胃动力药;胃痉挛者,可用解痉剂。恶性贫血者应给予维生素 B_{12} 和叶酸。

3.抗幽门螺杆菌治疗

可选用阿莫西林、克拉霉素、甲硝唑(或替硝唑)、四环素、呋喃唑酮等抗生素两种与铋剂和(或)质子泵抑制剂合用,疗程 $1\sim2$ 周。

萎缩性胃炎伴重度不典型增生与早期胃癌难以鉴别,可考虑内镜下或外科手术治疗。

第三节　肠道疾病

一、肠结核

(一)概念

肠结核是结核杆菌侵犯肠道引起的慢性特异性炎症,绝大多数继发于肠外结核。结核杆菌侵犯肠道的途径有:胃肠道感染、血行播散、直接蔓延。结核杆菌侵入肠道不一定发病。只有入侵数量多、毒力大,并在人体免疫功能低下时才会发病。

(二)诊断

1.临床表现

(1)腹痛:为常见症状。多位于右下腹,也可在脐周或全腹部;疼痛性质为隐痛或钝痛,常因进餐而诱发。并发肠梗阻时呈绞痛。

(2)腹泻、便秘:常见腹泻及便秘交替,腹泻每日 $2\sim4$ 次,呈稀水或糊状,不含黏液或脓血,直肠未受累时不伴里急后重。病变严重者大便次数增多,伴少许黏液或脓液,左半结肠受累时可有脓血便,有时可间有便秘。

(3)腹部肿块:主要见于增生型肠结核。常位于右下腹,相对固定、偏硬、压痛。

(4)呕吐:结核性小肠狭窄或肠系膜淋巴结核压迫十二指肠第二、三段,导致肠梗阻,可发生呕吐,有时为反射性呕吐。

(5)全身中毒症状:溃疡型肠结核结核毒血症较明显,表现为发热、盗汗、乏力、消瘦、食欲不振等。

(6)并发症:常有肠梗阻、肠穿孔、瘘管形成或便血。

2.辅助检查

(1)实验室检查:①血沉往往增快;②轻、中度贫血,白细胞计数一般正常;③粪便镜检有时可见少量红白细胞,大便结核杆菌培养阳性率不高。

(2)结核菌素皮肤试验:PPP 试验强阳性可作为诊断参考。

(3)X 线检查:X 线胃肠钡餐造影或钡剂灌肠对肠结核的诊断具有重要意义。但对于并发肠梗阻者,应慎重。肠结核 X 线表现主要为黏膜皱襞粗乱、增厚,溃疡形成。溃疡型肠结核病变肠段钡剂排空很快,充盈不佳,呈激惹征象,而病变上下肠段充盈,称 Stierlin 征。增生型肠结核表现为肠腔狭窄,肠壁僵硬,结肠袋消失,假息肉形成。

(4)结肠镜检查:病变多见于回盲部,内镜下见病变黏膜充血、水肿,溃疡为环形,边缘不规则,呈鼠咬状,周围有炎症反应,并可见肠壁增厚,伴有不同大小形态的炎性息肉,肠管环行狭窄,回盲瓣变形。活检如能找到干酪样坏死性肉芽肿或抗酸杆菌有确诊意义。

(5)腹腔镜检查:病变肠段浆膜面有灰白小结节,活检有典型的结核结节改变。

3.诊断

根据病理可分为溃疡型、增生型、混合型。符合以下任何一条标准,可确诊为肠结核:①肠壁或肠系膜淋巴结找到干酪样坏死性肉芽肿;②病变组织病理切片找到结核菌;③从病变处取材做结核菌培养阳性;④从病变处取材做动物接种有结核改变。临床上根据临床症状体征及X线典型改变,找到肠外结核灶,抗结核治疗6周病情明显改善,便可做出临床诊断。

(三)鉴别诊断

1.克罗恩病

不伴肺结核或其他肠外结核表现;肠穿孔、瘘管形成、大出血等并发症较肠结核更为常见;X线检查发现病变呈节段分布;内镜下可见纵行溃疡;抗结核治疗无效,手术切除标本找不到结核证据而有Crohn病的病理改变。

2.右侧结肠癌

一般无结核毒血症的症状,X线钡灌肠和纤维结肠镜检查即可确诊。

3.肠恶性淋巴瘤

患者一般状况恶化迅速,可伴肝脾肿大、浅表淋巴结、肺门淋巴结肿大,如果病变在小肠,鉴别困难时,应及早手术探查。

(四)治疗

1.一般治疗

活动性肠结核患者应卧床休息,适当补充维生素和钙剂,积极改善营养,加强患者抵抗力,是治疗的基础。

2.抗结核化学药物治疗

3.手术治疗适应证

①完全性肠梗阻或慢性肠梗阻经内科治疗无效;②急性肠穿孔;③肠道大出血经积极保守治疗无效者。

二、大肠癌

(一)概念

结肠癌、直肠癌统称为大肠癌,为消化道常见的恶性肿瘤之一。在我国发病率次于胃癌和食管癌,居第三位,发病率有上升趋势。近年虽然诊断技术有很大的进展,但是由于早期症状多被忽视,多数患者确诊时已是晚期,影响预后。我国在世界上属于大肠癌低发地区,年死亡率5/10万以下,以浙江省和上海市发病率最高,年死亡率在10/10万以上。

大肠癌的病因迄今尚未明确,目前认为是环境因素与内在因素相互作用导致基因突变的结果。饮食环境及某些高危因素与大肠癌均有较密切的关系。据认为发病与以下因素有关:

1.高脂低纤维饮食 这可能与高脂饮食可增加大肠内次级胆酸、胆固醇代谢产物,这些物质的结构与致癌的多环芳香烃类似;其次是高脂饮食增加大便中的厌氧菌,厌氧菌的酶是多环芳香烃形成的关键酶。

2.环境因素 根据大肠癌地理学和移民流行病学资料,表明大肠癌具有明显的地区分布性。

3.约有10%的大肠癌与遗传有关,均为常染色体显性遗传。腺瘤状息肉、结肠血吸虫病、重症溃疡性结肠炎、大肠癌家庭成员,均为大肠癌高危因素。

大肠癌多为单发癌,但约有5%为多发癌。大肠癌好发部位依次为直肠、乙状结肠、回盲部和升结肠。其组织学类型可分为腺癌(包括乳头状腺癌及管状腺癌)、黏液癌、印戒细胞癌、鳞状细胞癌、腺鳞癌、未分化癌及其他。其中腺癌最常见,约占80%。

(二)诊断

1.临床表现

大肠癌生长缓慢,早期多无症状。当癌肿体积增大或有继发病变,才出现症状,其症状与癌肿发生部位有关。

2.实验室检查

(1)大便隐血试验:仍是目前筛选大肠癌的常用方法。近年来用人血红蛋白制备抗血清作免疫隐血试验,能提高诊断率。

(2)常规检查:除贫血外无其他特殊发现。

(3)肠癌胚抗原(CEA):诊断价值不大。对监测大肠癌手术后复发有一定参考价值。

3.特殊检查

(1)直肠指诊:直肠内7~8cm的癌肿可被手指触及,统计资料显示78%的直肠癌位于7cm以下。

(2)直肠镜及结肠镜检查:是大肠癌最好的确诊方法,能直视病变以及同时做活组织检查。

(3)X线气钡双重对比造影:可清晰显示肠黏膜的肿物、溃疡及狭窄病变。漏诊率视肠道准备满意与否以及操作者的技术水平影响不同。与结肠镜检查互补可提高诊断率。

(4)B超及CT:对确定有无肝、肺、肾、盆腔、骨转移有诊断价值。直肠超声内镜检查可清晰显示肿块的大小和周围组织的情况。

(三)鉴别诊断

1.内痔

便血是直肠癌多发症状。常误诊为痔。应做直肠指诊及直肠镜检确诊。

2.肠炎与菌痢

直肠、乙状结肠癌出现脓血便伴里急后重者,应从发病季节,便中血多于脓、抗炎疗效不佳而且便隐血试验持续阳性,以及有慢性血吸虫病、溃疡性结肠炎等病史加以鉴别。

3.阑尾炎、结肠 Crohn 病

右下腹痛、腹部包块时需与阑尾炎、阑尾脓肿、Crohn病等鉴别;左半结肠及直肠癌需与阿米巴肉芽肿、血吸虫肉芽肿鉴别;女性患者结肠癌性肿块还应与卵巢肿瘤鉴别。

4.肠梗阻

大肠癌肿生长到一定体积时可发生肠梗阻,尤其好发于乙状结肠转弯处和回盲瓣等狭窄部位,常伴有鲜血便和排便习惯改变。确诊依据 X 线、肠镜检查加活检。

(四)治疗

1.手术治疗

手术切除病变是首选的治疗手段,其基本原则是进行肿瘤所在肠段及其相应的肠系膜和所属区域性淋巴结的切除。手术方式和范围的选择取决于肿瘤的部位和浸润范围。

2.非手术治疗

(1)经结肠镜治疗:结肠腺瘤、腺瘤癌变和黏膜内的早期癌可经结肠镜用高频电凝切除。若标本病理检查证实癌细胞累及腺瘤根部者,则需手术彻底根除癌组织。

(2)化学药物治疗:大肠癌对化学治疗一般不敏感,但对于已不能手术根治以及肿瘤术后复发或转移而又无法进一步手术切除的晚期患者,仍不失为主要的治疗手段。5-氟尿嘧啶目前应用最为广泛,有效率 20% 左右,多采用与丝裂霉素、阿霉素、甲环亚硝脲、四氢叶酸、甲氨蝶呤、长春新碱等药物选择几种联合应用,可提高疗效。

(3)放射治疗:结肠癌对放射治疗不敏感,多用于直肠癌有局部淋巴结转移,或肿瘤体积大,与盆腔器官粘连者,术前放疗可防止扩散,术后放疗与化疗合用减少复发,但有发生放射性直肠炎的可能。

第四节 肝脏疾病

一、慢性肝炎

(一)概念

慢性肝炎是由病毒、药物、酒精、自身免疫等多种原因引起的肝脏炎症,病程一般大于 6 个月。

(二)诊断

1.病因

(1)肝炎病毒:乙型肝炎病毒和丙型肝炎病毒是主要的病因,乙肝病毒携带者约 10% 发展为慢性肝炎,丙肝病毒携带者则有 8%～32% 发展为慢性肝炎。

(2)自身免疫:自身免疫紊乱时,血中可查到多种自身免疫抗体、高 γ 球蛋白血症、血沉加快等。多见于青年女性。

(3)酒精:长期大量饮酒,可导致酒精性慢性肝炎。

(4)药物:很多药物可引起慢性肝炎,如异烟肼、利福平、甲基多巴、双醋酚丁、磺胺类、醋氨酚、阿司匹林等。

(5)遗传性疾病:肝豆状核变性(Wilson 病)和 α_1-抗胰蛋白酶缺乏症等。

(6)其他:临床表现及病理学符合慢性肝炎,病因不明。

2.临床表现

轻度慢性肝炎症状较轻,乏力、食欲减退、厌油、肝区隐痛不适,可伴腹胀、恶心、腹泻等;肝脏大小正常或稍肿大、质软有轻度压痛,脾脏多无肿大。

中、重度慢性肝炎症状较重,多有中度黄疸、疲乏无力、纳差、恶心、呕吐、厌油、腹胀、肝区隐痛;常有黄疸、蜘蛛痣、肝掌、男性乳房发育、皮下出血,肝脏肿大、质地中等,有压痛和叩痛,大多有脾肿大,部分患者伴腹水。严重者可出现下肢水肿、出血倾向及肝性脑病。可伴有肝外表现如发热、关节炎、胸膜炎、皮肤病变、肾小球肾炎、闭经等。自身免疫性慢性肝炎全身及肝外表现更多见。

3.辅助检查

(1)血清生化指标:轻度者血清转氨酶轻、中度持续性或波动性增高,胆红素多正常或轻度升高,血清蛋白多无异常,血清抗体和免疫球蛋白多正常。中、重度者血清转氨酶、胆红素持续或反复升高,白蛋白合成减少,球蛋白升高,凝血酶原时间延长,CGT 和腺苷脱氨酶亦常增高,伴肝内淤胆时 ALP 增高,免疫球蛋白增高。

(2)病原学检查:病毒性慢性肝炎有相应病毒血清学标志阳性结果,自身免疫性慢性肝炎有多种自身抗体阳性,如抗核抗体(ANA)、抗平滑肌抗体(ASMA)、线粒体抗体(AMA)、肝细胞膜抗体(LSP 抗体和抗 LMA),但病毒性慢性肝炎偶尔可测到某些自身抗体低浓度升高。

(3)超声检查可供分度参考:轻度:肝脾无明显异常改变;中度:可见肝内回声增粗,肝脏和(或)脾脏轻度肿大,肝内管道(主要指肝静脉)走行多清晰,门静脉和脾静脉内径无增宽;重度:B 超检查可见肝内回声明显增粗,分布不均匀;肝表面欠光滑、边缘变钝;肝内管道走行欠清晰或轻度狭窄、扭曲;门静脉和脾静脉内径增宽;脾脏肿大;胆囊有时可见"双层征"。

(4)肝穿活检组织学检查:有助于确定病因、判断肝实质损害及炎症活动程度,估计预后和评价疗效。

4.诊断要点

按病因分类,如慢性病毒性肝炎(乙型、丙型),自身免疫性慢性肝炎,药物性慢性肝炎等;

按照病变程度分为轻、中、重 3 度

(1)轻度:临床症状、体征轻微或缺如,肝功能指标仅 1 或 2 项轻度异常;

(2)中度:症状、体征、实验室检查居于轻度和重度之间;

(3)重度:有明显或持续的肝炎症状,如乏力、纳差、腹胀、尿黄、便溏等,伴有肝病面容、肝掌、蜘蛛痣、脾大并排除其他原因,且无门脉高压症者。

并以组织学炎症坏死程度分级(G1~4 级),以肝纤维化程度分期(S1~4 期)。

(三)鉴别诊断

首先应作病因学鉴别(病毒性、自身免疫性、药物性、酒精性等),根据病史及实验室检查一般不难鉴别。此外,应与下列疾病鉴别:

1.隐匿性肝硬化

有乏力、纳差、肝区痛等病史,肝功能正常或轻度异常,鉴别有困难时须做肝活检或做腹腔镜检查。

2.非特异性反应性肝炎

系由全身性疾病所引起的肝非特异性炎症,临床和病理与慢性肝炎相似,通过了解原发病而鉴别。

3.肝炎后综合征

在急性病毒性肝炎恢复后患者仍有乏力、食欲不振、上腹不适等症状,但肝功能正常,肝活检亦无异常发现。

(四)治疗

1.病因治疗

(1)乙肝或丙肝病毒复制的病例,应行抗病毒治疗。抗病毒治疗的目的是:抑制病毒复制、减少传染性;改善肝功能;减轻肝组织病变;提高生活质量;减少或阻止肝硬化和原发性肝细胞癌的发生。但目前尚无特效药物。近年用于临床的抗肝炎病毒药物主要是干扰素和核苷类似物。α干扰素(IFNa)治疗慢性乙型肝炎 3～5MU/次,推荐剂量为 SMU/次。治疗开始时,每天用药一次,0.5～1 个月后改为每周 3 次,皮下或肌内注射,4～6 个月,部分患者有暂时疗效,可根据病情延长疗程至 1 年。干扰素治疗丙型肝炎,干扰素 3MU/次或组合干扰素 9～15μg/次,治疗第 1 个月,1 次/日,以后 3 次/周,治疗 4～6 个月,无效者停药;有效者可继续治疗至 12 个月。根据病情需要,可延长至 18 个月。治疗慢性乙型肝炎的核苷类似物有拉米夫定及单磷酸阿糖腺苷。拉米夫定有抑制 HBV 复制的作用,可使 HBV DNA 水平下降、ALT 复常和减轻症状,改善肝组织病变,但需要治疗至 HBeAg 血清转换,才能考虑停药。IFNa 与拉米夫定联合治疗可提高疗效。单磷酸阿糖腺苷也有抑制 HBV 复制及改善肝功能的作用。治疗慢性丙型肝炎可联合应用干扰素和三氮唑核苷(利巴韦林)。

(2)免疫抑制剂对自身免疫性慢性肝炎有良好作用。泼尼松龙开始每日剂量为 30mg,经 2～4 周治疗好转后每周减 5mg,直至维持量每日 10～15mg,至少需服 6～12 个月,必要时延长至 2 年以上。激素疗效欠佳者,可联用硫唑嘌呤每日 50mg。

(3)其他:药物所致者应停用相应药物并予以解毒剂;肝豆状核变性予以青霉胺、二巯基丁二钠、二巯基丁二酸、二巯基丙磺酸、依地酸钙钠等螯合剂和乙酸锌降低血铜。

2.一般治疗

慢性肝炎活动期应适当休息,病情好转后应注意动静结合,不宜过劳。宜进食高蛋白质、低脂肪、高维生素类食物,碳水化物摄取要适量,不可过多,以避免发生脂肪肝。恢复期要避免过食。绝对禁酒,不饮含有酒精的饮料、营养品及药物。

3.护肝治疗

可选用以下药物:①细胞代谢调节剂,如谷胱甘肽(泰特)、肌苷、辅酶 A、辅酶 Q_{10}、脱氧核糖核酸;②磷脂制剂,如易善力,口服每日 3 次,每次 1～2 粒;③多糖类:如猪苓多糖、云芝多糖;④甘草提取物:强力宁、甘利欣等;⑤疗尔健:含肝提取物抗毒成分和肉毒碱乳清酸盐,能促进肝细胞蛋白质和酶合成。

4.心理治疗

慢性肝炎患者在生活中需要面对各方面的压力,因而普遍有焦虑、抑郁等负性情绪倾向。临床医师在治疗躯体疾病的同时,应多注意改善患者的负性情绪,及时给予心理干预治疗,无疑将有助于患者病情的恢复。

5.随诊

慢性肝炎病程较长,肝炎病毒抗原阳性及肝功能损害者,应遵医嘱定期随访。慢性乙型病毒性或丙型病毒性肝炎可进展为肝硬化,并转化为肝癌,随访时注意监测病情变化。

二、肝性脑病

(一)概念

肝性脑病是由于肝功能严重受损和(或)门体分流导致的可逆性大脑功能紊乱,以一系列精神、神经系统症状为主要表现的综合征。肝性脑病可见于各种病因引起的肝硬化、重症肝炎、中毒性肝炎及药物性肝病、原发性肝癌、妊娠期急性脂肪肝、严重胆道感染及门体分流手术后。慢性肝性脑病的发生往往有诱因,主要包括:上消化道出血、大量利尿、放腹水、高蛋白饮食、电解质紊乱、镇静麻醉药、手术创伤、便秘和继发感染。

(二)诊断

1.肝性脑病的主要表现

包括行为失常、意识障碍甚至昏迷。

肝性脑病临床分为四期:Ⅰ期(前驱期):轻度性格改变和行为失常。可有扑翼样震颤,脑电图多正常。Ⅱ期(昏迷前期):睡眠倒错,定向力、理解力、计算力下降,可有幻觉。有扑翼样震颤,肌张力增高,腱反射亢进,病理征阳性,脑电图异常。Ⅲ期(昏睡期):昏睡但能唤醒,神经系统体征进一步加重,仍有扑翼样震颤和脑电图异常。Ⅳ期(昏迷期):意识丧失,呼之不应,呈浅昏迷甚至深昏迷。扑翼样震颤无法引出。

2.辅助检查

(1)肝病方面的异常:包括:ALT、AST、BIL、ALB 及 PT 的异常,影像学上肝脏形态改变、腹水、脾大及食管胃底静脉曲张。

(2)血氨:肝性脑病时可以伴有血氨的升高,但部分脑病患者血氨正常。血氨水平与病情轻重并不平行。

(3)脑电图异常:有利于早期发现肝性脑病。早期即可有脑电波的弥漫性减慢,呈 4～7 次/s 的 θ 节律。严重时,表现为 δ 波(1.5～3 次/s)。

3.诊断要点

肝性脑病的诊断包括:严重肝病或门体分流的基础,脑病的诱因,精神和意识障碍,结合神经系统体征、血氨水平及脑电图检查。

(三)鉴别诊断

1.引起昏迷的其他疾病

糖尿病、低血糖、急性二氧化碳潴留、尿毒症及水电解质紊乱等代谢性脑病,脑血管意外,中枢神经系统感染。

2.精神症状为主者,要与精神鉴别。

（四）治疗

1.消除诱因

包括上消化道出血的止血治疗,控制感染,纠正电解质紊乱,慎用镇静麻醉药。

2.减少肠内毒物的生成和吸收

(1)饮食:开始数日应禁蛋白质食物,每日热卡 30～40kcal/kg,以碳水化物为主,并补充足够的维生素和微量元素。意识清楚后逐步增加蛋白至 40～60g/d,以植物蛋白为佳。

(2)乳果糖:使肠腔内呈酸性,抑制氨的生成和吸收,且可轻泻。

(3)抑制肠道细菌:口服新霉素 2～4g/d,或灭滴灵 0.2g,每日 3 次。

(4)降氨治疗:精氨酸 20～25g/d,加入 1000m15％葡萄糖液静脉滴注。尤其适用于碱中毒时;谷氨酸钠和谷氨酸钾,每日 23～46g,碱中毒时慎用。

(5)假性神经递质拮抗剂:支链氨基酸 250mL,每日 1～2 次。

3.对症支持治疗

三、原发性肝癌

（一）概念

原发性肝癌包括肝细胞癌和肝内胆管细胞癌,前者占原发性肝癌的 90％,为我国常见恶性肿瘤之一。病因包括:慢性乙型肝炎病毒和丙型肝炎病毒感染,肝硬化,黄曲霉毒素等。

（二）诊断

1.临床表现

起病隐匿,早期无症状。中晚期可出现肝区疼痛,多呈持续性胀痛或钝痛;肝脏进行性肿大,质硬,表面凹凸不平;有黄疸,为肝细胞性或梗阻性;恶性肿瘤的全身性表现,如乏力、消瘦、发热,及转移癌表现,少数可有伴癌综合征,如低血糖、红细胞增多。肝癌的并发症主要有:肝性脑病,上消化道出血,肝癌结节破裂出血,继发感染。

2.辅助检查

(1)甲胎蛋白(AFP):

肝细胞癌 AFP 阳性率为 70％～90％;生殖腺胚胎瘤、少数转移癌(如胃癌)、妊娠、肝炎、肝硬化时,AFP 可有轻度升高。AFP 诊断肝细胞癌的标准为:①AFP 定量＞$500\mu g/L$ 持续 4 周;②AFP 有低滴度逐渐不降;③AFP＞$200\mu g/L$ 持续 8 周。

(2)影像学检查:BUS 可发现直径 2cm 以上的肿瘤,并了解肿瘤和血管及肝门的解剖关系,估计切除的可能性;CT 平扫时可见低密度影,增强扫描可见早期强化,延迟显像病灶密度低于周边组织,并可了解门脉系统是否受累;MRI 对肿瘤的边界和内部结构的显示优于 CT;血管造影可发现异常血管、动静脉短路和血管的受累情况。

(3)肝穿刺活检:可以确诊肝癌,必要时可剖腹探查。

3.诊断标准

(1)病理诊断:肝组织学检查证实为原发性肝癌;肝外组织学检查证实为肝细胞癌。

(2)临床诊断:若无其他肝癌证据,AFP 对流免疫电泳法阳性或放免法≥400ng/mL,持续

4周,并能排除妊娠、活动性肝病、生殖期胚胎源性肿瘤及转移性肝癌者。

影像学检查肝内有明确实质性占位性病变,能排除肝血管瘤和转移性肝癌,并具有下列条件之一者:

1)AFP≥200ng/mL;

2)典型的原发性肝癌的影像学表现;

3)无黄疸而 γ-GT、ALP 明显升高;

4)其他器官有明确转移病灶,或有癌性腹水或腹水中找到癌细胞;

5)明显的乙肝血清标志物阳性。

(三)鉴别诊断

肝占位性病变的鉴别包括:转移性肝癌及肝脏非癌性占位。转移性肝癌病情发展较慢,症状轻,AFP 正常,但关键在于病理检查和原发灶的证据;肝脏良性占位病变包括肝血管瘤、腺瘤、肝硬化再生结节、局灶性结节性增生和包虫病,肝脓肿在脓液尚稠厚、未形成液性暗区时诊断困难,超声、CT、MRI 及核素显像有帮助,但大部分确诊依靠病理检查。AFP 升高时,除妊娠及生殖胚胎肿瘤外,尤其要与活动性肝病(急性肝炎、慢活肝、肝硬化活动期)鉴别。肝病活动时 AFP 常短期升高,如 AFP 和 ALT 动态曲线平行或同步升高,或 ALT 持续增高至正常数倍,提示活动性肝病可能性大;二者曲线分离,AFP 升高而 ALT 正常或由高降低,应考虑原发性肝癌。

(四)治疗

1.手术治疗

如有可能,外科切除手术治疗仍是主要手段。

2.肝动脉栓塞化疗(TAE)

是目前非手术治疗的首选方法。碘化油可以栓塞 0.05mm 口径的血管,甚至填塞肝血窦,与化疗药物合用,可将其带入肿瘤内发挥持久作用。

3.经皮穿刺酒精注射

使用无水酒精使肿瘤变性,凝固性坏死,对小肝癌可能达到根治。

4.其他

肝癌对放疗、化疗均不甚敏感。可同时采用生物、免疫疗法及中医中药等综合治疗。

四、肝囊肿

(一)概念

肝囊肿指肝内出现单发或多发的囊性病变,分为寄生虫性和非寄生虫性,前者以肝包虫囊肿多见,后者又分为先天性、炎症性、创伤性和肿瘤性囊肿,其中以先天性囊肿最多见,常伴有多囊肾等其他器官的囊性病变。通常所指的肝囊肿为先天性,亦称真性肝囊肿;炎症性、创伤性肿瘤性肝囊肿统称为假性肝囊肿。先天性肝囊肿的起源与胚胎发育中胆管形成失常有关,一般认为是迷走胆管来源的潴留性囊肿,或肝内小胆管闭塞,远端逐渐呈囊性扩张而成,或局部淋巴管因炎症性上皮增生阻塞,导致管腔内分泌物排出不畅所致。孤立性肝囊肿以肝右叶多见,数毫米至几十厘米不等,囊壁由致密结缔组织组成,内覆一层胆管柱状上皮,囊液清亮,囊肿可与胆管相通而混有胆汁,若囊内出血可呈咖啡色。囊肿周围肝组织因长期受压可发生变性萎缩。肝囊肿可并发囊内出血、细菌感染、囊肿破裂致急性腹膜炎等极少数发生囊壁恶变。

(二)诊断

1.临床表现

肝囊肿生长缓慢,大多数无症状,在影像学检查时偶被发现。部分患者随着肝囊肿的增大可出现邻近脏器受压的症状,如上腹不适、肝区隐痛、腹胀、纳差、恶心、呕吐,甚至黄疸、腹水。腹痛多为钝痛,可能与囊内出血有关。囊肿破裂时,可有剧烈腹痛。继发感染和穿孔时,可出现发热及急腹症。体检时少数可发现右上腹肿块,随呼吸上下移动,表面光滑,有囊性感,无明显压痛。

2.辅助检查

B超可检出直径大于 0.8cm 的肝囊肿,声像图表现为一个或多个孤立圆形或椭圆形的无回声暗区,囊壁薄,边缘光滑整齐,与周围肝组织界限清楚。彩色多普勒检查囊内及囊壁上一般无血流信号。CT 和 MRI 表现为单个或多个边缘光滑类圆形的低密度影,静脉注射造影剂后囊腔内无增强表现。肝功能试验多正常,胆道受压时可出现血清胆红素、ALP、AIT 升高。

(三)鉴别诊断

1.肝包虫囊肿

多有疫区居住史,包虫皮内试验阳性超声检查可见典型的大囊内有小囊的征象。

2.多囊肝

遗传性疾病,多有家族史,合并有肾囊肿及其他器官囊肿。

3.肝脓肿

可有发热、寒战等感染的表现,肝区明显叩痛,脓肿尚未液化时 B 超检查表现为密集的点状低回声,可呈"蜂窝状",完全液化后声像图表现与肝囊肿相似,但肝脓肿内可有漂浮物。

4.巨大肝癌中心液化

大的巨块型肝癌中心液化后可以呈低回声,但低回声区内壁多不规则,而肝囊肿内壁光滑完整。

(四)治疗

1.直径小于 5cm 的肝囊肿无症状时不需治疗,但患者一定要做定期检查。

2.对于大于 5cm 的肝囊肿多采取超声引导下穿刺抽液注入无水乙醇凝固治疗。单纯穿刺抽液仅能暂缓压迫症状,仍可复发,穿刺抽液后注射无水酒精可以使囊壁柱状上皮失去分泌功能,硬化闭合。该疗法创伤轻微,不易复发,为多数患者接受。

3.对于囊肿破裂、反复继发感染、出血、扭转及生长迅速疑有恶变者应及早手术治疗。

五、肝脓肿

肝脓肿指肝脏的局限性化脓性炎症,特征为组织发生坏死溶解,形成充满脓液的腔,通常由细菌、寄生虫或真菌引起。

（一）细菌性肝脓肿

1.概念

细菌性肝脓肿是由细菌感染所致的肝脏局灶性化脓性病变。全身性细菌感染,特别是腹腔内感染时,细菌侵入肝脏,如果患者抵抗力弱,可发生肝脓肿。

细菌可以下列途径进入肝脏:

(1)胆道:胆道蛔虫病、胆管结石、胆管癌、狭窄等并发化脓性胆管炎时,细菌沿着胆管上行,是引起细菌性肝脓肿的主要原因。

(2)肝动脉:体内任何部位的化脓性病变,如骨髓炎、中耳炎、痈等,特别在发生脓毒血症时,细菌可经肝动脉进入肝脏。

(3)门静脉:胃肠道的化脓性疾病,如阑尾炎、憩室炎、菌痢等,可经门静脉引起脓肿。

(4)肝脏邻近脏器的化脓灶,如胆囊积脓、溃疡穿孔、膈下脓肿等,可直接侵入肝脏,引起肝脓肿。

(5)肝外伤:特别是肝的贯通伤或闭合伤后肝内血肿的感染而形成脓肿。

(6)肝活检穿刺、肝囊肿、肝癌等均可继发感染形成肝脓肿。

(7)另有15%的患者原因不明,称为隐源性肝脓肿。

细菌性肝脓肿常为多种细菌的混合感染,主要为厌氧菌,其次为大肠杆菌,金黄色葡萄球菌、绿脓杆菌等。单发性肝脓肿脓腔有时可以很大,多发性肝脓肿的直径则可在数毫米至数厘米之间,数个脓肿也可融合成一个大脓肿。

2.诊断

(1)临床表现:多急性起病,寒战、高热,呈稽留热或弛张热,全身情况衰竭。大多数患者有肝区疼痛,向肩部放射,伴有肝肿大、肝区压痛和叩痛。也可出现右胸腔积液。脓肿可穿破至膈下、胸腔和腹腔。

(2)辅助检查:血常规检查白细胞总数和中性粒细胞计数增高,可有贫血及血沉增快。肝功检查部分患者可有碱性磷酸酶、转肽酶、转氨酶、胆红素增高,重者可有低蛋白血症。X线胸部透视:右叶脓肿可见右膈肌升高,运动受限;肝影增大或局限性隆起;有时伴有反应性胸膜腔积液。左叶脓肿,X线钡餐检查常有胃小弯受压,推移征象。腹部B超无创伤、可重复,对诊断肝脓肿有很大价值。早期的病变可以是不规则的无回声、低回声、等回声,内可有分隔,周围有声晕,有时不易与肿瘤鉴别。B超引导下穿刺可抽出脓液,涂片镜检及培养可明确诊断,并对抗生素的选择有指导意义。腹部CT检查较B超敏感,但形态学表现多样化,没有特征性。早期表现为边缘不规则、分界不清、密度不均的实质性肿块影,典型病变呈均匀一致圆形、卵圆形低密度囊肿影,增强扫描可见脓肿边缘性强化。

3.鉴别诊断

原因不明的发热,临床上有感染征象,伴肝区疼痛或不适者疑似本病,B超或CT检查发现肝内液性暗区可初步诊断,确诊需在B超或CT引导下经皮肝穿刺抽液检查并做细菌培养。本病应与下列疾病鉴别。

(1)阿米巴肝脓肿:有阿米巴肠病史,起病相对较慢,毒血症状较轻,脓液呈巧克力色,其中可找到滋养体,且血清学检查阳性。

（2）右膈下脓肿：多继发于化脓性腹膜炎或上腹部大手术后。全身反应如寒战、发热等，局部体征常不如肝脓肿严重，但右肩部牵涉性痛较著，深吸气时尤重。X线检查右膈下常有气液面出现，右侧横膈升高，膈肌运动受限。

（3）原发性肝癌：巨块型肝癌中心液化坏死，继发感染时与本病表现相近，但前者一般状况较差，肝肿大，表面不平，有结节感或可触及较硬的包块，血清甲胎蛋白及穿刺病理学检查有鉴别意义。

（4）肝内胆管结石合并感染：临床表现近似，有肝区或剑下持续性钝痛伴有间歇性发热，可有黄疸和肝区叩痛，肝肿大及触痛部明显。B超、CT、ERCP、MRCP检查有助于诊断。

4.治疗

（1）全身支持疗法：给予充分营养，纠正水和电解质及酸碱平衡失调，必要时少量多次输血和血浆以增强机体抵抗力。

（2）抗生素治疗：原则是早期、足量、联合治疗，以避免细菌耐药及复发。在未确定病原菌之前，可参考原发疾病及感染途径，针对常见病原菌选择适当的药物，并根据细菌培养和药敏试验结果及时调整。

（3）穿刺引流：可根据脓肿的位置、大小、数量选择穿刺方式。B超或CT引导下穿刺是最常用的方法。

（4）手术治疗

适应证：穿刺引流失败或无效者；巨大脓肿或多房性脓肿；病程长的慢性局限性厚壁脓肿；与腹腔其他脏器感染有关需手术治疗者。

（二）阿米巴性肝脓肿

1.概念

阿米巴肝脓肿是肠阿米巴病最多见的并发症。阿米巴滋养体由肠系膜上静脉经门脉系统到达肝脏，引起肝实质灶性坏死并融合，形成一个或多个肝内脓肿。也可由邻近肠阿米巴病变直接蔓延，或经淋巴管进入肝内。脓肿多为单发，以肝右叶多见。

2.临床表现

起病缓慢，发热多呈不规则或弛张热，常伴有寒战、肝区痛，常伴有肝肿大、压痛，可有局部凹陷性水肿。部分可出现反应性胸膜炎及右侧胸腔积液。可伴有食欲不振、腹胀、恶心、呕吐等症状，病程长者出现全身消耗症状，如消瘦、贫血。

血常规检查白细胞升高，常有贫血、血沉增快。ALT可有升高。粪便检查可发现阿米巴滋养体。血清血抗体检测有助于诊断。X线检查可见右侧膈肌抬高，活动受限。B超早期病灶呈高回声区，形成脓肿后呈低回声区。CT可见环形低密度区，增强后脓腔壁呈环形增强。肝穿刺脓液呈巧克力色，无臭，有时可找到阿米巴滋养体。继发细菌感染时脓液呈黄白色或黄绿色，有臭味，应作细菌培养。

3.诊断

根据阿米巴流行病学史、临床有发热，右上腹痛、肝肿大伴压痛及肝脏影像学（B超、X线、CT）的线索。

4.鉴别诊断

（1）细菌性肝脓肿：可以表现为发热、肝区痛及肝肿大，常先有胆道、阑尾等化脓性疾病史，发病急骤而重,常伴明显脓毒症状,白细胞计数尤其中性粒细胞显著增高,超声显示不少为多发性脓肿,穿刺所得脓液常呈黄白色、有臭味,涂片或培养有菌,抗生素治疗有效。常有转移性脓肿出现,用抗阿米巴治疗无效。但与继发细菌感染的阿米巴肝脓肿很难鉴别。

(2)肝囊肿:肝囊肿并发感染者以往有肝囊肿病史。超声显像与穿刺所得脓液的特征有助鉴别。

(3)肝包虫囊肿:通常亦不难鉴别,但遇包虫囊肿合并感染者须仔细鉴别。疫区居住史与包虫皮试阳性为肝包虫囊肿的两个特征。

(4)原发性肝癌:在合并癌中心坏死液化伴癌热者宜细心鉴别,尤其是阿米巴肝脓肿尚未十分成熟,即未完全液化者,很难鉴别。在此类伴未完全液化病灶的对象,肝穿刺宜谨慎。但结合肝炎、肝硬化与乙型肝炎病毒感染背景。AFP阳性,超声显像示占位性病变周围有晕圈等,鉴别尚有可能。有时需短期随访观察其动态变化。

5.治疗

(1)一般治疗:对症支持治疗,纠正水、电解质、酸碱平衡紊乱,改善营养状况。

(2)抗阿米巴药物:多种抗阿米巴药物交替使用可增加疗效,但不宜同时应用两种药物,以免增加毒性作用。甲硝唑,0.6~0.8g,口服,每日3次,20天为一疗程;氯喹,0.5g,每日2次,2天后改为0.25g,每日2次。3~4周为一疗程;吐根素(依米丁),1mg/(kg·d)(最大剂量≤60mg/d)肌注,6~10天一疗程。本药对心脏有毒性作用。

(3)穿刺抽脓:对于脓肿较大,药物治疗5~7天后效果不佳,合并细菌感染、有穿破可能者,可在B超引导下穿刺引流,每隔2~5天重复一次或放置引流管持续引流。脓腔可用生理盐水及抗阿米巴药物冲洗。

(4)手术治疗:适用于:①经抗阿米巴和引流治疗无效者;②脓肿位于左肝或位置深不宜穿刺者;③脓肿穿破入腹腔者;④脓肿穿破入胸腔或心包,内科治疗无效或已有缩窄性心包炎或支气管瘘者;⑤多发性脓肿伴呼吸困难治疗效果不满意者。

六、肝血管瘤

(一)概念

肝血管瘤是肝脏最常见的良性肿瘤,是肝内血管先天性发育异常形成的瘤样病变。属于血管错构瘤,由于内部存在许多血窦及分隔,组织形态呈松软的海绵状,故又称为海绵状血管瘤。可发生于任何年龄,以30~50岁女性多见,男女比例1:5。肝左右叶受累相差不大,肿瘤大小、单发与多发不一,多发者占5%~15%。

(二)诊断

1.临床表现

大多数患者无明显症状,多于影像学检查时发现。部分患者可出现一些非特异性症状,如上腹部钝痛、餐后饱胀、恶心、呕吐,极少数有梗阻性黄疸。约5%的血管瘤可出现瘤内出血重者可引起休克。大于15cm的血管瘤可伴有低血小板及低纤维蛋白原血症,可能与瘤内血栓形成,消耗凝血因子有关。体检多无明显阳性体征,肿块较大时可触及囊性包块,并可闻及血管杂音。肝功能试验多正常。

2.辅助检查

(1)超声检查:多数表现为边界清晰的强回声,且内部回声均匀,也可呈低回声、等回声或混合回声,如有钙化可见强回声后伴声影。由于血管瘤内血流极为缓慢,彩色多普勒检查常监测不到信号。应用声学造影剂造影可提高对病变血流的检出率,造影后肿块内的血流信号主要为静脉血流或以静脉血流为主的混合血流,且位于肿块的周边,而肝癌肿块内血流位于肿块的中央和周边,既有动脉血也有静脉血,对鉴别血管瘤和肝癌有一定帮助。

(2)腹部CT:CT平扫表现为低密度,且密度均匀,大的血管瘤中央可见更低密度区,瘤内偶见钙化,呈圆形或不定形强回声,病灶边缘通常清晰光滑。增强扫描表现为早期病灶边缘高密度强化随后增强区进行性向中心扩展,延迟扫描病灶呈等密度充填,显示"快进慢出"的表现。直径小于3cm的血管瘤增强扫描表现较为复杂,可有以下表现:病灶早期呈高密度强化,也有的病灶强化不显著,低于正常组织,延迟扫描病灶均呈等密度充填。个别病灶始终无强化延迟扫描也无充填,此类血管瘤管壁很厚,管腔狭小。造影剂难以进入。

(3)放射性核素显像:用^{99m}Tc-RBC有血流的地方即可显像,血流丰富或者淤滞者出现放射性浓聚。

(4)腹部MRI:最小能识别5mm的病灶,在T_1加权像上血管瘤呈均匀低信号,边缘清楚;在T_2加权像上瘤体呈明显高信号,表现为"灯泡征"。血管瘤瘤体内血液是从边缘向中心缓慢流动,故增强扫描表现为边缘结节样强化并逐渐向中心推进,直至完全强化,可与其他实质性病变鉴别。

(5)肝动脉造影:有创性检查,对血管瘤的敏感性及特异性均高,早期注药后2~3s病灶周围即有染色,造影剂清除缓慢,可充盈18s以上,造影剂的这种快进慢出的现象是血管瘤的典型特征,称之为"早出晚归征"。

(三)治疗

肝脏海绵状血管瘤的治疗取决于肿瘤的大小、生长速度、部位、临床症状。瘤体直径小于5cm,无临床症状且生长于肝实质内的无需特殊处理,定期复查即可。直径大于5cm者应进行有效治疗。

1.外科手术

肿瘤直径大于5cm,诊断上难与肝癌鉴别者,体积较大、靠近被膜可疑破裂出血者均为手术指征。由于本病妊娠期生长加快,分娩时易破裂大出血,对青年女性较大的血管瘤应积极手术治疗。

2.肝动脉栓塞治疗

栓塞剂和硬化剂经肝动脉进入瘤体后填充并滞留于其中,起到永久性栓塞的作用。同时可造成血管内皮和血管周围组织坏死,血液有形成分崩解淤积,致使肿瘤内血窦广泛性阻塞和主要供血动脉血栓形成,最终达到瘤体缩小或瘤腔闭塞。适于有症状的肝海绵状血管瘤或瘤体生长过大过快、直径超过3cm不能耐受或不愿手术者。并发症常见有上腹疼痛、恶心、呕吐、发热、肝功能一过性损害等现象,主要由栓塞剂的刺激和坏死组织吸收,肝局部缺血所致,称为栓塞后综合征。

3.超声引导下介入治疗

超声引导下微波和射频治疗可使瘤体局部升温,将肝细胞和血管神经等组织凝固,达到治愈目的。也可用超声引导下瘤体内注射硬化剂,使瘤体内血管收缩,内皮细胞破坏和血管壁变性,局部缺血坏死、血栓形成,瘤体纤维化,缩小。

七、药物性肝病

(一)概念

药物性肝病是指在疾病防治或计划生育等过程中,因所使用的药物本身或其代谢产物引起的肝脏损害。表现为肝细胞坏死、炎症反应、胆汁淤积、脂肪沉积或纤维化等。药物性肝病约占所有药物反应病例的 $10\%\sim15\%$,仅次于药物黏膜损害和药物热。

引起肝损害的药物可分为两类:一类为可预测的肝损伤,其损伤程度与药物剂量有关,由药物本身引起肝损伤(直接损害),如甲氨蝶呤等,或药物干扰肝细胞正常代谢的某个环节(间接损害),如四环素、利福平、甲睾酮等。另一类为不可预测的肝损害,系因患者特异体质或对某种药物过敏所致,其肝损害程度与用药量无关,如氯丙嗪、磺胺、甲基多巴、对氨基水杨酸等。

(二)诊断

1.临床表现

用药后 $1\sim4$ 周(少数潜伏期可更长)出现肝细胞损害和(或)胆汁淤积表现,如乏力、纳差、恶心、呕吐、腹胀等。常有肝脏肿大及压痛,黄疸见于胆汁淤积及肝细胞受损明显者。病初可有发热、皮疹、瘙痒、过敏表现。部分患者出现关节炎、皮损、肾炎或其他肝外脏器受损表现。如诊断治疗及时,预后良好。

2.辅助检查

血清胆红素不同程度升高,血清转氨酶升高,重者凝血酶原时间延长。部分患者外周血嗜酸性细胞增多。病毒性肝炎血清学标记阴性。过敏型患者部分出现巨噬细胞移动抑制试验或淋巴细胞转化试验阳性。

(三)鉴别诊断

本病首先应与中毒性肝病鉴别,后者是指各种毒物所造成的肝损害,通过详细询问病史可鉴别,此外尚应与病毒性肝炎、全身细菌感染、胆系疾病(如术后肝内胆汁淤积、胆管损伤等)等鉴别。

(四)治疗

1.立即停用有关药物或可疑损肝药物。

2.注意休息,高热量高蛋白饮食,补充维生素,维持水、电解质平衡及护肝治疗。对过敏、胆汁淤积严重者,可用肾上腺皮质激素。

第四章 血液系统疾病

第一节 贫血

一、概述

(一)定义

贫血是一种常见的临床表现,严格地说,它不是具体的疾病,而是各种疾病的症状之一。循环血液中红细胞总容量低于正常下限称为贫血。临床工作中用循环血液单位体积的血红蛋白、红细胞计数和红细胞比容来代表红细胞总容量。

(二)病因和发病机制分类

1.红细胞生成减少

(1)造血原料缺乏:铁、叶酸、维生素 B_{12} 等。

(2)造血干细胞生成和分化异常:再生障碍性贫血、纯红细胞再生障碍性贫血、骨髓增生异常综合征等。

(3)骨髓被异常组织浸润和红细胞生成素分泌相对不足:恶性肿瘤、慢性肾脏疾病、慢性感染和炎症、内分泌疾病等。

2.红细胞破坏过多

(1)红细胞内在缺陷:遗传性球形红细胞增多症、地中海贫血、阵发性睡眠性血红蛋白尿等。

(2)红细胞外部因素:自身免疫性溶血性贫血等。

3.失血

(1)急性失血。

(2)慢性失血。

(三)临床表现

贫血临床表现取决于贫血的病因、严重程度、发生的快慢和其他基础疾病的有无如心肺疾病。如果贫血发生缓慢,严重贫血也可以很好代偿。如果血红蛋白<70/L,可以出现组织缺氧症状(如乏力、头痛、头晕、憋气、心绞痛等)。

1.一般表现

乏力、皮肤黏膜苍白。

2.神经系统

头晕、头痛、耳鸣、视觉障碍,严重者可晕厥,维生素 B_{12} 缺乏者可有肢体麻木、感觉障碍。

3.呼吸循环系统

心悸、气短、心动过速、脉压增加,部分出现心尖区收缩期吹风样杂音,双下肢水肿,心电图缺血性改变。

4.消化系统

食欲减退、腹胀、腹泻和便秘。维生素 B_{12} 缺乏可出现舌乳头萎缩、镜面舌或牛肉样舌。黄疸及脾大多见于溶血性贫血。

5.其他

皮肤干燥、毛发枯干等。

(四)实验室检查

1.全血常规十网织红细胞

2.白细胞分类

3.尿常规、便常规

4.血液生化(肝功、肾功、血糖等)

5.血清铁、铁蛋白、叶酸、维生素 B_{12}

6.血清免疫球蛋白

7.各种溶血检查

Coombs 试验,CD_{55},CD_{59},Ham 试验、糖水试验、尿含铁血黄素(Rous)试验,红细胞渗透脆性试验,血红蛋白电泳或高铁血红蛋白还原试验等。

8.骨髓穿刺±活检

(五)诊断和鉴别诊断

贫血的诊断包括贫血的程度、类型和病因。应从下述三方面着手。

1.详问病史

重点在化学物接触史、慢性病史、饮食和营养状况、月经史和家族史。

2.体格检查

注意皮肤、巩膜有无黄染,淋巴结、肝脾是否肿大,指甲和舌苔情况等。

3.实验室检查

见上。

(六)治疗原则

1.病因治疗

2.药物治疗

3.输血

4.其他治疗

脾切除、造血干细胞移植等。

二、缺铁性贫血

(一)定义

缺铁性贫血是体内长期铁负平衡的最终结果。铁缺乏早期表现为贮存铁耗尽,继之为缺铁性红细胞生成,最后为缺铁性贫血。缺铁性贫血是最常见的贫血。育龄妇女和婴幼儿发病率高,发病率在 20% 以上。

(二)病因

1.铁丢失过多

如消化道、泌尿道、生殖道(包括月经)、呼吸道疾病引起的失血及献血。

2.铁摄入减少

饮食中可利用的生物铁不足。

3.吸收不良

肠吸收障碍、胃部手术后、幽门螺杆菌感染。

4.需求增加

生长需求、妊娠和哺乳。

(三)临床表现

1.贫血的表现

乏力、心悸、气短、头晕、头痛和耳鸣等。血红蛋白水平与临床症状严重程度之间不完全相关。

2.组织缺铁表现

头痛、烦躁、异食癖、反甲、青色巩膜、舌炎、口角炎、唇炎、吞咽困难、皮肤干燥、毛发枯黄、生长发育迟缓和抗感染能力下降等。

3.体征

皮肤黏膜苍白等。

(四)实验室检查

1.血常规

典型缺铁性贫血呈小细胞低色素性贫血,$MCV < 80fL$,$MCH < 26pg$,血小板可轻度增多,白细胞数正常,网织红细胞大都正常。血涂片红细胞中心淡染区扩大。

2.骨髓象

骨髓涂片呈增生活跃,幼红细胞轻度或中度增生,骨髓铁染色示内外铁均减少,是诊断缺铁最确切的试验,可以诊断早期缺铁。

3.铁代谢检查

血清铁下降、总铁结合力增加(在很多情况下有波动,不可靠)、铁饱和度下降、铁蛋白下降。

4.血清运铁蛋白受体(sTfR)

测定不受炎症、肝病和妊娠等因素影响,可较正确反应缺铁,其灵敏度和特异度均优于铁蛋白。一般 sTfR 大于 26.5nmol/L 可诊断缺铁。

5.其他

对老年患者或缺铁病因不明者,建议全面检查以除外恶性疾患。

(五)诊断和鉴别诊断

根据贫血的表现、组织缺铁的表现、血红蛋白降低、MCV 降低、血涂片示小细胞低色素性红细胞、血清铁(SI)减少、总铁结合力(TIBC)升高、不饱和铁结合力(UIBC)升高、转铁蛋白饱和度(TS)下降、血清铁蛋白(SF)减少,特别是骨髓铁减少,诊断并不困难。更重要的是追查病因。$TIBC=UIBC+SI,TS=SI\div TIBC\times 100\%$。

(六)治疗

1.病因治疗

2.口服铁剂

是首选方法。一般选用二价铁。常用的有琥珀酸亚铁(速力菲),100mg,100mg tid;富马酸亚铁(富血铁),200mg tid;硫酸亚铁控释片(福乃得),0.5g qd。上述药物可能引起胃肠道反应如恶心、腹痛、腹泻、便秘等,此时可与食物一起服用。也可选择多糖铁复合物(力蜚能),150~300mg qd,胃肠道反应少。

3.注射铁剂

(1)适应证:肠吸收不良、连续失血或不能耐受口服铁剂。

(2)药物:右旋糖酐铁:首次 50mg,以后 100mg 深部肌注,qod;右旋糖酐铁(科莫非)100~200mg 加至 100mL 生理盐水中缓慢静滴。初次先给予 25mg 左右,如 60min 无不良反应,再给予剩余的剂量。每周 2~3 次给药。蔗糖铁注射液(维乐福):100~200mg 加至 100mL 的生理盐水中缓慢静滴。首次使用同科莫非。

(3)所需注射用铁总量:可按下列公式计算:铁的总剂量(mg)=(150−患者血红蛋白 g/L)×患者体重×0.33。

(4)治疗反应:铁剂治疗一般 7 天左右网织红细胞达高峰,血红蛋白 2 周上升,升至正常需 1~2 个月。如血红蛋白恢复不满意,应寻找原因。静脉补铁血红蛋白上升的速度不比口服补铁快。

三、巨幼细胞性贫血

(一)定义

巨幼细胞性贫血是由于 DNA 合成障碍所引起的贫血,特点为大细胞高色素性贫血。骨髓全血细胞均可受影响,其他生长代谢旺盛的细胞也可受影响,如上皮细胞和神经细胞等。

(二)病因

1.叶酸缺乏

常见病因:①摄入减少(常见于酗酒);②吸收障碍;③利用增加(溶血、妊娠);④代谢受干扰(药物如乙醇、三甲氧苄二氨嘧啶、甲氨蝶呤、柳氮磺胺吡啶、口服避孕药和抗惊厥药)。

2.维生素 B_{12} 缺乏

常见病因:①摄入减少(素食);②吸收障碍(内因子缺乏所致的恶性贫血、胃全切或部分切除、近端肠疾病、盲襻细菌过度生长、慢性胰腺炎、回肠炎或回肠切除、肠道寄生虫等)。

3.药物性

各种细胞毒药物等。

4.遗传性

(三)临床表现

1.贫血

发展缓慢,表现为中到重度贫血。除贫血的症状外,尚可出现轻度黄疸。虽可出现全血细胞减少,但感染和出血症状少见。

2.胃肠道症状

食欲减退、腹胀、腹泻、舌质红、舌乳头萎缩、舌表面光滑(牛肉舌)伴疼痛。

3.神经系统症状

B_{12}缺乏者可出现周围神经炎表现,如手足对称性麻木、感觉障碍、行走困难。重者可出现脊髓后侧束联合变性或脑神经受损。叶酸缺乏者不引起神经系统症状。

(四)实验室检查

1.血象

大细胞高色素性贫血,$MCV > 100fl$,$MCH > 32pg$,网织红细胞正常或稍高,中性粒细胞分叶过多,出现5叶以上的中性粒细胞,超过5%。重症病例常呈全血细胞减少,网织红细胞减少。

2.骨髓象

增生活跃,以红系为著,但各系细胞均可见到巨幼变,细胞体积增大,核发育明显落后于胞浆。经叶酸和维生素B_{12}治疗后,细胞的巨幼变能很快改善。骨髓活检有助于排除骨髓增生异常综合征和造血系统肿瘤。

3.其他检查

(1)血清叶酸和维生素B_{12}:水平均下降。红细胞叶酸水平降低更能准确反应叶酸贮存下降,特别是在叶酸治疗后或营养状态被改善后检测。

(2)血清乳酸脱氢酶和间接胆红素:升高,反映红系无效造血和红细胞过早破坏。

(3)甲基丙二酸(MMA)和高半胱氨酸(HC):当维生素B_{12}和叶酸水平不定时是有用的。维生素B_{12}缺乏MMA和HC升高,叶酸缺乏只有HC升高。

(4)Schilling试验:对维生素B_{12}缺乏所致的恶性贫血有用。

(5)内因子抗体:对恶性贫血的诊断是特异的。

(6)甲状腺功能检查:恶性贫血常与自身免疫性甲状腺疾病有关。

(五)诊断和鉴别诊

结合病史、临床表现、大细胞高色素性贫血、中性粒细胞分叶过多、骨髓呈典型的巨幼变可以明确诊断。此外,尚需根据实验室检查结果明确是哪一种因素导致的巨幼细胞性贫血。需鉴别诊断的疾病有:①骨髓增生异常综合征;②急性红白血病;③肝脏疾患;④甲状腺功能减退;⑤妊娠。

（六）治疗

1.病因治疗

2.补充叶酸和维生素 B_{12}

（1）叶酸：5～10mg，tid。胃肠道吸收障碍者也可肌注亚叶酸钙 5～10mg/d。一般要治疗 2 个月，不同病因治疗时间不完全相同。

（2）维生素 B_{12}：肌注 1mg/d(1 周)，然后 1mg/周(1～2 个月)，直到血象恢复正常。对于有神经系统表现者，每 2 周 1mg，治疗 6 个月。对于恶性贫血和胃大部切除患者，每月 1mg，终身治疗。不能肌注的患者如血友病和饮食缺乏维生素 B_{12} 的患者可以口服，常用的有腺苷钴胺片、甲钴胺片和甲钴胺胶囊，用量 $500\mu g$，tid。

（3）治疗反应

用药后网织红细胞 1 周内开始上升，5～8 天达高峰，2 周后降至正常，6～8 周后贫血被纠正。神经系统和消化系统症状常在用药后迅速改善。严重患者在补充治疗后贫血恢复的过程中，大量血钾进入新生成的细胞内，会突然出现低钾血症，需及时监测和补钾。

四、再生障碍性贫血

（一）定义

再生障碍性贫血(简称再障，AA)是一组由免疫介导的造血干细胞异常引起的获得性骨髓造血功能衰竭，通常表现为全血细胞减少。大多数为特发性，约 20% 与药物或化学物质有关。

（二）临床表现

主要为贫血、出血和感染。

（三）实验室检查

1.血象

通常为全血细胞减少。贫血多为正细胞正色素性贫血，网织红细胞绝对值减少，中性粒细胞绝对值减少，淋巴细胞比例相对增多。

2.骨髓象

骨髓增生低下，三系造血细胞明显减少，非造血细胞(包括淋巴细胞、浆细胞、肥大细胞、网状细胞)增多(比例>50%)。骨髓活检造血细胞成分明显减少，脂肪组织明显增加。有时与低增生性骨髓增生异常综合征和阵发性睡眠性血红蛋白尿难以区别。

3.骨髓细胞培养

CFU-GM，CFU-E，BFU-E，CFU-Meg 的集落形成均明显减少。

4.T 细胞亚群

CD_4、CD_4/CD_8 下降。

5.骨髓磁共振(MRI)

造血组织呈低密度，而脂肪组织呈透亮。

（四）诊断和鉴别诊断

1.国内诊断标准

（1）全血细胞减少,网织红细胞减少,淋巴细胞相对增多。

（2）骨髓至少1个部位增生减低或重度减低（如增生活跃,须有巨核细胞明显减少及淋巴细胞相对增多）,骨髓小粒非造血细胞增多（有条件者做骨髓活检,显示造血组织减少,脂肪组织增加）。

（3）能除外引起全血细胞减少的其他疾病,如阵发性睡眠性血红蛋白尿症、骨髓增生异常综合征（MDS）、自身抗体介导的全血细胞减少、急性造血功能停滞、骨髓纤维化、急性白血病,恶性组织细胞病等。

根据上述标准诊断为再障后,可再进一步分为急性AA和慢性AA。

2.国外诊断标准

将再障分为重症AA和中度AA。

（五）治疗

1.支持治疗

停用可疑药物,纠正加重因素。输注红细胞应保持最低量。血红蛋白$<60g/L$、有明显贫血症状者,输悬浮红细胞。血小板$<10\times10^9/L$或有严重出血者,输浓缩血小板。当考虑做移植时,应避免输注家族成员的血制品。可给予预防性口服非吸收抗生素减少肠道细菌。复方新诺明或喹诺酮类抗生素也有效。发热或有感染征象的患者,应给予广谱抗生素治疗。

2.免疫抑制剂

不做移植的患者,可给予抗胸腺细胞球蛋白（ATC）、环孢霉素A（CsA）和糖皮质激素治疗。ATG马制剂剂量为$10\sim15mg/(kg\cdot d)$,兔制剂$3\sim5mg(kg\cdot d)$,共5天。同时给予泼尼松$1mg/(kg\cdot d)$（1～15天）,第16天开始减量,第30天停用。第31天开始加用CsA,常用剂量为$5mg/(kg\cdot d)$,此剂量至少$6\sim12$个月,然后缓慢减量（$<10\%/$月）,至少治疗2～3年。6个月反应率$60\%\sim70\%$。长期生存率63%,但<20岁者38%。

3.干细胞移植（SCT）

适用于40岁以下有HLA相合同胞供者的重症AA患者,40～50岁患者也可考虑,但移植物抗宿主病（GVHD）危险性和死亡率增加。长期生存率61%,但<20岁者64%。

4.雄激素

刺激红细胞生成素（EPO）的产生并且刺激造血,还可能具有免疫调节作用。可用于免疫抑制剂无效而又无条件做移植的患者,国内也与免疫抑制剂合用。十一酸睾酮$40\sim80mg$,tid,口服,或康力龙2mg,tid,口服。

5.造血细胞生长因子

重组人粒细胞集落刺激因子（rhG-CSF）和重组人红细胞生成素（rhEPO）可能会对升高非重症再障患者的白细胞有作用。G-CSF与免疫抑制剂合用,可能促进中性粒细胞的恢复和减少感染的发生,但不改善反应率和生存率。重组人血小板生成素（thTPO）或重组人白介素-11（rhIL-11）疗效均不肯定。

五、自身免疫性溶血性贫血

（一）定义

自身免疫性溶血性贫血（AIHA）是自身抗体与患者红细胞抗原结合导致血管外溶血的一组疾病。致敏的红细胞主要在脾脏清除。分为温抗体型（抗体与红细胞作用在37℃时最活跃）（约占80％）、冷抗体型（在<37℃时最活跃）和温冷抗体混合型3种。温抗体型AIHA通常由IgG自身抗体所致，可以为特发性（约占50％）或与潜在肿瘤（淋巴瘤、慢性淋巴细胞白血病）、自身免疫性疾病或药物有关。冷抗体型AIHA由IgM（冷凝集素病）所致，急性型通常继发于感染（支原体、EB病毒），一般为一过性；慢性型一半是由于副蛋白（淋巴瘤、慢性淋巴细胞白血病、华氏巨球蛋白血症）引起，其他一般为特发性。

（二）临床表现

女性多于男性，多发生在中年。表现为乏力、黄疸和脾大。严重溶血伴有发热、胸痛、晕厥、慢性心功能不全和血红蛋白尿。间断寒冷诱发的血管内溶血和血管堵塞事件引起末梢肢体的发绀，特别见于冷凝集素病。

（三）实验室检查

1.血象

血红蛋白和红细胞减少，网织红细胞增多。外周血涂片可见球形红细胞、嗜多染红细胞及幼红细胞。

2.骨髓象

呈幼红细胞增生现象，偶见红系巨幼变。再障危象时网织红细胞极度减少，骨髓呈再生障碍表现，血象呈全血细胞减少。

3.抗人球蛋白试验（Coombs试验）

直接试验阳性，间接试验可为阳性或阴性。温抗体型：IgG阳性、C_3阳性或IgG阳性、C_3阴性；冷抗体型：IgG阴性、C_3阳性。冷凝集素病时，冷凝集素试验阳性，效价较高（>1：40）。

4.其他

乳酸脱氢酶（LDH）增加，血清胆红素升高，以间接胆红素升高为主。尿胆原增加，可有血红蛋白尿。

（四）诊断和鉴别诊断

根据上述临床表现和溶血性贫血、直接Coombs试验阳性及分型等实验室检查，可以诊断AIHA及其类型。

1.Coombs试验阴性的AIHA

2.阵发性冷性血红蛋白尿症

是一种成人非常少见的AIHA，特点为受寒后出现反复的溶血发作。一般儿童多见，表现病毒感染后急性、自限性溶血过程。患者受凉后几分钟或几小时出现寒战、发热（体温可高达40℃）、全身无力及腰背痛，随后出现血红蛋白尿，多数持续数小时，偶有几天者。直接Coombs试验可以阳性，主要为C_3型。冷凝集素试验效价低。冷热溶血试验（D-L试验）阳性可以鉴别。

3.阵发性睡眠性血红蛋白尿

流式细胞仪检查 CD_{55}、CD_{59}，可以除外阵发性睡眠性血红蛋白尿。

（五）治疗

1.积极寻找病因并治疗原发病

2.温抗体型 AIHA

（1）糖皮质激素：为首选治疗。泼尼松 $1mg/(kg \cdot d)$，一般 7～10 天起效。溶血改善后逐渐减量，治疗持续 3～6 个月。2/3 患者有效。

（2）脾切除：糖皮质激素治疗无效或不能耐受者可考虑脾切除。2/3 患者有效。

（3）免疫抑制剂：对于糖皮质激素反应不好或有禁忌证、不适于切脾或切脾失败的温抗体型 AIHA 患者可试用免疫抑制剂。如环孢霉素 A3～5mg/(kg·d)，分 2 次服；硫唑嘌呤 2～2.5mg/(kg·d)，口服；环磷酰胺 1.5～2mg/(kg·d)。

（4）静脉免疫球蛋白：$400mg/(kg \cdot d)$，连用 5 天，但作用短暂。疗效不如免疫性血小板减少性紫癜(ITP)，有效率为 40％。

（5）达那唑：200mg，tid，口服，与激素合用效果较好，疗程不短于 1 年。

（6）利妥昔单抗（美罗华）：每周 $375mg/m^2$，连续 4 周。少量病例有效。

3.特发性冷抗体型 AIHA

（1）糖皮质激素和切脾：无效。

（2）利妥昔单抗：在病例报告中有效。

（3）血浆置换：用于严重病例。移去 IgM 抗体，控制溶血。

（4）保温：加热输注的红细胞至 $37℃$，保持患者体温和室温。

4.输血

六、阵发性睡眠性血红蛋白尿

（一）定义

阵发性睡眠性血红蛋白尿(PNH)是 PIG-A 体突变的造血干细胞非肿瘤性克隆扩增的结果。糖基磷脂酰肌醇锚蛋白(GPI-APs)合成需要 PIG-A 这种基因产物。受累干细胞的后代缺乏 GPI-APs。GPI-APs 中的两种蛋白调节细胞表面的补体激活。CPI 锚补体调节蛋白 CD_{55} 和 CD_{59} 的缺乏可以解释 PNH 红细胞对补体介导的红细胞溶解的敏感性。

（二）分类

1.经典 PNH

2.在其他特定骨髓疾病背景中的 PNH(如 PNH/AA 或 PNH/MDS-RA)

3.在其他特定骨髓疾病背景中的亚临床 PNH(PNH-sc)(如 PNH-sc/AA)

（三）临床表现

本病多见于年轻成人，男女相同。临床主要表现为血管内溶血、骨髓衰竭、血栓和平滑肌张力失调。

1.血管内溶血

绝大多数患者有不同程度的贫血。少数患者有血红蛋白尿发生,典型的呈酱油或浓茶色,发生于睡眠中,并于晨起后出现。发生原因过去认为是睡眠中血液 pH 值下降所致,但实际上并不是这样。也可能是异常红细胞生成增加而不是溶血增加的结果。不到一半患者有轻度黄疸。还可表现为胆石症、反复泌尿系感染和急慢性肾衰竭等。

2.骨髓衰竭

可表现为贫血、感染、出血、骨髓增生异常综合征和骨痛等。

3.血栓

可表现为腹部静脉血栓(Budd-Chiari 综合征和脾、肠系膜、肾静脉血栓)、脑静脉血栓、视网膜静脉血栓、深静脉血栓和肺栓塞。原因不清,可能与补体导致血小板活化、血管内溶血导致一氧化氮的消耗和内皮细胞损伤有关。

4.平滑肌张力失调

表现为吞咽困难、勃起困难、严重乏力、反复腹痛等,可能与血浆中游离血红蛋白消耗一氧化氮有关。

(四)实验室检查

1.血象

几乎所有患者都有贫血,红细胞形态以大细胞多见,也可为正细胞性或小细胞低色素性(合并缺铁)。网织红细胞常升高,约半数患者合并全血细胞减少。

2.骨髓象

增生活跃或明显活跃,红系增生旺盛,巨核细胞可以减少,部分患者可有轻度的病态造血。

3.酸溶血试验、糖水试验、尿含铁血黄素(Rous)试验

阳性。Ham 试验特异性强,糖水试验敏感性高。

4.流式细胞术检测 GPI-APs

红细胞 CD_{55}、CD_{59} 和粒细胞 CD_{59}、CD_{24}、CD_{16} 减少,更加具有特异性。

(五)诊断和鉴别诊断

根据病史、临床表现和实验室检查,特别是流式细胞术检测红细胞和粒细胞缺乏 GPI-APs,可以诊断 PNH 并进行分型。应在所有血红蛋白尿、不能解释的溶血、腹部和脑静脉血栓、血小板减少和巨幼细胞增多的患者中一次检测,以及在所有 PNH、AA、MDS 患者中反复(每 6~12 个月)检测 GPI-APs。应与 AA、MDS、缺铁性贫血、自身免疫性溶血性贫血等鉴别。

(六)治疗

1.治疗贫血

PNH 贫血是复杂的。因为本病起源于骨髓的异常,所以溶血只是贫血的一部分。治疗前,应确定溶血和红细胞生成障碍各占多少,是否有必要治疗溶血。

(1)治疗溶血

1)糖皮质激素:泼尼松 0.25~1mg(kg·d),发作停止后逐渐减量。泼尼松可以抑制补体的激活。

2）雄激素：单用或与泼尼松合用可以治疗 PNH 贫血，机制并不完全清楚，可能与补体抑制有关。也可以用达那唑 200～400mg/d。

3）补铁：PNH 患者由于血红蛋白尿和含铁血黄素尿通常合并缺铁，补铁可以加重溶血。但这种忧虑不应该推迟补铁，因为铁缺乏不仅影响红细胞生成，而且也加重 PNH 溶血。如果补铁过程中溶血加重，可给予糖皮质激素或雄激素或输血抑制红细胞生成。

4）输血

5）切脾：有争议。

6）叶酸：5mg/d。补偿因增加造血叶酸利用增加。

7）补体抑制剂：eculizumab 是一种对抗补体 C_5 的人源化单克隆抗体，可以有效地控制溶血，减少血栓和肾衰竭发生，改善一氧化氮消耗的相关症状。没有观察到严重的副作用，但要警惕脑膜炎球菌感染。目前认为是革命性的治疗方法。

（2）治疗非溶血性贫血

由于骨髓衰竭造成的贫血应该治疗基础疾病（如从、MDS）。如果血清 EPO 绝对或相对减少，可以考虑给予重组人 EPO。但需要密切监测，因为可以通过增加 CPI-AP 缺乏的红细胞加重溶血。雄激素对低增生性贫血也可能有效。

2.造血干细胞移植

可以彻底根除异常造血干细胞，但仍存在很多问题。

3.血栓治疗

给予抗凝或溶栓治疗。

第二节 出血和血栓性疾病

一、单纯性紫癜

【概述】

单纯性紫癜是一种常见的、不明原因的皮肤出血点与淤斑而无其他异常的良性出血性疾病。

【临床表现】

本病好发于儿童及青年女性，男性少见。临床特点为皮肤自发出现淤点或淤斑，常位于双下肢。淤斑或淤点大小不等，分布不均，不高出皮面，压之不褪色也不疼痛。不经治疗可自行消退，易反复发作，常于月经期出现。

【诊断要点】

1.皮肤黏膜出血倾向，以淤点、淤斑为多。

2.血小板计数正常。

3.出血时间和束臂试验可能异常（少数病例正常）。

4.可有服药史或导致血管性紫癜的基础疾病。

5.血小板功能、凝血功能、纤维蛋白(原)溶解活性正常。

【治疗方案及原则】

本病无须特殊治疗,可用维生素C、芦丁等药物改善血管壁的通透性。

二、遗传性出血性毛细血管扩张症

【概述】

遗传性出血性毛细血管扩张症是血管壁结构异常所致的出血性疾病,呈常染色体显性遗传。其主要特征为小动脉、小静脉和毛细血管壁变薄,周围缺乏结缔组织支撑,以致局部血管扩张、迂曲及脆性改变而易发生出血。

【临床表现】

1.同一部位反复出血或轻微受伤后出血不止,常见于脸、唇、舌、鼻黏膜、胃肠道和肺等。随年龄增长有加重倾向。以内脏出血(如胃出血)为主要表现时诊断较为困难。

2.病灶部位皮肤或黏膜可找到鲜红或紫红色小血管扩张,直径一般为1～3mm,呈针尖状、斑点状、蜘蛛状或血管瘤状,用玻璃片紧压可使其褪色,轻压可见小动脉搏动。

3.如反复出血,特别是胃肠道出血、月经过多、鼻出血,持续时间过长,易导致慢性失血性贫血。

4.部分患者有动静脉瘘和(或)血管瘤,主要发生在肺、脑与肝、脾等脏器,可引起功能障碍、出血与脓肿。

【诊断要点】

1.可有阳性家族史,但少数患者无阳性家族史。

2.同一部位反复出血。

3.皮肤及黏膜毛细血管扩张、迂曲成团及结构异常。毛细血管扩张最常见的部位为口唇、口腔、手指、鼻与阴囊。

4.出凝血实验室检查正常。

【治疗方案及原则】

本病系遗传性终身性疾病,目前尚无根治方法,治疗以对症治疗为主。

1.预防局部创伤。

2.局部压迫止血

对可见部位的出血首先采取压迫止血,鼻出血可用纱条蘸血管收缩剂(麻黄素、肾上腺素等)填塞,或用明胶海绵止血。

3.药物止血

(1)垂体后叶素能使血管收缩,对肺部、胃肠道等部位的出血有较好的止血作用,每次5～10U静注或静滴。

(2)卡巴克络、维生素C及维生素K也可使用,但疗效不肯定。

(3)因女性患者绝经后及卵巢切除后有出血加重趋势,故雌激素也可用于治疗本病。

4.纠正贫血

对急性失血者可输血治疗,慢性失血者以补充铁剂为主。

5.手术治疗

可切除异常迂曲、扩张的毛细血管团,故可达到局部性根治,能有效控制固定部位的反复或活动性出血。但手术本身可能损伤扩张的血管而造成新的出血,因此对本病患者手术应慎重,且做好止血准备。

三、过敏性紫癜

【概述】

过敏性紫癜是多种原因引起的血管性变态反应性疾病,又称出血性毛细血管中毒症。由于机体对某种致敏原发生变态反应,导致毛细血管的脆性及通透性增高,血液外渗,产生皮肤紫癜、黏膜及某些器官出血。

【临床表现】

1.起病方式多种多样,可急可缓。多数患者发病前1~3周有全身不适、低热、乏力及上呼吸道感染等前驱症状。成人的过敏性紫癜往往与免疫性疾病有关。

2.典型的皮肤改变　紫癜呈对称性分布,猩红色,分批反复出现,以四肢多见,可同时出现皮肤水肿、荨麻疹、多形性红斑或溃疡坏死。

3.临床分型　根据病变主要累及部位的不同分为单纯型、腹型、关节型、肾型和混合型。

【诊断要点】

1.皮肤特别是下肢伸侧、臀部有分批出现、对称分布、大小不等的丘疹样紫癜,可伴有血管神经性水肿。除外其他紫癜性疾病。

2.在皮肤紫癜出现之后或之前可有腹痛、血便、关节痛、血尿及水肿等表现。

3.血小板计数与功能以及凝血因子检查均正常。应定期做尿常规检查,注意本病的肾脏损害。一般不需做骨髓检查。

4.病理检查见受累皮肤或组织呈较均一的过敏性血管炎表现。

5.分型

(1)单纯型:为最常见的类型,主要表现为皮肤紫癜。

(2)腹型:除皮肤紫癜外,因消化道黏膜及腹膜脏层毛细血管受累,而产生一系列消化道症状及体征,如恶心、呕吐、呕血、腹痛、腹泻、便血等。

(3)关节型:除皮肤紫癜外,因关节部位血管受累而出现关节肿胀、疼痛、压痛及功能障碍等表现。

(4)肾型:在皮肤紫癜的基础上,因肾小球毛细血管炎性反应而出现血尿、蛋白尿及管型尿,偶见水肿、高血压及肾衰竭等表现。肾脏损伤是影响过敏性紫癜预后的最主要因素。

(5)混合型:皮肤紫癜合并以上两项临床表现。

【治疗方案及原则】

1.去除病因,控制感染,避免接触或服用可能致敏的物品、药物及食物。

2.抗组胺类药物 苯海拉明、息斯敏、异丙嗪、扑尔敏等。

3.肾上腺皮质激素 有抗过敏及降低毛细血管通透性的作用,主要用于有严重皮肤紫癜、混合型及有肾脏损害者。可用泼尼松口服。重者可静滴氢化可的松或地塞米松,显效后改口服治疗。病情控制后激素应逐渐减至最小维持量,疗程视病程而定,一般不超过4~12周。

4.免疫抑制剂 多用于治疗肾型及疾病迁延不愈者,常与激素联用。常用药物有硫唑嘌呤、环磷酰胺、环孢素等。

5.其他治疗 卡巴克络、维生素C及芦丁等可降低毛细血管的通透性,减轻出血倾向。也可用紫草等中药治疗。

四、特发性血小板减少性紫癜

【概述】

特发性血小板减少性紫癜(ITP)是一种获得性出血性疾病。目前普遍认为它是由于体内产生的抗血小板自身抗体与血小板抗原结合,导致血小板迅速从循环中清除的一种自身免疫性疾病。根据临床特征可将本病分为急性型和慢性型。儿童ITP多表现为急性型,且大多数患儿可完全恢复,仅10%左右的患儿发展为慢性ITP。成人ITP中约80%为慢性型。

【临床表现】

1.出血症状

以四肢及躯干皮肤淤点和淤斑为主,常有牙龈出血、鼻出血、月经过多。严重者可并发消化道、泌尿道等内脏出血,甚至中枢神经系统出血,危及生命。

2.体检一般无脾脏肿大。

3.临床类型

(1)急性型:常见于儿童,以往可无出血史,常于感染、服药、接种疫苗后突然发病,可有畏寒、发热,继之出现出血表现。血小板计数大多低于$20\times10^9/L$。骨髓中巨核细胞数增多或正常,分类以未成熟者居多,体积小,无颗粒,血小板形成显著减少或无血小板形成。

(2)慢性型:以女性居多,女性发病率约为男性的3倍。各年龄段均可发病,但多见于20~40岁成人。起病一般较隐袭,很少有前驱感染等病史,病程一般在半年以上,缓解和发作交替出现。血小板计数大多在$20\times10^9/L\sim80\times10^9/L$之间。典型者骨髓中巨核细胞数增多或正常,以无血小板形成的颗粒型巨核细胞为主,血小板形成明显减少。

【诊断要点】

ITP的诊断是除外性的,其诊断要点如下:

1.多次实验室检查血小板计数减少。

2.脾脏不肿大或仅轻度肿大。

3.骨髓检查巨核细胞数增多或正常,有成熟障碍,但个别患者骨髓表现为低巨核细胞性。骨髓检查的目的是排除再生障碍与造血异常。

4.以下5项中应具有其中1项:

(1)肾上腺糖皮质激素治疗有效;

(2)脾切除治疗有效；

(3)抗血小板膜特异性抗体阳性；

(4)血小板寿命缩短。

5.排除继发性血小板减少症、EDTA 依赖性假性血小板减少症及其他免疫性疾病（如 SLE 与抗磷脂综合征）。

6.重型 ITP 的标准

(1)有 3 个以上出血部位；

(2)血小板计数$<10\times10^9/L$。

【治疗方案及原则】

1.治疗原则

急性 ITP，尤其是儿童患者，大多可自发缓解，对于出血症状较轻者可不治疗。对于慢性 ITP，若血小板计数$>30\times10^9/L$且无出血表现也可不予治疗。对于各型中出血较重者酌情选择以下治疗。

2.治疗方案

(1)去除各种可能的诱发因素，如控制感染、停用可疑药物等。有幽门螺杆菌感染者应给予抗幽门螺杆菌治疗。

(2)糖皮质激素：首选泼尼松，常用剂量为 $0.5\sim1mg/(kg\cdot d)$。也可选用地塞米松或氢化可的松等。一般应用 3~6 周，如血小板计数已恢复正常，逐步将剂量减至维持量，维持治疗一般为 3~6 个月。糖皮质激素治疗 4 周仍无效者需快速减量至停药。糖皮质激素治疗有效但停药后复发者，重新使用糖皮质激素治疗部分患者仍有效。

(3)脾切除：主要适合于对糖皮质激素无效、依赖或有禁忌的成人慢性 ITP。

(4)其他免疫抑制剂：可给予环孢素、长春新碱、环磷酰胺、硫唑嘌呤或其他有关药物。

(5)达那唑：用药期间应注意检测肝功能。达那唑与糖皮质激素有协同作用，两者合用可减少糖皮质激素的用量。

(6)静脉滴注免疫球蛋白：用于严重血小板减少者，或拟手术、分娩需快速提升血小板计数者。常用方法为 $200\sim400mg/(kg\cdot d)$，静脉滴注，连续 5 日。

(7)输注浓缩血小板：适用于血小板明显降低伴有严重出血者。脾切除手术前应输注浓缩血小板。

(8)联合治疗：对血小板明显降低伴严重出血的难治病例，可联合采用输注血小板浓缩液、免疫球蛋白、大剂量糖皮质激素及甲基泼尼松龙等联合治疗方法。

(9)其他治疗：如中药、维生素 C、秋水仙碱等。对于难治性 ITP，还可试用抗 Rh(D)免疫球蛋白、α-干扰素与抗 CD_{20} 单克隆抗体等。

五、血栓性血小板减少性紫癜

【概述】

血栓性血小板减少性紫癜（TTP）为一组微血管血栓-出血综合征，其主要特征有发热、血小板减少性紫癜、微血管病性溶血性贫血、中枢神经系统和肾脏受累等五联征。近年来发现，TTP 的发病与 vWF 裂解蛋白酶（AD-AMTS13）活性严重降低有关。

【临床表现】

1.出血

皮肤黏膜为主，严重者可有颅内出血。

2.微血管病性溶血性贫血

可出现黄疸及肝、脾肿大。

3.神经精神症状

表现为意识紊乱、头痛、失语、惊厥、视力障碍、谵妄及偏瘫等。

4.肾脏损害

可出现蛋白尿、血尿、管型尿、尿素氮及肌酐升高，重者可发生肾衰竭。

5.发热。

TTP 分为原发性和继发性。继发性者可发生在造血干细胞移植后，或有药物服用、中毒、妊娠、流产、感染及自身免疫病等病史，并有原发病的相应表现。

【实验室检查】

1.血常规检查　可有贫血，外周血涂片可见异形红细胞及碎片，网织红细胞计数大多增高，血小板计数降低。

2.在大多数情况下，血清游离血红蛋白和间接胆红素升高，血清结合珠蛋白下降，血清乳酸脱氢酶水平（LDH）升高，尿胆原阳性。肝功能、肾功能化验可出现异常。

3.凝血检查（APTT、PT 与纤维蛋白原等）及纤溶检查（3P 试验、FDP 及 D-二聚体等）基本正常。

4.有条件的单位可做血管性血友病因子蛋白裂解酶（vWF-CP）活性。TTP 患者的 vWF-CP 活性降低，并出现超大分子 vWF 多聚体。

5.Coombs 试验阴性。

【诊断要点】

1.有微血管病性溶血的临床及实验室证据；

2.有血小板减少与出血倾向，骨髓中巨核细胞正常或增多；

3.有神经、精神异常；

4.有肾脏损害的表现；

5.发热。

典型者具备以上五联征。具备前三项且能除外 DIC 等疾病时，应高度怀疑本病。在有条件的单位，测定 vWF-CP 与 vWF 多聚体有助于诊断。

【治疗方案及原则】

1.治疗原则

本病较凶险，死亡率高。在诊断明确或高度怀疑本病时，不论轻型或重型都应尽快开始积极治疗。轻型患者可首选药物和新鲜冰冻血浆输注，重型患者除药物治疗外应尽早行血浆置换等疗法,以降低死亡率。

2.治疗方案

(1)血浆置换疗法:为首选治疗,应采用新鲜血浆、新鲜冰冻血浆作血浆置换。对暂时无条件做血浆置换疗法或遗传性 TTP 患者,在病情初步控制后可输注新鲜血浆或新鲜冰冻血浆。当严重肾衰竭时,可与血液透析联合应用。

(2)免疫抑制治疗:口服泼尼松或静脉滴入氢化可的松或地塞米松。也可静注或静脉滴注长春新碱,或选用其他免疫抑制剂。

(3)静脉滴注免疫球蛋白:不作为第一线疗法,适用于血浆置换无效或多次复发的病例。

(4)脾切除:用于血浆置换无效或多次复发的病例。

六、原发性血小板增多症

【概述】

原发性血小板增多症(ET)为一种少见的多能干细胞克隆性疾病,其特征为血小板显著增多,常伴有出血及血栓形成、脾肿大。

【临床表现】

起病缓慢,表现轻重不一。轻者除疲劳、乏力外,无其他症状。也可无症状,因偶尔发现血小板增多或脾大而被确诊。患者可有出血表现,以胃肠道及鼻出血为常见,也可表现为皮肤、黏膜淤点或淤斑等。约 1/3 的患者有血栓形成,多见于肢体,表现为手足发麻、发绀、指趾疼痛、溃疡甚至坏疽。静脉血栓形成以下肢居多,也可发生在肝、脾、肠系膜、肾及门静脉等。20％的患者有无症状脾栓塞。肝、脾可轻至中度肿大。

【实验室检查】

1.血象

血小板多在 $1000 \times 10^9 /L$ 以上,血涂片可见血小板聚集成堆,大小不一,有巨型血小板。白细胞数常增多,多在 $10 \times 10^9 /1 \sim 30 \times 10^9 /L$ 之间。中性粒细胞碱性磷酸酶活性增高。红细胞常轻度增多。

2.骨髓象

各系细胞均明显增生,但以巨核细胞增生为主,原、幼巨核细胞均增多,并有大量血小板形成。巨核细胞形态无明显异常。

3.出凝血功能测定

出血时间可延长,凝血酶原消耗试验及血块回缩等可能不正常。

4.骨髓培养

有条件时可行 CFU-Meg 培养,观察有无自发集落形成,既有助于诊断,又可与继发性血小板增多症相鉴别。

【诊断要点】

1.临床符合。

2.反复检查血象,血小板计数持续 $>600 \times 10^9 /L$,尤其是 $>1000 \times 10^9 /L$;Ph 染色体检查

阴性。

3.除外其他骨髓增生性疾病和继发性血小板增多症。

【治疗方案及原则】

1.降低血小板数

(1)血小板单采术:可迅速减少血小板数量,改善症状。主要用于需尽快降低血小板数的患者。

(2)骨髓抑制药:血小板计数＞600×10^9/L 时不用骨髓抑制药,只有对血小板计数＞1000×10^9/L 以上者才治疗。首选羟基脲,随血小板数减少,逐步将剂量减至维持量或停药。

(3)干扰素:一般用以维持治疗,多采用 α 干扰素。

2.抑制血小板聚集

常用药物为阿司匹林,主要用于血小板数＞1000×10^9/L 或有血栓形成者。但用药中需警惕出血。

七、血小板功能异常性疾病

【概述】

血小板在正常止血过程中具有重要作用,黏附、聚集、释放、促凝血活性和收缩是其基本生理功能。血小板功能异常性疾病是以不同程度的皮肤、黏膜出血,出血时间大多延长,血小板计数正常而功能异常为临床特点的一类疾病。根据病因将其分为遗传性血小板功能异常性疾病和获得性血小板功能异常性疾病。遗传性血小板功能异常性疾病可有多种分类方法,根据血小板功能缺陷发生累及的环节不同,可将遗传性血小板功能异常性疾病分类如下:

1.血小板黏附功能缺陷

包括巨血小板综合征和血小板型血管性血友病等;

2.血小板聚集功能缺陷

包括血小板无力症等;

3.血小板释放功能缺陷

包括血小板颗粒缺陷性疾病和信号传导、释放缺陷等;

4.血小板促凝血活性缺陷

包括原发性血小板第 3 因子缺乏症等。

【临床表现】

1.常染色体遗传,男女均可罹患。如为常染色体隐性遗传,父母常为近亲婚配。

2.自幼有出血症状,程度不等,多表现为中或重度皮肤、黏膜出血,如鼻出血、皮肤淤斑,可有月经过多,外伤手术后出血不止,而内脏出血相对少见。

【诊断要点】

本类疾病的诊断主要依赖实验室检查。先做止血检查的过筛试验,在疑有血小板功能异常时再选做相应的特殊检查。

1.巨血小板综合征(Bernard-Soulier 综合征)

为常染色体隐性遗传,自幼即有出血倾向,以皮肤、黏膜出血多见。实验室检查为:

(1)血小板减少伴巨大血小板;

(2)出血时间延长,与血小板减少不平行;

(3)加入瑞斯托霉素后,血小板不聚集,加入其他诱聚剂则血小板的聚集基本正常;

(4)血小板膜糖蛋白(GP)Ⅰb～Ⅸ质或量异常;

(5)除外继发性巨血小板症。

2.血小板无力症

常染色体隐性遗传病,多为中到重度皮肤、黏膜出血。实验室检查有:

(1)出血时间延长;

(2)血小板计数正常;

(3)血小板聚集功能异常,但瑞斯托霉素及 vWF 诱导的血小板聚集正常;

(4)血块回缩往往不良;

(5)血小板 GPⅡb/Ⅲa 减少,但变异型 GPⅡb/Ⅲa 复合物正常而纤维蛋白原结合减低。

3.贮存池病

血小板胞浆内 α 颗粒和(或)致密颗粒缺陷使血小板释放障碍,包括血小板 α 颗粒缺陷症(α-SPD,又称灰色血小板综合征)、致密颗粒缺陷症(δ-SPD),及 αδ 颗粒联合缺陷(αδ-SPD)。δ-SPD 常呈常染色体显性遗传,α-SPD 和 αδ-SPD 呈常染色体隐性遗传。临床上表现为中度出血。实验室检查特点有:

(1)血小板计数正常或轻度减少,α-SPD 血小板的体积增大,瑞氏染色呈灰色;

(2)出血时间常延长;

(3)血小板聚集减低;

(4)电子显微镜检查显示 a-SPD 血小板缺乏 α 颗粒,δ-SPD 血小板缺乏致密颗粒,αδ-SPD 血小板同时缺乏 α 颗粒与致密颗粒;

(5)血小板颗粒内容物减少。

4.信号传导和释放缺陷症

包括花生四烯酸释放缺陷、环氧化酶缺陷、血栓素合成酶缺陷、对血栓素 A_2 敏感性降低和钙动员缺陷等。临床上表现为以皮肤、黏膜出血为主的中到重度出血。实验室检查有:

(1)血小板计数正常;

(2)出血时间延长;

(3)血小板聚集异常;

(4)环氧化酶缺陷症的环氧化酶活性下降,血栓素合成缺陷症的致密颗粒释放和血栓素 A_2 产生下降。

5.原发性 PF_3 缺陷症(Scott 综合征)

缺乏血小板第 3 因子(PF_3,膜磷脂酰丝氨酸)。临床上表现为以皮肤、黏膜出血为主的中到重度出血。实验室检查有:

(1)血小板计数、出血时间、血小板形态和血小板聚集功能正常;

（2）凝血酶原消耗试验异常；

（3）PF_3 有效性降低；

（4）血小板结合膜结合蛋白（annexin）V 的能力降低，排除其他血小板病所致的 PF_3 缺乏。

【治疗方案及原则】

1.避免近亲婚配，避免外伤和手术，避免使用抗血小板药物。

2.止血治疗　血小板输注是主要的有效止血措施。酌情使用抗纤溶药物、去氨升压素（DDAVP）等有利于止血。

3.长期慢性失血患者应补充铁剂。

4.女性患者极易有月经过多，可给予避孕药等控制月经。

八、血友病

【概述】

血友病是一种 X 染色体连锁的隐性遗传性出血性疾病，可分为血友病 A 和血友病 B 两种。前者为凝血因子Ⅷ（FⅧ）的质或量异常所致，后者系凝血因子Ⅸ（FⅨ）的质或量异常所致。

【临床表现】

1.血友病 A 和血友病 B 的临床表现相同，主要表现为关节、肌肉和深部组织出血，也可有胃肠道、泌尿道、中枢和周围神经系统出血以及拔牙后出血不止。若不及时治疗可导致关节畸形和假肿瘤等。

2.外伤或手术后延迟性出血是本病的特点。

3.轻型患者一般很少出血，只有在损伤或手术后才发生；重型患者则自幼即有出血，身体的任何部位都可出血；中间型患者出血的严重程度介于轻型和重型之间。

【诊断要点】

1.血小板计数正常，凝血酶原时间（PT）、凝血酶时间（TT）、出血时间等正常，纤维蛋白原定量正常。

2.重型血友病患者的凝血时间延长，活化部分凝血活酶时间（APTT）延长，轻型血友病患者 APTT 仅轻度延长或为正常低限。

3.血友病 A 的 FⅧ:C 减低或极低，FⅧ:Ag 正常或减少，vWF:Ag 正常，FⅧ:C/vWF:Ag 明显降低。血友病 B 的 FⅨ:C 减低或缺乏，FⅨ:Ag 正常或减少。若患者 FⅧ:C（或 FⅨ:C）降低而 FⅧ:Ag（或 FⅨ:Ag）正常则称为交叉反应物质阳性（CRM＋），若 FⅧ:C（或 FⅨ:C）和 FⅧ:Ag（或 FⅨ:Ag）均降低则为 CRM－。

分度：根据 FⅧ或 FⅨ的活性水平可将血友病分为 3 度：重度（<1%）、中度（1%～5%）和轻度（5%～25%）。

【治疗方案及原则】

血友病患者应避免肌内注射和外伤。禁服阿司匹林或其他非甾体类解热镇痛药，以及所有可能影响血小板聚集的药物。若有出血应及时给予足量的替代治疗。

1.血友病 A 的替代治疗可选用新鲜血浆、新鲜冰冻血浆、冷沉淀、因子Ⅷ浓制剂和重组因子Ⅷ等。要使体内因子Ⅷ保持在一定水平,需每 8～12 小时输注一次。

2.血友病 B 的替代治疗可选用新鲜血浆、新鲜冰冻血浆、凝血酶原复合物、因子Ⅸ浓制剂和重组因子Ⅸ等。要使体内因子Ⅸ保持在一定水平,需每天输注一次。

3.轻型血友病 A 和血友病 A 携带者,首选 1-去氨基-8-D-精氨酸升压素(DDAVP)。每次剂量一般为 $0.3\mu g/kg$ 体重,静脉滴注。因该药有激活纤溶系统的作用,需同时合用氨甲环酸或 6-氨基己酸。

4.其他药物治疗

(1)抗纤溶药物:常用药物有 6-氨基己酸、氨甲苯酸等;

(2)肾上腺皮质激素:对控制血尿、加速急性关节出血的吸收、减少局部炎症反应等有辅助作用。血友病患者应尽量避免各种手术,如必须手术时应进行充分的替代治疗。

九、血管性血友病

【概述】

血管性血友病(vWD)是由于血浆中血管性血友病因子(vWF)数量减少或质量异常所引起的遗传性出血性疾病,可分为三型。1 型和 3 型 vWD 为 vWF 量的缺陷,2 型 vWD 为 vWF 质的缺陷。2 型 vWD 又可分为 2A、2B、2M 和 2N 四型。

【临床表现】

1.自幼发病,以皮肤、黏膜出血为主,表现为淤点、淤斑、鼻出血和牙龈出血,女性月经增多。

2.自发性出血或外伤、手术后过度出血。

3.不同的病理类型,出血程度不一致。

4.随着年龄的增长,出血倾向自行减轻。

【诊断要点】

1.Ⅰ型 vWD 最为常见,为常染色体显性遗传,患者出血症状较轻,以皮肤、黏膜出血为主。3 型 vWD 为重型,常染色体隐性遗传,患者出血症状严重,可出现关节、肌肉和深部组织出血。

2.实验室筛选检查,患者有出血时间延长、活化部分凝血活酶时间延长,而血小板计数和形态正常者,可高度怀疑 vWD,但Ⅰ型 vWD 的改变较轻微,可在正常范围。

3.确诊试验为 vWF 抗原(vWF:Ag)、vWF 活性(瑞斯托霉素辅因子试验)和因子Ⅷ凝血活性(FⅧ:C)测定。若患者有 vWF:Ag 减少,vWF 活性减低和 FⅧ:C 下降,或其中两项阳性则可确诊为 vWD。

4.2 型 vWD 的分型鉴别试验为瑞斯托霉素诱导的血小板聚集(RIPA)、血浆 vWF 多聚物分析和 vWF-FⅧ结合试验。这些试验可以送有条件的医疗单位进行测定。

【治疗方案及原则】

1.一般治疗

禁用影响血小板功能的药物,防止出血。对鼻出血、牙龈出血、月经量增多可对症治疗。

2.DDAVP(1-去氨基-8 右旋精氨酸升压素)

1 型和部分 2A 型 vWD 反应良好,使部分病人能够耐受小手术。2B 型可引起血小板减少,一般禁用。3 型和 2N 型无效。

3.替代治疗

可选用新鲜血浆、新鲜冷冻血浆、冷沉淀或低纯度 FⅧ浓缩物。vWD 要达到止血目的必须纠正凝血异常,但出血时间不易纠正至正常范围,首选冷沉淀。

十、弥散性血管内凝血

【概述】

DIC 是一种由不同原因引起的,以全身性血管内凝血系统激活为特征的获得性综合征。这种改变可来自并引起微血管系统损害,严重时可导致器官功能衰竭。

【临床表现】

主要表现为程度不等的多部位出血、微循环衰竭或休克,肾、肺、脑等组织器官多发性微血管栓塞和微血管病性溶血等。临床一般可分为三期:高凝期、消耗性低凝血期和继发性纤溶异常期。与以往认识不同,在感染引起的 DIC 晚期一般没有纤溶亢进。

【诊断标准】

1.一般诊断标准

(1)存在易于引起 DIC 的基础疾病,如感染、恶性肿瘤、病理产科、大型手术及创伤等。

(2)有下列两项以上临床表现:

1)多发性出血倾向;

2)不易以原发病解释的微循环衰竭或休克;

3)多发性微血管栓塞症状、体征,如皮肤、皮下、黏膜栓塞坏死及早期出现的肾、肺、脑等脏器功能不全;

4)抗凝治疗有效。

(3)实验室检查符合下列标准:在上述指标存在的基础上,同时有以下三项以上异常。

1)血小板低于 $100\times10^9/L$ 或进行性下降;

2)纤维蛋白原<1.5g/L 或呈进行性下降,或>4.0g/L;

3)3P 试验阳性或 FDP>20mg/L 或 D-二聚体水平升高(阳性);

4)凝血酶原时间缩短或延长 3s 以上或呈动态性变化或 APTT 延长 10s 以上。

2.某些疾病合并 DIC 的实验室诊断的特殊情况

(1)肝病合并 DIC 时,血浆因子 Ⅷ:C 活性<50%,血小板<$50\times10^9/L$,纤维蛋白原<1.0g/L。

(2)白血病并发 DIC 时,血小板<$50\times10^9/L$ 或呈进行性下降,血浆纤维蛋白原含量<1.8g/L。白血病(尤其是早幼粒细胞白血病)具有高纤溶特性,无论是否并发 DIC,D-二聚体水平均有显著升高。

【治疗方案及原则】

1.去除病因和诱因　若原发病能得到及时控制,则 DIC 可能逆转。

2.抗小血管痉挛,扩张血容量,降低血液黏度,纠正酸中毒以及充分给氧,以改善微循环障碍。如山莨菪碱、右旋糖酐、碳酸氢钠等。

3.抗凝治疗

(1)肝素

1)适应证:①DIC 高凝期;②消耗性低凝期而病因不能迅速消除者,在补充凝血因子的情况下应用。

2)禁忌证:①DIC 晚期或以纤溶亢进为主型者;②颅内出血;③24 小时内新鲜创面、肺结核空洞及溃疡病伴新鲜出血等;④蛇毒所致的 DIC。

3)用法:目前多主张小至中等剂量,即 50～200mg/d。①静脉给药:适用于急性型 DIC;②皮下注射:适用于病情相对轻的急性型 DIC 或亚急性、慢性 DIC。

有条件者应尽可能以低分子肝素替代标准肝素,剂量 50～100mg/d,皮下注射。

(2)复方丹参注射液:60～100mL/d,分次静脉滴注。

(3)其他抗凝药物:有条件或病情需要时,可选用水蛭素、抗凝血酶或活化的蛋白 C(APC)等抗凝药及抗血小板聚集药物等。

4.补充凝血因子和血小板　适用于消耗型低凝期,一般情况下宜与抗凝药物同时使用。可输注新鲜全血、新鲜或冻干血浆、纤维蛋白原、凝血酶原复合物(PPSB)。血小板过低时(<$20×10^9$/L),应及时补充血小板浓缩液。

5.抗纤溶药物　现一般不主张运用,只有在某些疾病引起的 DIC 后期或以纤溶亢进为主型者。主要制剂有氨基己酸、氨甲苯酸、氨甲环酸、抑肽酶等。

十一、获得性凝血功能异常

获得性凝血异常往往伴发于多种疾病,与遗传性凝血因子缺乏不同的特点是常涉及多个凝血因子缺乏(少数获得性单一凝血因子缺乏),患者既往无出血史,多无家族史,临床除出血外尚有原发疾病表现,出血随原发病治疗有效而止。其主要原因有:

1.凝血因子产生不足

严重肝脏疾病引起凝血因子合成障碍;维生素 K 缺乏影响依赖维生素 K 凝血因子的正常生成。

2.凝血因子消耗过多

DIC,原发性纤维蛋白(原)溶解。

3.循环中出现病理性凝血抑制物

肝素样抗凝物质,狼疮抗凝物。

(一)依赖维生素 K 的凝血因子缺乏

【概述】

因子 Ⅱ、Ⅶ、Ⅸ、Ⅹ 需维生素 K 作为辅酶在肝脏中催化羧基化反应,合成具有凝血功能的因子。维生素 K 缺乏形成无羧基化异常的依赖维生素 K 的凝血因子(PIVKA),引起临床出血症状。其病因有:

1.合成障碍　肝脏疾病时维生素 K 代谢、利用障碍,肝细胞不能合成正常的依赖维生素 K

的凝血因子。

2.吸收不良　肠炎,脂肪泻,肠瘘,肠道手术,维生素 K 吸收障碍。胆道梗阻使胆盐缺乏,维生素 K 产生缺乏。

3.药物　维生素 K 拮抗剂(香豆素类口服抗凝剂)竞争性影响维生素 K 的代谢。长期口服广谱抗生素使肠道菌群失调,维生素 K 合成障碍。

4.食物中维生素 K 摄入不足。

5.新生儿、早产儿维生素 K 合成、储存少,人乳、牛乳中维生素 K 含量低。母亲妊娠期服用香豆素类抗凝药。

【临床表现】

原发病表现。

1.皮肤、黏膜出血鼻出血,牙龈出血,皮肤淤点、淤斑,术后出血不止。

2.内脏出血　血尿,黑便,月经过多。肌肉与关节出血少见。

3.新生儿多于产后 2～3 天自发性出血,迟发性出血可于产后 1 个月发生。主要表现为脐带、消化道出血,严重者广泛内脏、颅内出血,也可发生大的肌肉出血。

【诊断要点】

1.有上述引起维生素 K 缺乏的病因。

2.出血症状。

3.实验室检查

(1)凝血酶原时间(PT)延长,可被正常血浆纠正。

(2)活化部分凝血活酶时间(APTT)可延长,凝血酶时间(TT)正常。

(3)血浆因子 Ⅱ、Ⅶ、Ⅸ、Ⅹ 水平降低。

(4)血浆维生素 K 浓度降低。

4.维生素 K 治疗有效。

【治疗方案及原则】

1.积极治疗原发病。

2.维生素 K 治疗

一般口服维生素 K 10～20mg。出血严重者可皮下或肌注维生素 K_1。对口服抗凝剂过量所致的出血,可用维生素 $K_1$50mg 静滴。

3.补充凝血因子

输凝血酶原复合物、新鲜血浆或新鲜冰冻血浆,用于严重出血和紧急情况。

(二)抗凝物质增加

循环中病理性抗凝物质是指直接抑制某一特异性凝血因子或其凝血反应的获得性凝血因子抑制物,属免疫球蛋白。临床引起出血最常见的抑制物是因子Ⅷ抑制物,因子Ⅺ、Ⅸ、Ⅴ、Ⅻ与 vWF 抑制物也有报道。

Ⅰ.获得性因子Ⅷ抑制物(抗因子Ⅷ抗体)

【概述】

血友病 A 患者替代治疗后产生的特异性抑制或灭活因子Ⅷ促凝活性的抗体,为同种(异体)抗体。

非血友病 A 患者产生的抗因子Ⅷ抗体为自身抗体,可伴有自身免疫性疾病如 SLE、类风湿性关节炎等。此外,药物(青霉素,磺胺,氯霉素等)、恶性肿瘤、支气管哮喘、皮肤病、妊娠或分娩后甚至健康老人也可产生。此类抗体可自行消失。

【临床表现】

1.血友病 A 患者以肌肉、关节、深部组织、内脏自发性出血为特点,反复关节出血可造成关节畸形。

2.非血友病 A 患者的出血表现类似血友病 A,可有肌肉血肿,泌尿道、胃肠道出血,月经过多,甚至颅内出血,但关节畸形少见。

【诊断要点】

1.血友病 A 患者的出血症状突然加重,频率增加,对以往的替代治疗无效。

2.非血友病 A 患者突然自发性出血,出血表现类似血友病 A,关节畸形少见。

3.实验室检查

(1)筛选试验:APTT 延长且不能被正常血浆纠正,且 FⅧ:C 随孵育时间呈进行性下降。

(2)FⅧ抑制物测定(Bethesda 法或 Oxford 法):患者血浆与正常血浆孵育 2 小时后测血浆中剩余的 FⅧ:C 活性,能使标准 FⅧ灭活 50% 为一个 Bethesda 单位(BU)。

【治疗方案及原则】

1.伴有抑制物血友病 A 的治疗原则为迅速止血＋去除抑制物。

(1)止血:

1)大剂量 FⅧ浓缩物。

2)如抗体滴度仍高,血浆置换以部分暂时去除抗体,随后再输入大量 FⅧ及新鲜冰冻血浆。

3)也可用"旁路制剂"PCC 50～100U/kg(APCC 70U/kg),重组 FⅦa(rFⅦ特异性与组织因子结合,促进凝血酶的形成)。

(2)去除抗体:

1)血浆置换:用于抗体滴度高伴严重出血,且输注 FⅧ后不足以止血者。每次置换 4～6L 血浆可使抗体下降 60%～90%。

2)免疫疗法:单独用免疫抑制剂对血友病 A 伴抑制物效果差,对非血友病 A 患者的自身免疫抗体效果好。

3)免疫耐受:长期(数周,数月,甚至数年)大量输注 FⅧ,每隔几天用小剂量 FⅧ维持,最终产生抗抑制物抗体,形成对 FⅧ的免疫耐受。联合免疫抑制剂可加速免疫耐受的产生。

4)静脉输注丙球(IVIG):免疫球蛋白中的特异抗体可灭活 FⅧ抗体。

2.自发获得性 FⅧ抑制物的治疗

(1)治疗原发病。

(2)输注 FⅧ与血友病 A 产生抗体者,一般不会引起免疫回忆反应。

(3)免疫抑制剂对非血友病 A 伴自身免疫抑制物(获得性)有较好疗效,首选泼尼松、环磷酰胺＋/-泼尼松、硫唑嘌呤＋/－泼尼松。

(4)出血可输 PCC/APCC、rFⅦa。抗体滴度过高时也可静脉注射免疫球蛋白或体外吸附清除抗体。

Ⅱ.获得性因子Ⅸ或其他凝血因子抑制物(抗因子Ⅸ抗体或抗其他凝血因子抗体)

血友病 B 患者在多次输注因子Ⅸ后可产生抗因子Ⅸ抗体,非血友病 B 伴自身免疫抑制物患者也可产生获得性因子Ⅸ抑制物,主要见于 SLE 患者及妊娠妇女。获得性因子Ⅸ抑制物比获得性因子Ⅷ抑制物少见,临床表现相似。治疗上以补充大剂量因子Ⅸ及应用免疫抑制剂为主。其他凝血因子抑制物在临床上罕见。

(三)肝素及肝素样抗凝物质增多

【概述】

肝素及肝素样抗凝物质可抑制凝血活酶和凝血酶的生成而导致凝血障碍,并可影响血小板的黏附与聚集功能而引起出血。体内产生获得性肝素及肝素样抗凝物质的原因有:药物(肝素过量),严重肝脏病,流行性出血热,急性白血病,多发性骨髓瘤,实体瘤,DIC,SLE。

【临床表现】

皮肤、黏膜淤点、淤斑,牙龈出血,鼻出血,注射部位、伤口出血不止。少数血尿、消化道出血。肌肉血肿、关节腔出血少见,严重者颅内出血。

【诊断要点】

1.有引起肝素及肝素样抗凝物质增多的病因。

2.上述出血表现。

3.实验室检查

(1)APTT、PT、TT 均延长且不能被正常血浆纠正,但 TT 可被甲苯胺蓝或鱼精蛋白纠正(缩短 5s 以上)。

(2)爬虫酶时间正常。

(3)血浆肝素含量增高。

(4)血小板数量正常或轻度降低,黏附和聚集功能降低。

【治疗方案及原则】

1.病因治疗　停药及治疗原发病。

2.鱼精蛋白中和治疗　肝素过量时,鱼精蛋白 1mg 可中和 1mg 肝素;一般情况下鱼精蛋白 50~100mg+20mL 生理盐水,静脉慢推,q8~12h。

3.输注新鲜全血、血浆、凝血酶原复合物或血小板(α 颗粒中的 PF4、β-TG 可结合肝素),用于严重的出血。

(四)抗磷脂(血栓)综合征

【概述】

抗磷脂抗体(APA)包括狼疮抗凝物(LA)和抗心磷脂抗体(aCL),是一组针对磷脂的抗体,通过识别其不同的靶抗原(β₂ 糖蛋白Ⅰ、凝血酶原等)与各种磷脂-蛋白质复合物结合。由于凝血与抗凝过程均依赖磷脂的参与,因此 APA 既可抑制凝血,又可抑制抗凝过程。LA 在体外实验中表现为依赖磷脂的凝血时间延长,但在体内并不直接抑制血浆中特异的凝血因子,因此 LA 阳性患者临床很少表现为出血。多数患者表现为血栓倾向,提示体内促凝作用占优势。促血栓形成的机制尚不清楚,可能与血管内皮免疫损伤、血栓烷 A_2（TXA_2）产生增加、TXA_2/PGI 失衡、对蛋白 C 途径的选择性抑制作用等因素有关。AnnexinV 通过在磷脂表面聚集形成保护膜,阻止磷脂参与凝血反应起抗凝作用。AnnexinV 主要存在于胎盘内,APA 抑制其发挥抗凝作用,故造成胎盘微血栓或梗塞、胎盘供血不足,引起妊娠异常。

由 APA 引起的一组以动/静脉血栓栓塞性疾病、习惯性流产、血小板减少为主要临床表现的症状群,且伴持续性 APA 阳性称为抗磷脂（血栓）综合征（APS）。

1.原发性

无明确自身免疫性疾病的原因。

2.继发性

SLE 和其他自身免疫性疾病、肿瘤、淋巴增生性疾病等。5%～10%的健康人抗体阳性,但是暂时的,滴度低,一般不引起血栓。

【临床表现】

1.原发疾病的表现。

2.出血

很少发生,约 1%～10%为皮肤、黏膜出血,主要由于血小板减少、低凝血酶原血症所致。

3.血栓

绝大多数表现为血栓倾向,体内各器官、各级动/静脉血管内血栓形成引起相应的症状。

(1)静脉血栓:布-加综合征,门脉高压,急腹症,蛋白尿,失明,皮肤坏疽,网状青斑。

(2)动脉血栓:肺动脉高压,脑卒中,心肌梗死,肠梗阻,失明。

4.习惯性流产

多发生于中晚期妊娠,胎儿宫内发育迟缓,死胎和早产。

5.可伴血小板减少。

6.其他

神经系统病变(脑卒中),皮肤病变(坏疽)等。

【诊断要点】

至少具备下列一项临床和一项实验室指标:

1.临床指标

(1)血管栓塞:经影像学、多普勒或组织病理学证实的动、静脉血栓。

(2)妊娠疾病:不能解释的连续 3 次以上流产;一次以上不能解释的形态无异常的死胎;一次以上由于严重先兆子痫或胎盘供血不足、形态正常的早产儿。

2.实验室标准

(1)aCL(ELISA 或 RIA):中高滴度 ACA(IgG 或 IgM,依赖 β_2-GPI)阳性。

(2)LA 检测按如下步骤进行:

1)筛选试验:依赖磷脂的凝血筛选试验延长(KCT,dRVVT,daPTT、稀释的凝血酶原时间 dPT 和 textarin 时间)。至少采用两种不同敏感性的筛选试验。

2)混合试验:加入正常混合的乏血小板血浆不能纠正。

3)确诊试验:加入外源磷脂能缩短或纠正延长的筛选试验。

4)排除其他抗凝物质:如 FⅧ抑制物和肝素样物质,极少数患者 LA 与特异性凝血抑制物同时存在。

(3)抗 β_2 糖蛋白Ⅰ抗体阳性:至少间隔 2 个月,两次检测均阳性才能诊断。

【分型】

1.Ⅰ型

以深静脉血栓为主:上下肢、下腔、肠系膜、肝、门、肾静脉血栓和肺梗死。

2.Ⅱ型

以动脉血栓为主:冠状动脉、外周动脉、主动脉、颈动脉血栓。

3.Ⅲ型

脑血管和视网膜动、静脉血栓。

4.Ⅳ型

以上三型混合。

5.Ⅴ型

胎盘血管血栓引起的流产,又称"胎儿流产综合征"。

6.恶性(灾难性)

以数日、数周内广泛多脏器血栓引起多器官功能衰竭为特征,病情危重,迅速发生精神症状,死亡率大于 50%。往往由于停抗凝药、手术或感染而引起。

【治疗方案及原则】

目前尚缺乏统一的方案,多经验性、个体化治疗。主要针对凝血和免疫机制。

1.治疗原发病,去除病因。

2.免疫治疗　可选用泼尼松和(或)CTX、MTX 与环孢素。

3.抗凝治疗

(1)无临床并发症、无血栓史的 APA 阳性患者无须治疗,但需随访。

(2)预防性抗凝治疗:需手术或长期卧床的血栓患者;有明确的 APS 伴血栓栓塞家族史;虽无症状但伴高滴度抗体;SLE 伴高滴度 APA 或合并血栓患者。

(3)抗凝治疗:应根据抗体的滴度、持续时间、血栓部位、是否反复发生血栓、特殊临床表现及是否合并其他危险因素等。

1)Ⅰ、Ⅱ型采用肝素治疗。首次发生血栓者的抗凝治疗同其他血栓患者:肝素在应用 3~7 天后改用口服抗凝剂(华法林)+/-小剂量阿司匹林。将 PT-INR 控制在 2.0~3.0。

2)Ⅲ型:小剂量阿司匹林(40~80mg/d)加华法林长期治疗。

3)Ⅴ型:肾上腺糖皮质激素联合小剂量阿司匹林、小剂量肝素或 LM-WH。

4.恶性 APS 患者单用抗凝无效,应联合用大剂量类固醇激素、免疫抑制剂(CTX)、血浆置换或丙球治疗。

5.合并免疫性血小板减少,可按 ITP 治疗。严重出血者可输注血小板和凝血酶原复合物。

第三节 白血病

一、急性白血病

急性白血病(AL)是一种常见的造血组织恶性疾病,其特征是某一类型白血病细胞在骨髓或其他造血组织中呈肿瘤性增生,浸润体内各器官、组织,可产生相应的症状和体征,外周血中出现幼稚细胞,而红细胞及血小板常明显减少。临床上常有贫血、发热、感染、出血和肝、脾、淋巴结不同程度的肿大等表现。按形态学 FAB 分类,急性白血病分为急淋白血病(ALL)与急非淋白血病(ANLL)。由于 ALL 与 ANLL 治疗方案不尽相同,且两者预后亦不一致,故分类对临床工作有实际指导意义。

【诊断步骤】

(一)病史采集

1.现病史

询问患者有无进行性加重的头晕无力,有无活动后气急、胸闷和心慌,有无发热,如有,应询问是低热还是高热,有无多汗,有无扁桃体炎、咽峡炎、牙周炎和肺炎的症状,有无肛周炎和肛周脓肿的表现。有无出血征象,如皮肤淤点淤斑、鼻出血、牙龈渗血等,女性有无月经增多或淋漓不尽。有无头痛、恶心、呕吐、肢体瘫痪或意识不清的表现。有无齿龈肿胀。注意询问病人有无肋骨、眼眶、胸骨肿块,有无睾丸肿大。

2.过去史

尽管绝大部分病人既往体健,但就诊时应详细询问是否有不明原因的或经久不愈的贫血以及反复感染、发热、骨关节疼痛史;是否有银屑病史,如有,是否曾长期使用过乙双吗啉治疗;是否曾使用过氯霉素、保泰松或抗肿瘤药物,是否曾接触过电离辐射。

3.个人史

是否有长期接触含苯化合物的职业史。

4.家族史

患者家族中有无恶性肿瘤及白血病病史,是否有近亲结婚史,是否有先天愚型史,如有,则易患本病。

(二)体格检查

1.绝大部分病人可见面色苍白。

2.有急性白血病浸润的体征——齿龈肿胀、皮肤结节或肿块较多见于单核细胞性白血病者;颈部、腋下和腹股沟等浅表部位可触及轻至中等度淋巴结肿大,以急淋白血病为多见;纵隔淋巴结肿大常见于 T 细胞性急淋白血病;胸骨下端压痛,儿童白血病可有关节痛和胫骨压痛;肝、脾肿大一般为轻至中等度肿大;男性青少年发病的偶见有睾丸肿大。

3.可见有皮肤紫癜、鼻出血、齿龈出血部位。

4.合并感染时,有不同感染部位的相应体征。如肺部感染的发热、咳嗽、肺部闻及湿性啰音;也可见有牙龈炎、咽喉炎或肛周炎、肛周脓肿等。

5.神经系统受累则引起中枢神经系统白血病(CNS-L),表现为头痛、恶心、呕吐、颈项强直,甚至有抽搐、昏迷等。

(三)辅助检查

1.实验室检查

(1)血常规:大多数病人白细胞数明显增高,晚期更为显著,最高$>100\times10^9$/L,即高白细胞性白血病,也有白细胞数正常或降低者,如白细胞数$<1\times10^9$/L,则称为白细胞不增多性白血病,白细胞分类可见明显的幼稚细胞,常在$30\%\sim90\%$之间,血红蛋白、红细胞数以及血小板数明显减少。

(2)骨髓象:此项检查为确诊白血病的依据。急性非淋巴细胞白血病多数病例可见有核细胞增生明显至极度活跃,增生的细胞主要为白血病性原幼细胞,该类细胞比例$>30\%$,胞体较大,核浆比例增加,染色质粗糙,核仁明显,可见Auer小体;红系和巨核系明显受抑;细胞化学显示过氧化酶阳性,可达100%,急性单核细胞白血病尽管阳性率较低,但也大于3%,此外,根据非特异性脂酶阳性并能否被氟化钠所抑制的结果,有助于M_4-M_5(受抑者)与M_1-M_3(不被抑制者)的鉴别,中性粒细胞碱性磷酸酶(NAP)染色可鉴别白血病(积分降低)与类白血病(积分增高)。急性淋巴细胞白血病多数病例可见有核细胞增生明显至极度活跃,增生的细胞主要为淋巴系列的白血病性原幼细胞,该类细胞胞体较大,核浆比例增加,染色质粗糙,核仁明显,但胞质中缺乏Auer小体,此为鉴别ALL和ANLL的重要特征;另一特征在于细胞化学中过氧化酶反应阴性,即使微弱阳性,也不超过3%。

(3)免疫分型:M_1-M_5型ANLL中CD_{13}和CD_{33}大多阳性,M_4和M_5型ANLL中,CD_{14}可阳性表达,CD_{41}阳性者仅见于M_7。T细胞性ALL中,一般可见CD_2和CD_7阳性表达,B细胞性ALL中,一般可见CD_{19}和HLA-DR阳性表达,CD_{33}在两种不同细胞类型的ALL中均不表达。

(4)染色体核型分析:常伴有特异性染色体核型改变。M_2可见t(8;21)(q22;q22);M_3可见t(15;17)(q22;q21);M_{4EO}可见inv/del(16)(q22)等。$5\%\sim20\%$ALL患者可见Ph染色体,即t(9;22)(q34;qll);L_3型的B细胞ALL中,易见t(8;14)(q24;q32)核型改变。

(5)融合基因检测:M_2可见AML/ETO,M_3可见PML/RARa,M_{4EO}可见CBFB/MYH11,M_5可见MLL/ENL等。Ph阳性的ALL患者融合基因检测可见Bcr/Abl表达,L_3(B细胞)ALL可见MYC与IgH并列。

(6)血液生化检查:乳酸脱氢酶和尿酸可升高,部分患者可见肝、肾功能损害,低蛋白、血糖增高,M_3型合并DIC时,可出现凝血酶原时间(PT)、凝血酶时间(TT)、白陶土部分凝血活酶时间(APTT)的改变。

(7)脑脊液检查:当出现中枢系统白血病时,脑脊液白细胞数增多($>0.01\times10^9$/L),蛋白质增高(>450mg/L),糖定量减少,涂片中找到幼稚细胞。

2.特殊检查

如X线、B型超声、CT等检查,可发现有相应的浸润灶。

（四）诊断要点

1. 起病急骤，有贫血、发热、出血或器官组织浸润的症状。

2. 可见有贫血，皮肤黏膜出血点、淤斑，肝、脾、淋巴结肿大，胸骨压痛等体征。

3. 血象、骨髓象、免疫分型、染色体核型和融合基因等检查证实。骨髓象中原始细胞＞30％，诊断即可成立。

4. 按照 FAB 分型，ALL 可分为 3 型：①ALL-LⅠ型，原淋细胞体积较小，胞质较少，此型预后较好；②ALL-L$_2$型，原淋细胞较大，形态不很一致；③ALL-L$_3$型，原淋细胞较大，胞质中常有很多空泡，形态较一致。ANLL 则可分为 8 型：①急性髓细胞白血病微分化型（M$_0$），原始细胞中髓过氧化物酶阳性＜3％，细胞分化抗原 CD$_{33}$、CD$_{13}$、CD$_{34}$ 等标志物阳性；②急性粒细胞白血病未分化型（M$_1$），绝大多数为原粒细胞（＞90％），早幼粒细胞≤30％；③急性粒细胞白血病部分分化型（M$_2$），原粒细胞＞30％，早幼粒细胞＞3％；两型白血病细胞均可见 Auer 小体；④急性早幼粒细胞白血病（M$_3$），早幼粒细胞≥30％，或原始/早粒＜1/3，又可分为粗颗粒和细颗粒两亚型；⑤急性粒-单细胞型（M$_4$），以一种为主时，另一种原始＋早幼（幼单）＞20％；⑥急性单核细胞白血病（M$_5$），又分急单未成熟型（M$_{5a}$），原单核细胞≥80％；成熟型（M$_{5b}$）为原单核细胞＜80％，外周血中也可以单核细胞为主；⑦急性红白血病（M$_6$），一般有核红细胞≥50％（若有异形有核红细胞，＞30％即可），非红系细胞中原始＋早幼＞30％；⑧急性巨核细胞白血病（M7），原始巨核细胞≥30％。

（五）鉴别诊断

1. 骨髓增生异常综合征

起病缓慢，多以难治性贫血起病，常有两系或三系细胞减少；骨髓细胞病态造血的形态学异常为其特征，骨髓增生活跃或明显活跃，但骨髓中原始细胞不超过 30％，外周血原始细胞不超过 5％。

2. 再生障碍性贫血

有贫血、出血，外周血呈全血细胞减少，易与细胞不增多性白血病相混，但再生障碍性贫血骨髓原始细胞正常，血中中性粒细胞碱性磷酸酶增高。

3. 传染性单核细胞增多症

本病嗜异性凝集试验水平增高，抗 EB 病毒抗体阳性，骨髓正常，无原始细胞增多。

4. 类白血病反应

有原发病症状和体征，骨髓原始细胞正常，中性粒细胞碱性磷酸酶升高，粒细胞常可见中毒颗粒。

【治疗方案】

（一）一般治疗

应积极采用支持疗法，具体措施包括：①予保护性隔离；②发热患者应仔细查找原因，如病原菌不明的，应先使用广谱抗生素，待药敏试验结果后调整使用敏感抗生素，必要时可应用免疫球蛋白增强病人的抵抗力；③严重贫血者，给予浓缩红细胞；出血严重、血小板计数＜20×10^9/L 时，应输浓缩血小板液；如明确为弥散性血管内凝血（DIC），应按 DIC 处理；④严重粒细胞缺乏者，可予 G-CSF 或 GM-CSF300μg，皮下注射，1 次/d（或 300μg，皮下注射，2 次/d），无此条件又伴严重感染时,可予连续输新鲜血;⑤临床上应注意防止病毒、霉菌、细菌感染。

(二)急性非淋巴细胞白血病药物治疗

1.联合诱导缓解化疗方案

①DA3+7方案:该方案为 ANLL 的经典治疗方案,DNR(柔红霉素)40mg/m² 静脉注射,第1～3天,联用 Ara-C100～150mg/m² 静脉滴注,第1～7天,也可用去甲氧柔红霉素(IDA)替代 DNR,有望获得更高的缓解率;②HA 方案:H(高三尖杉酯碱)2～4mg/m² 静脉滴注,第1～7天,Ara-C100mg/m² 静脉注射,第1～7天;③DAE 方案:在 DA 方案的基础上,加用 VP16 100mg 静脉滴注,第1～5天。上述方案均为间隔7～14天后,开始第2疗程。

2.巩固与强化方案

诱导方案治疗获得完全缓解(CR)后,可应用原方案或原方案加大剂量巩固治疗1～2疗程,然后第1年内每月序贯换用其他化疗方案如米托蒽醌及 Ara-C(MA)或换用中、大剂量 Ara-C 化疗方案强化治疗1次;第2年可改为每2个月1次,持续3年。应用较大剂量化疗时,注意加强支持治疗。

(三)急性早幼粒细胞白血病药物治疗

本病为 ANLL 中的一种特殊类型,近年来,应用诱导分化剂治疗获得良好效果。可用全反式维甲酸(ATRA)20mg,口服,3次/d,一般应用30～60天后可获完全缓解,但应注意,部分患者在 ATRA 治疗过程中,可出现维甲酸综合征(如高白细胞血症、发热、呼吸困难、低血压、组织水肿、心包和胸腔积液),应予预防和早期治疗。对 ATRA 治疗无效的病人,可用诱导肿瘤细胞凋亡的药物三氧化二砷治疗,三氧化二砷 10mg 加入5%葡萄糖注射液 500mL 中静脉滴注,1次/d,连用28天;如未达完全缓解,间歇1周继续下1个疗程治疗。目前,原卫生部关于 M₃ 型的临床治疗路径提出双诱导治疗,即 ATRA 与三氧化二砷联合诱导治疗。不管采用何种疗法,M₃ 型 ANLL 一旦达到完全缓解,需用标准化疗方案进行巩固治疗,常用的方案为 DA、HA、MA 等方案,与 ATRA 和三氧化二砷序贯应用。M₃ 型 ANLL 并发 DIC 时,ATRA 应减量为 10mg,3次/d,口服,同时及时补充新鲜血和(或)血小板浓缩液,必要时每天使用 75mg 肝素静脉滴注24小时维持。

(四)特殊类型的急性非淋巴细胞白血病药物治疗

1.高白细胞性白血病的治疗

少数高白细胞白血病患者,因幼稚细胞体积较大,变形力亦低,易致白色血栓,血流淤滞,出现急性呼吸窘迫综合征或意识障碍;本病尚可侵袭小血管壁,使其损伤、破裂,常致脑出血。具体治疗措施为:①条件许可时,行白细胞单采术,可迅速降低白细胞计数,缓解症状。②补充液体,碱化尿液,可用碳酸氢钠 1g,口服,4次/d;或用5%碳酸氢钠溶液 250mL 静脉滴注,1～2次/d。③别嘌呤醇 100mg,口服,3次/d。④无细胞分离设备时可予羟基脲 1.5g,口服,2次/d。白细胞数<20×10⁹/L 者,可按常规白血病化疗方案治疗。

2.低增生性白血病的治疗

本组病变特点为病程进展较慢,一般无明显脏器浸润表现,血象常呈全血细胞减少,骨髓多部位穿刺均示增生低下,但原始细胞≥30%。本组病例多见于老年人。治疗原则为:①加强支持治疗。②应用预激方案化疗,如 AAG 方案,即阿克拉霉素(Acla)20mg,加入5%葡萄糖注射液 500mL 中静脉滴注,每日或隔日一次,连用 4 次,阿糖胞苷(Ara-C)12.5mg,皮下注射,1 次/12 小时,每日 2 次,连用 14 天,粒细胞集落刺激因子(G-CSF)300μg,每日 1 次,皮下注射,连用 14 天;或高三尖杉酯碱 0.5～1mg 加 5%葡萄糖氯化钠注射液 250～500mL 中静脉滴注,1 次/d,连用 10 天,阿糖胞苷和粒细胞集落刺激因子用法与剂量同 AAG 方案。

(五)急性淋巴细胞白血病的药物治疗

1.诱导缓解方案

①D0LP 方案:DNR(柔红霉素)30～40mg/m^2,静脉注射,第 1～3 天;VCR(长春新碱)1.4mg/m^2,静脉注射,第 1、8、15、22 天;L-ASP(左旋门冬酰胺酶)5000U/m^2,静脉滴注,第 16～25 天,该药使用前需做皮试,阴性者方可应用;泼尼松(强的松)40～60mg,分次口服,第 1～28 天。第 14、28 天做骨穿,如未达缓解,可再加 1 次 DNR 及 VCR 2mg,静脉注射,第 29、36 天;泼尼松 40～60mg,口服,第 29～42 天;L-ASP5000U/m^2,静脉滴注,第 29～35 天。此方案限于 50 岁以下的 ALL 患者,否则 DNR 应予减量。②DVP 方案:如 L-ASP 过敏或缺货,可应用此方案,效果亦佳。DNR30～40mg/m^2,静脉滴注,第 1～3 天;VCR 2mg,静脉注射,第 1 天;泼尼松 40～60mg/m^2,口服,第 1～7 天。间歇 10～14 天再予化疗。

2.巩固与维持治疗

经诱导治疗获得完全缓解后,需再予巩固治疗,可应用原方案 2～3 个疗程,病人情况良好者,可加大方案中的剂量,或在原方案基础上加用二线药物如 VP16 100mg,静脉注射,第 1～5 天,亦可换其他药物。同时,还应给予药物进行维持治疗,可用 MTX(甲氨蝶呤)15mg,口服,2 次/周,同时应用 6-巯嘌呤(6-MP)50mg,口服,2～3 次/d。此治疗持续 1～2 年后,间隔化疗时间可从 1 次/月,适当延长至 1 次/2～3 个月。在此期间,如有合适供髓者,<45 岁的患者可行骨髓移植(BMT)治疗。

(六)难治性急淋(常规诱导缓解方案治疗无效者)或多次复发患者的治疗

可用以下化疗方案:①VP＋Ara-C:VCR2mg,静脉注射,第 1 天;泼尼松 40～60mg/m^2,分次口服,第 1～7 天;Ara-C200～500mg/次,静脉滴注,第 1～5 天,注意骨髓抑制及口腔溃疡的防治,如有条件,在大剂量 Ara-C 应用后 48 小时再给予 G-CSF300μg,皮下注射,1 次/d,直至白细胞数>10×10^9/L。②VP＋MTX:VCR 剂量同上,第 1 天用;泼尼松 40～60mg/m^2,分次口服,第 1～7 天;MTX1.0g,静脉滴注,维持 24 小时,液体量应保证 2500mL/d 以上,使病人有充足尿量,MTX 结束 12 小时后,给予四氢叶酸 12mg/m^2 进行拯救,静脉注射,每隔 6 小时用,连用 6 次,使用中注意肝功能受损情况,如有受损,可予保肝治疗。

(七)中枢神经系统白血病的治疗

急性白血病病程中的任何阶段,特别是 ALL,其次是急性单核细胞白血病,均可能并发中枢神经系统白血病,其发生多以缓解期内 1 年左右。表现为脑神经损害及颅内压增高的症状与体征:脑脊液压力>196kPa(200mmH$_2$O);Pandy 试验阳性;蛋白质>400mg/L;脑脊液沉渣找到白血病细胞。治疗措施包括:①甲氨蝶呤椎管注射,MTX15mg 与地塞米松 2～5mg,用 0.9%氯化钠注射液 3mL 稀释后椎管内缓慢推注,隔天 1 次,直至脑脊液完全正常后再继续用 3 次后停用;如为 ANLL,可将 MTX 换为 Ara-C 50mg。②头颅与脊髓照射治疗,共计 18～24Gy(1800～2400rad)。③预防性鞘内注射治疗,MTX 或 Ara-C 及地塞米松用量同上,椎管注射,2次/周,共计5次;化疗完成后再行头颅、脊髓照射,剂量为18~24Gy(1800~2400rad)。

(八)骨髓移植

目前主张,除儿童急淋白血病和M_3型急非淋白血病因治疗效果较好外,所有其他类型急性白血病只要有HLA匹配的同胞供髓者,都可在第一次缓解期内进行异基因骨髓移植,患者年龄以50岁以内较为合适。但需注意,此项治疗所需费用昂贵,风险大,应用前,须由家属签署知情同意书。

【病情观察】

(一)观察内容

观察病人的症状、体征特点,重点观察化疗后病人的症状、体征是否缓解或减轻,如齿龈肿胀、皮肤结节或肿块可否消失;皮肤、黏膜出血是否减轻;如有中枢神经系统累及的,则观察治疗后病人的头痛、呕吐、抽搐等症状是否改善或消失;有肺部感染或有牙龈炎、肛周炎的,则应观察抗感染治疗后炎症是否控制;治疗中,应定期随访血象、骨髓象、血液生化、脑脊液等,以评估治疗疗效。同时,化疗过程中,应注意观察有无化疗药物的副作用,以便及时对症处理。

(二)动态诊疗

白血病一经诊断,病人均须住院治疗,并进一步行FAB分型,有条件时应行MICM分型,以选择合适的治疗方案。治疗中应观察病人的症状、体征是否缓解,定期复查血象、骨髓象,一般每疗程结束,均须复查骨髓象,以判断化疗方案是否有效;治疗效果不明显或无效的,可换用其他化疗方案;注意有无化疗药物本身的毒副作用,以便及时处理;证实有肺部感染或有牙龈炎、肛周脓肿等,则予强力抗生素,控制感染,并行粪、尿、血等细菌培养,以指导选用敏感抗生素;证实有中枢神经系统累及的,应予相应的治疗;如有条件,在第1次化疗取得缓解后,可行骨髓移植治疗;治疗后达完全缓解,可予以出院,出院前均应复查骨髓象和染色体、融合基因等,以了解病人的具体情况,并应告知病人须定期门诊随访、定期化疗,以巩固治疗疗效。

【临床经验】

(一)诊断方面

近年来,以形态学为基础,结合免疫学、遗传学和分子生物学为一体的MICM分型方法已使诊断准确率达到99%以上,因而,在有条件的情况下,诊断时应尽可能完善MICM分型诊断,为正确诊断提供依据。

(二)治疗方面

1.联合化疗目前仍是除M_3以外的急性白血病唯一的诱导缓解治疗手段,因此,一旦诊断明确,应尽可能早地给予足量化疗药物,力争一疗程即获完全缓解。

2.由于初治患者的体内免疫功能和正常造血功能尚处于轻微受损阶段,而且白血病细胞对化疗药物较敏感,骨髓化疗有望取得较好的疗效。大量的临床实践证明,化疗获得完全缓解的时间越短,则病人生存期越长、复发率越低。

3.鉴于白血病的整个治疗花费很大,临床上,经治医师应充分考虑病人的白血病类型以及病人的经济承受能力,选择适当的治疗方案。

4.骨髓移植近年来发展很快,已成为延长白血病患者生存期乃至临床治愈的重要方法,尤其是异基因于细胞移植的应用,越来越为临床所采用,值得重视。

（三）医患沟通

诊断一旦确立,应即刻告知患者或其亲属急性白血病的性质、特点、常见诱因、国内外治疗现状、化疗的组成、疗程与疗效及利弊,如实告知病人病情的预后凶险,以便病人家属能理解。需行骨髓移植治疗的,应由患者亲属签署知情同意书。

（四）病历记录

1.门急诊病历

记录病人就诊的主要症状、发病时间,有无乏力、贫血,有无皮肤、牙龈等出血症状,详细记录病人就诊的主要症状,发病时间,是初治还是复治,如已在外院治疗过,应记录用过何种化疗方案,使用多久,疗效如何,有无特殊服药史和职业史,家族中有无类似病例。体检记录有无贫血、出血、感染、浸润的体征。辅助检查记录血象、骨髓象、血生化、免疫分型、染色体核型等检查结果。

2.住院病历

详尽记录病人门急诊或外院的诊治经过。病程记录主要应能反映病人治疗后的病情变化、治疗效果。如有病情恶化或需行特殊治疗(如骨髓移植治疗的),均应记录与病人家属的谈话过程。

二、慢性白血病

慢性白血病的细胞分化停滞在较晚阶段,多为较成熟幼稚细胞和成熟细胞,病情发展慢,自然病程可为数年,其中常见的是慢性粒细胞白血病(CML)和慢性淋巴细胞白血病(CLL)。

（一）慢性粒细胞白血病（CML）

本病简称慢粒,为造血系统恶性克隆性增生性疾病,90％以上患者存在 t(9;22)染色体核型异常,此即为 Ph 标记染色体,少数患者呈 Ph 染色体阴性,此类患者病程短、预后差。临床过程可分为慢性期、加速期及急变期。

【诊断步骤】

1.病史采集

(1)现病史:询问患者有无怕热、消瘦、盗汗及心慌等代谢增强的症状,有无发热,有无骨痛,有无头昏、乏力、面色苍白等贫血的症状,有无出血的表现,注意有无腹痛、腹胀,以及脾大引起的压迫症状、程度和时间。

(2)过去史:有无原发性血小板增多症、真性红细胞增多症及其他恶性肿瘤病史,是否曾接受过放射性同位素和抗肿瘤药物治疗,是否曾使用过氯霉素、保泰松等药物,是否曾接触过电离辐射。

(3)个人史:了解是否有长期接触含苯化合物的职业史。

(4)家族史:患者家族成员中有无恶性肿瘤及白血病病史,是否有先天愚型史,如有,则病人易患本病。

2.体格检查

(1)巨脾为最突出的体征,脾肿大可平脐,质地坚实,无压痛,至晚期甚至可达盆腔。

（2）约 80％患者有肝肿大。

（3）部分病人可有胸骨压痛。

（4）至加速及急变期贫血渐重，可伴出血体征，如皮肤淤点、淤斑及鼻出血、牙龈出血、月经过多等，严重者有内脏出血的表现。

3.辅助检查

（1）血常规：起病时几乎所有病人的白细胞数都明显增高，极少数患者白细胞数可在正常范围，但无白细胞减少者，白细胞数一般在 $30×10^9/L$，最高可达 $500～1000×10^9/L$，分类中可见各阶段粒细胞，但以中、晚幼粒细胞为主，嗜酸与嗜碱粒细胞增加，早期红细胞和血小板数正常或稍增高，晚期可明显减少。

（2）骨髓象：可见有核细胞增生明显至极度活跃，增生的细胞主要为各阶段白血病性幼稚细胞，以中、晚幼粒细胞为主，原始粒细胞比例不超过 10％，嗜酸与嗜碱粒细胞增加，红系细胞相对减少，巨核系细胞正常或增多，晚期减少。

（3）染色体核型分析：90％以上慢性期患者存在 t(9;22)(q34;qll)，加速期与急变期除 Ph 染色体外，尚可见其他染色体畸变，如＋8、额外的 Ph 染色体。

（4）融合基因：存在 Ph 克隆或 Ph 克隆阴性的患者，一般都可通过 RT-PCR 技术检测到 Bcr/Abl 融合基因的转录本。

（5）中性粒细胞碱性磷酸酶（NAP）活性测定：慢性期 NAP 积分减低或阴性，急变期或类白血病反应增高。

4.诊断要点

（1）起病隐匿，有乏力、厌食或食后饱胀等症状，伴有巨脾的症状与体征。

（2）外周血白细胞数明显增多，分类见各期幼稚细胞，原始细胞低于 10％，嗜酸与嗜碱粒细胞增多。NAP 阴性或积分明显减低。

（3）Ph 染色体阳性和（或）Bcr/Abl 基因阳性。

（4）确诊慢粒后，需进一步明确是慢性期、加速期或是急变期。慢性期主要表现为乏力、低热、盗汗、脾肿大等；加速期主要表现为进行性贫血和继发性痛风性骨关节痛，可伴有出血。骨髓原粒＋早幼粒大于 10％，但小于 20％；急变期病人，加速期的症状、体征急剧加重，出现类似急性白血病的临床表现。骨髓原始＋早幼细胞大于 20％。根据细胞形态变化，可有急粒变、急淋变、急单变、红白变等。急变期对联合化疗反应差。

5.鉴别诊断

（1）骨髓纤维化：骨髓多呈干抽，外周血白细胞计数＜$50×10^9/L$，Ph 染色体阴性、NAP 积分多增高。

（2）类白血病反应：有原发病症状和体征，多无巨脾，Ph 染色体阴性，外周血白细胞多可见中毒颗粒，NAP 积分升高。

（3）真性红细胞增多症：红细胞增多，很少出现巨脾，Ph 染色体阴性，NAP 积分多升高。JAK2V617F 基因突变检测可呈阳性。

（4）原发性血小板增多症：以血小板增多为主，很少有巨脾，NAP 积分可升高，Ph 染色体阴性。骨髓培养有 CFU-Meg 自发生长。JAK2V617F 基因突变检测可呈阳性。

【治疗方案】

1.一般治疗

注意休息,加强营养,预防感冒。如为慢粒急变期,则按急性白血病的化疗方法治疗。

2.药物治疗

可用羟基脲(Hu)1g,口服,2~3 次/d,至白细胞降至 20×10^9/L 以下时逐渐减低剂量,白细胞<3×10^9/L 后停药。因羟基脲毒性低,且 CML 患者中位生存期亦长,目前主张将羟基脲作为首选治疗。也可用马利兰(myleran),2mg,口服,2~3 次/d,白细胞<25×10^9/L 时可减至 2mg,口服,1 次/d,白细胞<5×10^9/L 时停药;或用格列卫(甲磺酸伊马替尼),本药为酪氨酸激酶抑制剂,为分子靶向药物,通过与 ATP 竞争性结合 Bcr/Abl 靶蛋白,而抑制其酪氨酸激酶活性与 JAK/STAT 信号传导途径,最终达到抑制慢粒白血病细胞生长的目的。该药对慢性期慢粒白血病的完全缓解率达 95%,染色体完全转阴率超过 60%。具体用法为格列卫400mg,晨顿服,1 次/d,持续应用;按照 2011 年我国专家共识,格列卫已被列为慢粒白血病患者的一线治疗药物。对于高白细胞患者,应给予别嘌呤醇 0.1g,3 次/d,口服;碳酸氢钠片0.5g,3 次/d,口服。干扰素 a300 万~500 万 U,皮下注射,1 次/d,可使部分慢粒白血病患者的Ph 阳性克隆率下降甚至完全消失,从而达到推迟急变、延长存活期的目的。此治疗药物适用于格列卫耐药或不耐受且不能进行异基因造血干细胞移植的患者。格列卫耐药或不耐受者还可选用二代酪氨酸激酶抑制剂尼洛替尼(40mg,一天 2 次)或达莎替尼(50mg,一天 2 次),口服治疗,效果令人满意。

3.异基因骨髓移植

适用于格列卫耐药或不耐受或病情进入终末期的 45 岁以下慢粒白血病患者。其 3~5 年的无病存活率为 60%,部分病人可望治愈。

【病情观察】

1.观察内容

诊断不明确者,应根据病人的症状、体征行血常规、骨髓检查,以尽快明确诊断。诊断明确者,可予以相应的化疗,治疗中,重点观察病人的症状是否改善,脾肿大是否缩小,血象、骨髓象是否恢复,是否达到完全缓解,评估治疗疗效;注意观察有无骨髓抑制、胃肠道副反应等,以便及时调整治疗用药及用药剂量。

2.动态诊疗

诊断明确者,则根据病人的具体情况,予以药物治疗,注意监测、随访治疗效果,以便根据治疗反应,及时调整有关治疗;慢粒白血病初始可住院治疗,待病情控制后,带药回家治疗,定期门诊复查。治疗期间,应每周至少检查血常规和白细胞分类 1 次、每 1~2 个月复查骨髓 1次、每 3 个月复查染色体和 Bcr/Abl 融合基因 1 次。无论病人是否完全缓解,均需长期随访。如为加速期或为急变期,则应加强相关的治疗,并按急性白血病的治疗方案进行治疗。

【临床经验】

1.诊断方面

(1)根据患者有巨脾、白细胞数增高、白细胞分类中见各期幼稚细胞等特点,典型慢粒白血病诊断不难。随着细胞遗传学和分子生物学的发展,人们发现过去的 Ph 阴性慢粒白血病,经

RT-PCR 技术均可出现 Bcr/Abl 融合基因表达,因而在有条件的情况下,诊断慢粒白血病时,应尽可能在做骨髓涂片检查的同时进行染色体和融合基因分析,以完善其诊断。

(2)近年来,染色体荧光原位杂交(FISH)技术和实时 PCR 技术已被逐渐应用于慢粒白血病的诊断、判断疗效和预测预后以及检测微小残留病。

2.治疗方面

(1)慢粒白血病尽管病程较长,但几乎所有病例在经过慢性期以后,均不可避免地进入终末期,此时治疗难度大、疗效差,因而慢粒白血病总的预后不良,为了尽可能延长患者的生存期,本病一经确诊,可根据患者的年龄、家庭经济状况为患者选择合适的治疗方法,对年轻而经济状况佳且有合适供者的病人,可行干细胞移植术或予格列卫单用或格列卫联合亚砷酸治疗。

(2)慢粒白血病诊疗是一长期过程,应告知病人与亲属,病人需定期门诊随访,定期化验,根据血常规等检查结果调整治疗方法或药物剂量,不可随意增减或更换药物。

3.医患沟通

诊断确立者,经治医师应如实告知患者或其亲属有关慢粒白血病的性质、特点、常见诱因、国内外治疗现状、疗程与疗效及利弊,如实告知病人的预后,以便病人及家属能理解、支持。治疗中,涉及本病的病情变化,尤其出现加速期、急变期等,往往预后差,应注意与家属的沟通,以使其能理解病情的发展,做好心理准备。经治的医护人员要竭尽全力帮助病人,以缓解病人症状,提高生活质量。

4.病历记录

(1)门急诊病历:记录病人贫血的发生、发展过程,有无乏力、盗汗、出血及骨关节痛等伴随症状。以往有无诊疗,记录所用的药物及疗效如何。记录有无腹胀、腹痛,有无皮肤黏膜等出血,有无淋巴结肿大,有无肝、脾肿大,注意详尽记录其肿大程度、质地如何,以及有无胸骨压痛、贫血、出血的体征。辅助检查记录其血常规和白细胞分类及骨髓涂片结果,门诊有条件时应进行染色体和融合基因检查并记录结果。

(2)住院病历:详尽记录病人以往的诊疗经过。记录本病的诊断依据、鉴别诊断要点、诊疗计划等。详尽记录病人治疗后的病情变化、上级医师的查房意见。记录治疗中复查的检查结果。如需行骨髓移植,应记录病人或亲属签署的知情同意书。

(二)慢性淋巴细胞白血病(CLL)

慢性淋巴细胞白血病为近似成熟的小淋巴细胞呈克隆性增生,侵犯淋巴结和其他淋巴组织及骨髓,致血中出现淋巴细胞增多,常伴有免疫调节障碍,免疫球蛋白生成异常,临床上可有贫血、粒细胞缺乏、血小板减少、淋巴结肿大、肝脾肿大等;免疫功能受损可引起自身免疫性溶血性贫血。

【诊断步骤】

1.病史采集

(1)现病史:询问患者起病的快慢,有无乏力困倦、食欲不佳,有无低热、盗汗、消瘦,有无贫血与出血症状,有无继发感染,如有,则应询问感染的症状、部位及时间。尤其应询问有无淋巴结肿大的症状,如有,应了解淋巴结肿大的部位和出现时间,有无疼痛,移动度如何。

(2)过去史:询问有无特殊服药史,是否有其他恶性肿瘤病史及皮肤增厚结节和红皮病史,是否有反复感染病史。

(3)个人史:了解是否有长期接触含苯化合物的职业史。

(4)家族史:了解有无家族遗传倾向。

2.体格检查

(1)最突出的体征为颈部、腋下和腹股沟等浅表部位可触及坚实无压痛、活动性好的肿大淋巴结,深部淋巴结肿大偶可压迫局部脏器而引起各种不同的症状,如纵隔淋巴结肿大可引起气管阻塞或上腔静脉综合征,肠系膜淋巴结肿大可引起肠梗阻,肝门处淋巴结肿大可引起阻塞性黄疸,腹膜后淋巴结肿大可引起腰背痛等。

(2)大多数患者有轻至中等度脾脏肿大。

(3)少数可见巩膜黄染等溶血现象。

(4)约50%的病人有特异性皮肤损害(如结节、红皮病等),以及非特异性皮肤损害(如瘙痒、荨麻疹、丘疹等)。

(5)常见口腔、呼吸道、胃肠道和皮肤软组织感染灶。

(6)晚期病人有眼睑结膜及手掌面苍白,皮肤黏膜紫癜、鼻出血、牙龈出血、呕血和(或)黑便等。

3.辅助检查

(1)血常规:大多数病人白细胞数在 $50 \times 10^9 /L$ 左右,白细胞分类可见淋巴细胞占 $80\% \sim 90\%$ 之间,淋巴细胞绝对数常在 $(10 \sim 15) \times 10^9 /L$,淋巴细胞形态大多数与正常类似,少数为幼淋和原淋细胞,病程后期红细胞数以及血小板数可明显减少。

(2)骨髓象:多数病例可见有核细胞增生明显至极度活跃,增生的细胞主要为小淋巴细胞,可占 $50\% \sim 90\%$,原淋及幼淋细胞比例少于 10%,NAP 积分正常或稍高,糖原染色(PAS)反应高于正常。

(3)免疫分型:淋巴细胞具有单克隆性。B 细胞者:轻链仅有 κ 或 λ 链中的一种,CD_5、CD_{19} 和 CD_{20} 阳性,CD_{10} 和 CD_{22} 阴性,S1g 弱阳性;T 细胞者,CD_2、CD_3、CD_8(或 CD_4)阳性,CD_5 阴性。20% 的患者 Coomb's 试验阳性,但仅 8% 出现明显溶血。

(4)染色体核型分析:约半数患者伴有染色体核型改变,B 细胞者以 +12、14q+ 多见,T 细胞者以 inv(14) 等多见。

4.诊断要点

(1)老年人>50 岁,除外其他引起淋巴细胞增高的原因,淋巴细胞绝对值持续 $>5 \times 10^9 /L$,骨髓中亦示淋巴细胞明显增高。

(2)有疲乏、体力下降、低热、贫血等临床表现和淋巴结、肝脾肿大等体征。

(3)血中 γ 球蛋白减低,贫血、网织红细胞高时可能合并有 AIHA,粒细胞常示明显减少。

(4)外周血白细胞 $>10 \times 10^9 /L$,淋巴细胞比例 $\geqslant 50\%$,其中小淋巴细胞占 $80\% \sim 90\%$,见幼稚淋巴细胞或不典型淋巴细胞。骨髓中小淋巴细胞增生活跃,占 $50\% \sim 90\%$。原幼淋细胞 $<10\%$。

(5)免疫分型提示细胞具有单克隆性,免疫学表面标志大多为 B 系异常。

(6)慢淋确诊后,尚需进一步临床分期,一般按照 Rai 分期标准——0 期:仅表现淋巴细胞增多(低危);Ⅰ期:淋巴细胞增多+淋巴结肿大(低危);Ⅱ期:淋巴细胞增多伴肝(或)和脾肿大(中危);Ⅲ期:淋巴细胞增多伴贫血(Hb<110g/L)(高危);Ⅳ期:淋巴细胞增多伴血小板减少(Plt<100×10^9/L)(高危)。

5.鉴别诊断

(1)滤泡性 NHL 伴白血病期:本型淋巴瘤表面 Ig 荧光很强,CLL 的 B 细胞荧光强度弱;前者鼠细胞玫瑰花结阴性,而 CLL 阳性;前者 CD$_{10}$ 阳性,CLL CD$_{10}$ 阴性。

(2)幼淋巴细胞白血病:脾大明显,淋巴结肿大不显著,白细胞计数可>100×10^9/L,以具有大核仁的幼淋巴细胞为主。

(3)淋巴结:结核可有肺结核病史,有结核的中毒症状,淋巴结肿大并彼此融合,与周围组织粘连,并易软化溃破,病理活检可予以证实。

(4)感染引起淋巴细胞增多:为暂时性,感染控制后,淋巴细胞比例可恢复正常。

(5)淋巴瘤:淋巴结肿大不对称,活动度差,晚期可相互粘连,病理检查可确定诊断。

【治疗方案】

1.一般治疗

单纯淋巴细胞轻度增多可暂不治疗。淋巴结肿大三组以上者或合并贫血、血小板减少者应予治疗。

2.药物治疗

可用苯丁酸氮芥 2mg,2~3 次/d,口服,如白细胞数下降,剂量应予相应减少。苯丁酸氮芥治疗无效者,可试用环磷酰胺 50mg,2~3 次/d,口服;在有贫血、血小板减少特别是伴有 AIHA 时,可予泼尼松每天 1mg/kg,口服,见效后可间断使用,多与苯丁酸氮芥并用。

Ⅱ期以上者,可用 COP 或 CHOP 方案化疗——①COP 方案:环磷酰胺(CTX)400~800mg/m^2 加入 0.9%氯化钠注射液 500mL 中静脉滴注,第 1 天;长春新碱(VCR)1~2mg 加入 0.9%氯化钠注射液 40mL,静脉注射,第 1 天;泼尼松 40~100mg/d,分 2 次口服,第 1~5 天。②CHOP 方案:CTX400~800mg/m^2 加入 0.9%氯化钠注射液 500mL 中静脉滴注,第 1 天;多柔比星(ADM)30~50mg/m^2 加入 0.9%氯化钠注射液 40mL,静脉注射,第 1 天;长春新碱(VCR)1~2mg 加入 0.9%氯化钠注射液 40mL,静脉注射,第 1 天;泼尼松 100mg/d,分次口服,第 1~5 天。间歇 14~21 天开始下一疗程。亦可用核苷类似物氟达拉滨(福达华)50mg 加入 0.9%氯化钠注射液 250mL 中静脉滴注,1 次/d,共 5 天为一疗程,每月一疗程,毒副反应主要为骨髓抑制。氟达拉滨是目前治疗 CLL 最有效的单剂药物。氟达拉滨与环磷酰胺组成的 FC 方案或再增加抗 CD$_{20}$ 单抗美罗华组成的 FCR 方案疗效更为显著。亦可换用 2-氯脱氧腺苷(2-cdA),此为一种新的嘌呤类似物,可按每天 0.05~0.2mg/kg 加入 0.9%氯化钠注射液 500mL 中静脉滴注 24 小时,疗程为 5 天,1 次/月,可用 1~4 个疗程,CLL 反应率为 55%~67%,毒副反应主要是骨髓抑制。亦可换用 2-脱氧助间霉素(CF),此药为腺苷脱氨酶抑制剂,可按 4mg/m^2,静脉注射,1 次/周,2~3 次后可改为 1 次/2 周,肾功能不良者慎用。

3.其他治疗

淋巴细胞明显增多时,可行白细胞单采治疗。淋巴结肿大伴肝、脾肿大者出现局部明显压迫梗阻者可予局部放疗。对伴有感染及低丙球血症患者,可用丙种球蛋白每天 50~200mg/kg,静脉滴注,5 天为 1 疗程。经济条件许可的,可用干扰素 d300 万 U,隔天 1 次,皮下注射,持续半年以上。

【病情观察】

1.观察内容

诊断不明确者,可根据病人的具体临床表现,行血象、骨髓等检查,以明确诊断。诊断明确者,可根据病人的具体征象,尤其是慢淋的临床分期,给予化疗。治疗过程中,重点是观察治疗效果,临床症状是否改善,血象、骨髓象是否恢复,有无感染等并发症,以便及时治疗。

2.动态诊疗

诊断确立后,即可根据病人的临床表现、病期,给予治疗,0 期病人可不予治疗;Ⅰ期以上的均需治疗,主要是化学治疗,如有明显纵隔淋巴结肿大发生压迫症状或有巨脾者,可考虑采用局部或纵隔、脾区放射治疗。治疗期间,应每周检查血常规和白细胞分类一次、每 1～2 个月复查骨髓一次,有染色体及免疫分型异常者,还要定期复查染色体及免疫分型。慢淋白血病起病初期可住院治疗,待病情控制后,可带药回家治疗,定期门诊复查。

【临床经验】

1.诊断方面

根据老年人发病、有肝脾淋巴结肿大、白细胞数增高、白细胞分类中以"成熟"小淋巴细胞增多为主等特点,典型的慢淋白血病诊断不难,但应注意与淋巴瘤和幼淋巴细胞白血病进行鉴别。在诊断慢淋白血病时,应尽可能在做骨髓涂片检查的同时,进行免疫分型和染色体分析以完善其诊断。

2.治疗方面

(1)CLL 患者一般都为老年发病,同时本病尽管白细胞计数增加,但大多为淋巴细胞,而且本病对自身免疫功能有严重的影响,故 CLL 患者经常容易发生反复严重的感染,因而,化疗时不主张将白细胞总数降得过低,以免产生难以拯救的感染而危及患者的生命。

(2)干扰素 α 可通过多种免疫调节机制对 CLL 克隆产生一定的抑制效应,建议将干扰素 α 与化疗联合应用,可能会取得更佳的疗效。

3.医患沟通

诊断一旦确立,应即刻告知患者或其亲属有关本病的性质、特点、常见诱因、国内外治疗现状、化疗的组成、疗程与疗效及利弊,应如实告知病人病情的预后特点,如一般病程为 3～4 年,主要死亡原因为骨髓抑制导致的严重贫血、出血和感染等。

4.病历记录

(1)门急诊病历:记录病人发病年龄,记录淋巴结肿大的症状、部位、时间,有无疼痛,移动度如何,有无食欲减退、贫血、消瘦、低热等症状,有无出血、感染的症状,体检记录淋巴结、肝脾肿大的体征,及贫血、出血、感染的体征。辅助检查记录血常规、骨髓、免疫分型和染色体等检查结果。

(2)住院病历:详尽记录病人门急诊或外院的诊疗经过。记录本病的诊断依据、鉴别诊断要点。病程记录应全面反映治疗后的病情变化、治疗效果。如需使用昂贵药物,应记录病人是否知情同意。

第四节 淋巴瘤

淋巴瘤是发生于免疫系统的实体肿瘤,有淋巴细胞和组织细胞大量增生,恶性程度不一。临床上常以无痛性、进行性淋巴结肿大为主要症状,并有发热、肝脾肿大,晚期尚可见恶病质和贫血等。本病可分为霍奇金病(HD)与非霍奇金病(NHL)两大类,其诊断主要依据病理检查。

【诊断步骤】

(一)病史采集

1.现病史

询问患者是否有无痛性、进行性淋巴结肿大,有无周期性发热、盗汗、消瘦及皮肤瘙痒等症状,有无腹部肿块、上腹痛,有无呕血和(或)黑便,有无腹泻或肠梗阻的症状,有无吞咽困难等表现。

2.过去史

因非霍奇金病出现白血病的频度较高,应详细了解是否曾患有白血病或恶性肿瘤,是否有电离辐射或长期使用抗癌药的病史,是否有慢性、反复发作性病毒感染病史等。

3.个人史

有无长期接触含苯化合物的职业史。

4.家族史

了解患者家族成员中有无恶性肿瘤及白血病的病史。

(二)体格检查

1.多在颈前、颈后、腋窝和腹股沟等体表部位触及无痛性、质地中等、不对称、大小不均的淋巴结,可活动,不粘连。晚期可粘连融合。

2.非霍奇金病原发于淋巴结外的病变较霍奇金病为多,咽淋巴环、滑车上淋巴结及深部淋巴结受累多见。

3.可有肝脾肿大及结外器官受侵犯表现,如韦氏咽环淋巴结肿大、鼻窦新生物、胸腔积液、腹腔包块、甲状腺肿大、睾丸肿大、皮疹、皮下结节、脊髓压迫症等体征。

(三)辅助检查

1.实验室检查

(1)血象:HD可有轻至中度贫血,少数病人白细胞轻度或明显增加,伴中性粒细胞增多,如骨髓被广泛浸润,可见有全血细胞减少。

(2)骨髓:骨髓涂片找到里-斯细胞对诊断HD骨髓浸润有帮助。

(3)血液生化:疾病活动期有血沉增快,血清乳酸脱氢酶增高,如血清碱性磷酸酶或血钙升高,则提示有骨骼累及。部分病人伴有抗人球蛋白试验阳性或阴性的溶血性贫血。

2.特殊检查

(1)影像学检查:X线全胸正侧位片、B超、胸腹CT/MRI以及内窥镜等检查可证实有肝、脾、胸腔、盆腔等部位受累的征象,有助于确定病变范围和临床分期。

（2）病理学检查：淋巴结或组织肿块病理切片可明确病理类型。一般选择颈后、锁骨上肿大的淋巴结，要注意切取一个或数个完整的淋巴结。对仅有深部淋巴结肿大者，剖胸、腹探查可摘取病变淋巴结进行病理学诊断。

（3）病理学结合免疫组化检查：通过淋巴结活检进行病理学结合免疫组化检查，是恶性淋巴瘤的确诊方法。

（四）诊断要点

1.有进行性无痛性淋巴结肿大，伴有相应的器官压迫症状，以及有发热、消瘦等全身表现。

2.相关的影像学检查证实有肝、脾、腹腔、胸腔、皮肤等浸润受累的表现。

3.血象、骨髓检查提示有本病的可能，骨髓中找到 R-S 细胞对诊断 HD 有帮助。

4.组织病理学检查发现 R-S 细胞，则可确定为霍奇金病；发现其淋巴结正常结构破坏，淋巴滤泡和淋巴窦消失；恶性增生的淋巴细胞形成呈异形性，淋巴包膜被侵犯，则确诊为非霍奇金病。

5.HD 组织学可分为四型——①淋巴细胞为主型（LP）：病变局限，预后较好。②结节硬化型（NS）：年轻发病，诊断时多为Ⅰ、Ⅱ期，预后相对好。③混合细胞型（MC）：有播散倾向，预后相对较差。④淋巴细胞消减型（LD）：多为老年，诊断时已Ⅲ、Ⅳ期，预后极差。

6.NHL 按 IWF 国际工作分类，临床应用广泛。

2001 年 WHO 依据应用单克隆抗体、细胞遗传学和基因分析发现，结合形态学特点，提出了 WHO 分型方案，该方案将淋巴瘤分为边缘区淋巴瘤、滤泡性淋巴瘤、套细胞淋巴瘤、弥漫大 B 细胞淋巴瘤、Burkitt 淋巴瘤、血管原始免疫细胞性 T 细胞淋巴瘤、间变性大细胞淋巴瘤、周围性 T 细胞淋巴瘤和蕈样肉芽肿/赛塞里综合征等 9 种亚型。

7.根据病变累及区域进行临床分期，一般采用 Ann Arbor 分期方案，主要用于 HD，NHL 也参照使用。

Ⅰ期：病变仅限于一个淋巴结区（Ⅰ）或单个结外器官局限受累（ⅠE）。

Ⅱ期：病变累及横膈同侧两个或更多的淋巴结区（Ⅱ），或病变侵犯淋巴结以外器官及横膈同侧一个以上淋巴结区（ⅡE）。

Ⅲ期：横膈上下均有淋巴结病变（Ⅲ），可伴脾累及（ⅢS），结外器官局限受累（ⅢE），或脾与局限性结外器官受累（ⅢSE）。

Ⅳ期：一个或多个结外器官受到广泛性或播散性侵犯，伴或不伴淋巴结肿大。如果肝或骨髓受累，即使局限性也属Ⅳ期。

各期按全身症状的有无分为 A、B 两组，无症状者为 A 组，有症状者为 B 组。全身症状包括：①发热 38℃以上，连续 3 天以上，可无感染原因；②6 个月内体重减轻 10%以上；③盗汗。

（五）鉴别诊断

1.与肿大淋巴结相鉴别

①淋巴结炎：急性炎症多有原发感染病灶，局部有红、热、痛等表现；慢性时多无进行性肿大，淋巴结体积较小。②结核性淋巴炎：常合并肺结核，OT 或 PPD 试验阳性，局部淋巴结可粘连成团并可破溃，抗结核治疗有效。③慢性淋巴细胞白血病：浅表淋巴结常可增大，白细胞常增高，淋巴细胞百分比增高，骨髓检查淋巴细胞＞40%。④Castleman 病：淋巴结病理示

淋巴结内血管增生伴管壁组织玻璃样变,生发中心消失,呈透明血管型;或淋巴滤泡间组织有浆细胞浸润,呈浆细胞型,也可呈混合型。⑤结节病:Kviem 皮肤试验 60%～90%阳性;淋巴结活检呈上皮样细胞肉芽肿,无 R-S 细胞。

2.与发热为主疾病的鉴别

①系统性红斑狼疮:有多器官、系统受损,抗核抗体、抗 DNA、ENA 抗体阳性,淋巴结活检示反应性增多,无 R-S 细胞。②类风湿性关节炎:类风湿因子阳性伴关节肿痛、畸形,淋巴结活检示反应性增生,无 R-S 细胞。③亚急性细菌性心内膜炎:多发于先天性心脏病或风湿性心脏病,常伴杵状指,心脏有器质性杂音伴动态变化,皮肤黏膜有出血点或有血尿,血培养阳性。④恶性组织细胞增生症:临床呈进行性贫血、衰竭、发热等症状;全血细胞减少;骨髓涂片或淋巴结活检可见异质性恶性组织细胞和多核巨细胞;无 R-S 细胞。

【治疗方案】

(一)一般治疗

注意休息,加强营养,预防感冒。

(二)化学治疗

适应证为:①不适于放疗者;②需紧急解除压迫症状者,如气管受压致呼吸困难、上腔静脉阻塞及心包积液等。

1.HD 应用的化疗方案

MOPP 方案:M(氮芥)4mg/m²,静脉注射,第 1、8 天;O(VCR):1～2mg,静脉注射,第 1、8 天;P(甲基苄肼)50mg,口服,2 次/d,第 1～14 天;P(泼尼松)40mg,口服,1 次/d;第 1～14 天。或用 COPP 方案:C(环磷磷胺)600mg/m²,静脉注射,第 1、8 天;O(VCR):1～2mg,静脉注射,第 1、8 天;P(甲基苄肼)50mg,口服,2 次/d,第 1-～14 天;P(泼尼松)40mg,口服,1 次/d,第 1～14 天。两疗程间可间隔 2～3 周,至少用 6 个疗程。对 M0PP 方案耐药者,可用 ABVD 方案:A(多柔比星)25mg/m²,静脉注射,第 1、15 天;B(搏莱霉素)10mg/m²,静脉注射,第 1、15 天;V(长春花碱)6mg/m²,静脉注射,第 1、15 天;D(甲氮咪胺)375mg/m²,静脉注射,第 1、15 天。第 4 周重复 1 次,至少 6 个疗程。注意,对部分恶性程度较高的患者,可应用 M0PP、ABVD 交替疗法,即第 1 周用 M0PP 方案,第 2 周换用 ABVD,间隔两周后再予第二疗程。临床获得完全缓解后,至少再用两个疗程,可获良好疗效。

2.NHL 应用的化疗方案

①低、中度恶性可选用 COP 方案或 CHOP 方案。COP 方案:CTX 400～800mg/m²,静脉注射,第 1 天;长春新碱 1～2mg,静脉注射,第 1 天;泼尼松 40～100mg/d,分次口服,第 1～5 天。间歇 7～14 天继续下一疗程,共 6 疗程。CHOP 方案:CTX 400～800mg/m²,静脉注射,第 1 天;多柔比星(ADM)30～50mg/m²,静脉注射,第 1 天;长春新碱 1～2mg,静脉注射,第 1 天;强的松 100mg/d,分次口服,第 1～5 天。间歇 14～21 天开始下 1 疗程。有条件者化疗前一天加用利妥昔单抗,即 R-CHOP 方案,可获得更好的疗效。②高度恶性选用 B-CHOP 方案或 ProMACE 方案/MOPP 方案。B-CHOP 方案:BLM(搏莱霉素)10mg,静脉滴注,第 1 天;CTX 750mg/m²,静脉注射,第 1 天;ADM 30～50mg/m²,静脉注射,第 1 天;VCR 1～2mg,静脉注射,第 1 天;泼尼松 100mg/d,分次口服,第 1～5 天。间歇 21 天再予下 1 疗程。

ProMACE/MOPP 方案：MTX(甲氨蝶呤)1g,静脉滴注,第 14 天;四氢叶酸 12mg/m²,静脉滴注,每 6 小时 1 次,共 5 次,予 MTX 静脉滴注完后 12 小时开始;ADM 25mg/m²,静脉注射,第 1、8 天;CTX 400mg/m²,静脉注射,第 1、8 天;VP16 100mg,静脉滴注,第 1、8 天;强的松 60mg/m²,口服,第 1～14 天。间歇 14 天后可再给下一疗程。数个疗程出现治疗反应后可换用 MOPP 方案,疗程数与 ProMACE 方案数相同。③高度恶性 NHL 或复发病例可试用 Pro-MACE/cytaBOM 方案：CTX 650mg/m²,静脉注射,第 1 天;ADM25mg/m²,静脉注射,第 1 天;VP16 120mg/m²,静脉滴注,第 1 天;Pred 60mg/m²,口服,第 1～14 天;Ara-C 300mg/m²,静脉注射,第 8 天;BIM 5mg/m²,静脉滴注,第 8 天;MTX120mg/m²,静脉滴注,第 8 天;CP12mg/m²,静脉滴注,每 6 小时 1 次,共 6 次,MTX 注射后 12～18 小时起用。④难治性 NHL 可用 ESHAP 方案:VP-1660mg/m²,静脉滴注,第 1～4 天;甲泼尼龙 500mg/d,静脉滴注,第 1～4 天;顺铂 25mg/m²,静脉滴注,第 1～4 天;Ara-C2g/m²,静脉注射,第 5 天。间隔 25 天可重复下一疗程,共用 3～6 个疗程。

(三)放射治疗

放疗常用⁶⁰Co 治疗机或直线加速器,剂量为 30～40Gy,3～4 周为 1 疗程。HDIA、TB、ⅡA、ⅡB 及部分ⅢA 可首先使用放疗,单纯ⅠA 病变只用"斗篷"野照射,或为倒 Y 野照射即可,而 IB、ⅡB、ⅡA 及ⅢA 期最好用全淋巴结照射,可明显延长存活期。ⅢB、Ⅵ期病例对明显的原发肿瘤部位也应予以局部照射,可加强化学治疗的效果。低度恶性 NHLI、Ⅱ期病例仍用放射治疗,但Ⅱ期弥漫性大细胞(组织细胞)放疗效果不佳,此外扁桃体、骨以及消化道肿瘤等,可先化疗后放疗,或先手术、后化疗、后加用放疗治疗。

(四)骨髓或造血干细胞移植

55 岁以下,重要脏器功能正常的患者,如属中、高度恶性或缓解期短的淋巴瘤、难治易复发的淋巴瘤,4 个疗程的 CHOP 能使淋巴结缩小大于 3/4 者,可考虑全淋巴结放疗及大剂量联合化疗后进行异基因或自身骨髓(或外周造血干细胞)移植,以最大限度地杀灭肿瘤细胞,取得较长期缓解和无病存活。

【病情观察】

(一)观察内容

治疗过程中,应密切观察治疗后病人的病情变化,如病人的临床症状是否改善,肿大淋巴结是否缩小,如有压迫症状的,则治疗后是否减轻,复查血象、骨髓象、影像学等,以评估治疗疗效。同时,应观察治疗本身的毒副作用,必要时,调整治疗所用的药物及剂量。

(二)动态诊疗

诊断明确者,应进一步行影像学检查,以明确病人分期,并制定合适的治疗方案,如化疗或放射治疗等;治疗过程中,应注意观察病人的症状、体征变化,注意复查骨髓象、CT 等检查;效果不明显的,换用其他化疗方案;有化疗药物的不良反应,予以对症处理;有条件,则可予骨髓移植和外周造血干细胞移植,可望取得较长期缓解和无病存活。

【临床经验】

(一)诊断方面

1.无痛性的颈部或锁骨上淋巴结肿大常常是首发症状,部分病人则以原因不明的持续性或周期性发热为首发症状,部分病人伴有盗汗、消瘦、乏力等全身表现,另有部分病人则以实质脏器压迫或侵犯引起的症状和体征为主要表现,如肺实质浸润、肝肿大、腹痛、腹泻、腹块等。临床上有时诊断非常困难,因此,需十分重视本病的诊断及鉴别诊断。

2.本病的诊断必须有病理学的证据,以避免误诊或漏诊。除非有骨髓侵犯,否则骨髓检查多为正常,而淋巴结病理结合免疫组化检查,有助于本病的诊断,须注意的是,取淋巴结时,应取整个淋巴结,以最大限度地获得病理学的证据。

3.诊断本病者,临床上必须进一步进行病期、分组诊断,以评估病情程度,判断预后,为合理治疗提供依据。

4.近年来,通过免疫组化可将淋巴瘤的淋巴细胞分成 T 细胞和 B 细胞,在上述的病理分型中如果能分出 T、B 两类,则同一病理分型中 T 细胞的恶性度大于 B 细胞型;用低倍镜观察淋巴结结构则弥漫性的恶性度大于滤泡性。

（二）治疗方面

1.HD 治疗策略是以化疗为主的放化疗综合治疗,可根据临床分期,选择治疗方法,IA、ⅡA 期可用扩大照射治疗,膈上用斗篷式,膈下用倒"Y"式;ⅠB、ⅡB 期可用全淋巴结照射＋联合化疗;Ⅰ~Ⅱ期伴纵隔巨大肿瘤者,可用联合化疗＋受累区域局部放疗;ⅢA、ⅢB 期可用全淋巴结照射＋联合化疗;Ⅳ期则用联合化疗＋受累区域局部放疗(25Gy)。

2.HD 首选 ABVD 方案,缓解率可达 80％,且对生育功能影响小,不引起继发肿瘤。缓解后复发,有条件时可入院行自体造血干细胞移植。

3.NHL 的治疗选择主要取决于病理组织类型,其次为临床分期、疾病部位、肿瘤大小、全身状况以及治疗目的等,低度恶性 NHL 无临床症状,肿瘤负荷小的患者,主张"观望和等待",无需治疗。Ⅰ或Ⅱ期患者若≤2 个淋巴结区域受累,可局部放疗;若＞2 个淋巴结区域受累,局部放疗＋COP 或 CHOP 联合化疗 4 个周期。Ⅲ/Ⅳ期及 I/Ⅱ期巨块型,CHOP 联合化疗＋干扰素＋局部放疗综合治疗。CHOP 方案仍为中、高度恶性 NHL 的标准治疗方案,缓解率可达70％,毒性小,费用低。

4.对化疗效果欠佳的患者,可考虑给予 EPOCH 方案或 Hyper-CVAD 方案,后一方案尤其对套细胞淋巴瘤疗效较好;对于滤泡性淋巴瘤患者,可给予以核苷类似物氟达拉滨为基础的化疗方案;对于胃黏膜相关的淋巴瘤,加用抗幽门螺杆菌治疗后,部分病例症状可改善,淋巴瘤消失。

（三）医患沟通

诊断一旦确立,应即刻告知患者或其亲属有关淋巴瘤的性质、特点、病理分型、常用的治疗方法、国内外治疗现状、化疗的组成、疗程与疗效及利弊,应如实告知病人病情的预后特点与组织类型及临床分期紧密相关,有淋巴结外侵犯或血源性播散时预后较差。如诊断困难,需剖胸腹探查取组织才能明确诊断的,则需患者亲属在知情同意书上签字。治疗过程中,经治医师应注意与家属沟通,使病人及家属能对病情发展有清楚的认识和理解。

（四）病历记录

1.门急诊病历

记录病人淋巴结肿大和(或)结外器官受累的症状和时间,并详细描述其部位、程度及进展速度。记录有无发热、消瘦、乏力、盗汗等全身症状。既往史中有无使用免疫抑制剂或抗肿瘤药物史,有无结核或 HIV 病毒感染史。体检记录淋巴结大小、质地、活动度、压痛及分布情况,描述有无胸骨压痛,记录肝脾大小、腹块情况。有无甲状腺及睾丸肿大,有无扁桃体及咽淋巴结肿大,有无皮疹及皮下结节,有无神经系统体征。辅助检查记录血象、骨髓检查、淋巴结病理活检、血生化及影像学等检查结果。

2.住院病历

详尽记录病人门急诊及外院的诊疗经过、辅助检查结果。病程记录列出本病的诊断依据、鉴别诊断要点、上级医师的查房意见等,记录所有辅助检查尤其是病理学检查结果。记录病人治疗后的病情变化、治疗疗效等。如需行淋巴结活检或其他病理检查,需由家属签署知情同意书。需行骨髓移植或外周干细胞移植的,应记录与病人亲属的谈话过程,讲明有关费用、利弊等,并由患者亲属签署知情同意书。

第五章　肾脏疾病

第一节　快速进展性肾小球肾炎

快速进展性肾小球肾炎(RPGN),是指在肾炎综合征(血尿、蛋白尿、水肿和高血压)基础上短期内出现少尿或无尿,肾功能损害急骤进展的一组临床综合征,肾穿刺标本中 50% 以上的肾小球由大新月体(新月体占肾小囊面积 50% 以上)形成。

【诊断步骤】

(一)病史采集

1.现病史

病前有无链球菌、结核杆菌、流感病毒等感染史,有无各种烃化物接触史及服用肼苯哒嗪、丙基硫氧嘧啶等药物史,注意询问少尿、无尿出现的时间以及每天尿量,有无肉眼血尿,有无头痛、恶心、呕吐,心悸、气急、咯血及其他出血的征象。临床上有咯血者,往往提示肺出血-肾炎综合征。

2.过去史

仔细询问有无系统性红斑狼疮、过敏性紫癜及肾炎史。以往有否进行过尿常规及肾脏 B 超等检查,如有,应询问检查结果。有无高血压、糖尿病、痛风等病史。

3.个人史

注意询问有无服药史以及化学物质接触史,如有,要进一步询问具体药物、服用情况以及化学物质的种类。

4.家族史

询问家族中是否有类似病史。

(二)体格检查

1.患者往往有水肿,重者有胸腔积液及腹水的征象。

2.部分患者有中度以上的高血压。

3.常见有面色苍白等贫血的表现。

4.双肾区可有叩痛。膀胱区叩诊检查很重要,可排除下尿路梗阻存在,尤其是老年人。

(三)辅助检查

1.实验室检查

(1)血常规:多数患者有贫血,白细胞增高,可见有血小板减少。

(2)尿常规:尿中大量红细胞或呈肉眼血尿。尿蛋白通常阳性,但含量不一,从微量到肾病综合征范围的大量尿蛋白,多为非选择性蛋白尿,尿比重一般不低。变形红细胞和白细胞是尿沉渣中常见的有形成分,红细胞管型也常见。

(3)血生化及肾功能:血尿素氮及肌酐呈持续性增高,内生肌酐清除率明显降低,可见有不同程度的代谢性酸中毒及高血钾,血钙、血磷一般正常。

(4)免疫学检查:Ⅰ型 RPGN 血清中抗 GBM 抗体阳性,Ⅱ型 RPGN 可有血清循环免疫复合物阳性、血清补体 C_3 水平下降和血清冷球蛋白阳性,Ⅲ型 RPGN 除 $50\%\sim80\%$ 为 ANCA阳性外,常有血沉加快($\geqslant100mm$/小时)、C 反应蛋白阳性、类风湿因子阳性。

2.特殊检查

(1)B 超检查:半数病人 B 超检查提示有肾脏增大。

(2)肾活检:为确诊本病的主要方法,光学显微镜检查可见肾小囊内新月体形成为 RPGN的特征性病理改变。受累肾小球达 50% 以上,甚至可达 100%,病变范围占肾小囊面积的 50% 以上,严重者可充填整个肾小囊。发病初期为细胞性新月体,后期为纤维素性新月体(数天~数周形成)。

(3)免疫病理特征改变:Ⅰ型 RPGN 免疫球蛋白(主要是 IgG 和 C_3)沿基底膜呈线样分布;Ⅱ型 IgG 和 C_3 关系膜区或沿毛细血管壁呈颗粒状沉积;Ⅲ型肾小球内无或仅有微量的免疫复合物。电镜下Ⅱ型 RPGN 系膜区和内皮下可见电子致密物沉积,电子致密物沉积的特点和方式与相应的基础疾病相关。Ⅰ型和Ⅲ型无电子致密物沉积。

(四)诊断要点

1.急性起病,病程迅速进展,少尿(400mL/24 小时)或无尿《100mL/24 小时),肉眼血尿伴大量蛋白尿和进行性肾功能损害。

2.可有水肿、高血压及迅速发展的贫血、低蛋白血症。

3.肾活检显示 50% 以上肾小球有新月体形成的典型病理改变。

4.血清抗 GBM 抗体和 ANCA 检测往往可以在肾活检之前明确诊断,根据肾脏免疫病理可分为三种类型:抗 GBM 抗体阳性 IgG 呈线条样沉积称为Ⅰ型;IgG 呈颗粒样沉积,无抗GBM 抗体和 ANCA 称为Ⅱ型;少或无免疫复合物,ANCA 阳性称为Ⅲ型。

(五)鉴别诊断

1.原发性肾小球疾病的急骤进展

部分原发性肾小球疾病由于各种诱因,病情急速进展,肾功能急剧恶化,临床上表现为快速进展性肾炎综合征,但病理上并无新月体的形成,常需肾活检明确。

2.急性肾小球肾炎

本病多数为可逆性,少尿和肾功能损害持续时间短,肾功能一般在病程 4~8 周后可望恢复,肾活检或动态病程观察可助两者鉴别。

3.继发性快速进展性肾小球肾炎

如肺出血肾炎综合征、过敏性紫癜、系统性红斑狼疮、韦格纳肉芽肿、结节性多动脉炎、硬皮病、恶性高血压、过敏性血管炎、溶血性尿毒症及血栓性血小板减少性紫癜等均可继发本病，一般可根据原发病的特点进行鉴别。

4.急性间质性肾炎或急性肾小管坏死

常有明确病因如休克、败血症、中毒、手术、烧伤、感染或重度肌肉损伤病史，血尿、蛋白尿相对较轻，经透析后肾功能可逐渐恢复。鉴别诊断有困难时，做肾活检可明确诊断。

5.肾后性急性肾功能衰竭

常见于肾盂或输尿管双侧性结石，或一侧无功能性肾伴另侧结石梗阻、膀胱或前列腺肿瘤压迫或血块梗阻等。本病特点为：①如原来尿量正常而骤减以至无尿者，以梗阻可能性大；②有肾绞痛或明显腰痛史；③超声检查发现膀胱或肾盂积水，X线平片可有结石及肾脏增大，同位素肾图有排泄段障碍的梗阻图形；④膀胱镜及逆行肾盂造影可发现梗阻病变及部位。如有病理检查结果，可资两者的鉴别。

【治疗方案】

（一）一般治疗

患者应绝对安静，卧床休息，予无盐或低盐、低蛋白饮食。维持和调整水与电解质平衡，纠正代谢性酸中毒。根据病人的具体情况，予对症处理，少尿早期可考虑使用利尿剂（甘露醇、呋塞米等）以及血管扩张剂如多巴胺、酚妥拉明等，有高血压者应控制血压。

（二）药物治疗

1.甲泼尼龙冲击疗法

甲泼尼龙以 $10\sim15mg/kg$（一般 $500\sim1000mg/d$），静脉滴注，每天或隔天 1 次，共 $3\sim4$ 次，间隔 $3\sim4$ 天后可以重复，共用 $3\sim4$ 个疗程；接着应用泼尼松以 $40\sim60mg/d$（$1mg/kg$），1 次/d，口服；连服 $6\sim8$ 周后逐渐缓慢减量至维持量。该方法适用于所有三种类型的 RPGN，但对Ⅱ、Ⅲ型效果较好。早期病例伴有间质水肿和炎症细胞浸润者，短期大剂量使用激素效果可能较好。应用甲泼尼龙冲击疗法时应密切观察病人，常见的副作用有水钠潴留、高血压、血糖升高、消化道出血和感染等。

2.细胞毒药物

常用的药物为环磷酰胺（CTX），一般以 $100\sim150mg/d$，分次口服，所用剂量为每天 $2mg/kg$，总量达 8g 左右。也有报道采用 CTX 静脉滴注冲击治疗，可根据病情第 1 个月应用 $600\sim1000mg$，分 $1\sim2$ 次静脉滴注，以后每月用 $800\sim1000mg$，共 6 个月，再减为每 3 个月 1 次，总量仍为 8g。此类药物对Ⅱ、Ⅲ型效果较为肯定。CTX 常见的副作用有肝功能损害、骨髓抑制、消化道反应、性腺抑制、出血性膀胱炎和致癌作用等。其他的细胞毒药物氮芥、硫唑嘌呤和霉酚酸酯（MMF）等亦可使用。

3.抗凝剂

应用肝素或低分子量肝素、尿激酶、华法林配合双嘧达莫（潘生丁）等治疗。肝素治疗要早，持续用药时间要长，剂量适中，并严密观察出血倾向，用 $50\sim75mg$ 加入 5％葡萄糖注射液

250mL 中静脉滴注,1 次/d;或用尿激酶 2 万～4 万 U/次,静脉注射,2 次/d,维持优球蛋白溶解时间为 90～100min。只要无出血等禁忌证,可长期连续使用肝素,并配合潘生丁分次口服(200～400mg/d),两者可有协同作用。

(三)其他治疗

1.血浆置换

主要用于:①伴有肺出血的 Goodpasture 综合征;②早期抗 GBM 抗体介导的本病。一般为每天或隔天应用新鲜血浆或 5％白蛋白将病人血浆置换出 2～4L,是 I 型 RPGN 的首选治疗方法,一般需连续治疗 10～14 天,或至病人血清中的抗 GBM 抗体转阴为止。如患者出现无尿、血肌酐>600μmol/L、肾活检中 85％的肾小球有大新月体时,则不建议应用血浆置换治疗。对于 Ⅱ、Ⅲ 型 RPGN 也可应用。血浆置换的主要副作用为感染、出血、溶血及低血钙等。

2.透析治疗

本病病程为持续进展,预后差,若新月体占 70％以上,或血肌酐浓度在 442μmd/L 以上者,宜及早进行血液透析治疗。年龄大、心血管功能不全、有出血倾向者,以选用腹膜透析为宜,应注意保护残余肾功能,预防感染、避免应用肾毒性药物。

(四)肾移植

本病病情稳定后 6～12 个月可考虑肾移植。对于 I 型 RPGN 应在血清抗 GBM 抗体转阴后 6 个月方可进行肾移植以避免移植后复发。

【病情观察】

(一)观察内容

诊断明确者,病人应立即收住院治疗,根据其肾功能状况,决定是否进行急诊透析治疗或血浆置换治疗,其间主要观察病人治疗后的病情变化,尤其是病情有无恶化、加重的征象,以便及时处理,须注意监测病人的尿量、血压变化,观察症状是否控制、改善,肾功能是否恢复,评估治疗疗效。

(二)动态诊疗

临床上本病进展快,预后差。诊断明确时,即应根据患者的血尿素氮和肌酐水平、每天尿量情况及肾活检结果,选用上述的治疗方案;对病情危重、年龄大、心功能差、有出血倾向者,则不必行激素冲击、免疫抑制剂和肝素治疗。治疗中应重点观察患者的每天尿量、肾功能变化以及血抗 GBM 和抗 ANCA 水平的动态变化等,以便及时调整治疗用药;如治疗需要,可重复肾活检,以判断急性病变是否缓解及肾小球病理是否以硬化为主。如活动性病变控制,病情进入慢性期,则治疗的重点转为保护残余肾功能的慢性期治疗。完全缓解的指标是尿蛋白<0.3g/d,连续 3 天,临床表现完全消失,血浆白蛋白>35g/L,肾功能正常。

【临床经验】

(一)诊断方面

1.快速进展性肾小球肾炎治疗时机的掌握是改善预后的关键,原则上对需要确诊者,肾穿刺应尽早进行。当诊断明确后,亦应区别为特发性或继发性,重视本病的基本病因诊断甚为重要,因为各种疾病引起快速进展性肾小球肾炎的预后不同,且治疗方法和效果也异。

2.某些慢性肾小球疾病患者由于各种限制忽略了有关病史，又缺乏正规的体检记录，直至感染、劳累、水电解质平衡紊乱等诱因导致肾功能迅速恶化而出现肾功能不全的症状时方来就诊，有时难以与快速进展性肾小球肾炎区别。此时应用 B 超等测量肾脏大小是一项有用的无创伤性辅助检查，与快速进展性肾小球肾炎不同，此类患者于诱因纠正后肾功能可能有部分恢复。大部分慢性肾小球疾病发生肾功能不全时肾脏体积多已缩小，鉴别确有困难者，肾活检有助鉴别。

3.部分药物如青霉胺、肼苯哒嗪、别嘌醇及利福平等也可引起 RPGN，临床上诊断本病时，应仔细询问病人可能有服药的病史，这有助于本病病因的诊断。

4.本病患者临床上多出现血尿、蛋白尿，迅速出现少尿，甚至无尿和氮质血症。由于这种肾炎常发生在坏死性肾小球肾炎的基础上，病变进展快，肾小球毛细血管坏死，基底膜缺损和出血，因此血尿常比较明显，蛋白尿相对较轻，水肿不明显。大量新月体形成后，阻塞肾小球囊腔，血浆不能滤过，故出现少尿甚至无尿。最后可导致肾功能衰竭。

5.早期诊断、治疗对预后有重要影响。8 周之内 RPGN 病理表现大部分为细胞新月体或细胞纤维新月体，积极强化治疗后肾功能仍然有恢复或部分恢复的机会；8 周后 RPGN 病理表现以纤维新月体为主，此时失去治疗时机。病理改变与预后存在密切的关系，肾小球新月体形成的数量和程度，肾小管萎缩及间质纤维化程度均与预后密切相关。

（二）治疗方面

1.一旦疑及此病，应动员患者尽早行急诊肾活检；血尿素氮、肌酐升高者，检查前患者应予充分准备，$Cr > 442 \mu mol/L$ 时予连续透析几次后再行肾活检，以防术后大出血。

2.肾移植后 RPGN 病人有可能复发，但难以确定每一个病例究竟有多少复发的可能性，循环中存在抗基底膜抗体的患者，在开始血液透析治疗后观察 3～6 个月，然后再进行肾移植。在肾移植前，先行双肾切除术能否降低复发并无定论。

3.对继发性快速进展性肾小球肾炎，还需针对病因进行治疗，感染后肾炎要给予充分有效的抗感染治疗，但观察 1 周肾功能仍进行性下降者，还应使用冲击疗法；对 Wegener 肉芽肿及其他血管炎所致的新月体肾炎，首选环磷酰胺及泼尼松治疗，对肾功能持续恶化者仍应用冲击疗法。

（三）医患沟通

拟诊快速进展性肾小球肾炎后应及时与患者或家属沟通，告知病情特点，如发展急骤、预后差、治疗后完全治愈者罕见、临床上往往会遗留不同程度的肾功能损害、尿常规化验也不可能完全恢复正常等，并告知病人及家属，应积极准备急诊肾活检，以明确诊断。需行激素冲击治疗的，要及时告知可能出现的副作用，取得患者的配合。行肾活检、血浆置换、透析治疗及激素冲击治疗时，事先都要征得病人及家属同意，并以签字为据。

（四）病历记录

1.门急诊病历

记录病人有无前驱感染史，是否有血尿和（或）蛋白尿及尿量的变化情况。有无发热、疲乏、皮疹等症状。体检记录血压变化，有无水肿及部位，肾区有无叩痛，有无贫血等，辅助检查记录血尿常规、肾功能、电解质、血抗 GBM 和抗 ANCA 等检查结果。拟诊快速进展性肾小球肾炎者应收住院治疗。

2.住院病历

入院病历应详尽记录病人门急诊或外院的诊疗经过、所用药物及效果如何。首次病程记录应提出本病的诊断依据、与继发性肾脏疾病的鉴别诊断要点、详尽的诊疗计划。病程记录应记录入院治疗后的病情变化,如尿量、血压、肾功能变化以及治疗效果等。记录肾活检的结果。需肾活检、血浆置换或甲泼尼龙冲击治疗的,或予血液透析治疗的,均应有病人及其亲属签署的知情同意书。

第二节　急性肾小球肾炎

急性肾小球肾炎简称急性肾炎,是以急性肾炎综合征为主要临床表现的一组疾病。多见于链球菌感染后。其特点为急性起病,患者出现血尿、蛋白尿、水肿和高血压的综合征。临床以儿童及青少年发病率较高,尤以 3～11 岁为著。治疗的目的在于消除水肿,控制血压,增加肾小球滤过率,预防并发症的发生。

本病属于中医的"血尿"及水肿的"阳水"和"风水"范畴。治疗多以疏风利水消肿、清热解毒利湿为主。

【诊查要点】

1.通常于前驱感染后 1～3 周(平均 10 日左右)起病。

2.起病较急,病情轻重不一。

3.有血尿、蛋白尿、高血压及水肿(晨起眼睑水肿或伴下肢轻度凹陷水肿)等症状,并可有一过性氮质血症。少数患者并发高血压脑病、心力衰竭、肺水肿。常伴有乏力、头晕、纳差、腰酸等非特异性症状。

4.实验室检查

(1)尿常规检查:可见红细胞血尿、蛋白尿及管型尿,白细胞每个高倍镜可达 10 个左右。

(2)肾功能检查:肾小球滤过率下降,肌酐、尿素氮轻度增高。

(3)免疫学检查:血清总补体水平(CH50)及 C_3、C_4 下降,但 6～8 周可恢复正常。血清中抗链球菌溶血素"O"(ASO)滴度升高。

5.B 超检查常提示肾脏体积增大。

【西医治疗】

1.一般治疗

急性期卧床休息 2～4 周,给予低盐(2～3g/d)饮食,水肿重且尿少者应限制水分摄入。

2.治疗感染灶

给予青霉素 80 万 u,肌内注射,每日 2 次,共 7～14d。青霉素过敏者可给予红霉素 0.5g 口服,每日 3 次,或 1～1.5g,静脉滴注,每日 1 次。病情时有反复,且扁桃体病灶明显者,在肾炎病情稳定后,蛋白尿少于(＋)、尿红细胞＜10/HP,且无急性炎症,可考虑给予扁桃体切除术。术前术后用青霉素80万u肌内注射,每日2次,计2周。

3.对症治疗

(1)利尿:给予氢氯噻嗪1～2mg/(kg·d),分2～3次口服。当肾小球滤过率(GFR)＜25mL/min时,可给予呋塞米20～60mg/d,分次口服或静脉注射;亦可加用多巴胺20mg,加入5%葡萄糖溶液250mL中静脉滴注1～2μg(kg·min),每日1次。

(2)降压:首先给予利尿药,效果不佳者,可加用降压药。

(3)防治并发症:积极预防心、脑合并症的发生。

4.透析疗法

对少数发生急性肾衰竭患者应及时给予透析治疗。

【中医治疗】

(一)辨证施治

1.急性期

(1)风水泛滥:眼睑水肿,继则四肢及全身皆肿,恶寒发热,肢节酸楚,小便短赤或绛,腰酸腰痛。或咽喉红肿疼痛,头痛、头晕,舌尖红,脉浮滑数;或恶寒咳喘,古台薄白,脉浮紧。

治法:疏风利水。

方药:越婢加术汤加减。麻黄6～9g,石膏24～30g(先煎),白术12g,甘草5g,生姜3g,茯苓20g,泽泻15g,车前子15g(包煎)。

加减:咽喉肿痛,加金银花、板蓝根、连翘;热重尿少,加鲜茅根、鸭跖草;风寒偏盛,去石膏,加苏叶、防风、桂枝;咳喘较甚,加桑白皮、杏仁、葶苈子;血尿甚,加白茅根、小蓟。

(2)湿热浸淫:皮肤疮疡或脓疮溃烂,发热恶风,颜面及全身水肿,尿少色赤,口苦便秘。舌质红,苔黄腻,脉滑数。

治疗:清热解毒,利水消肿。

方药:麻黄连翘赤小豆汤合五味消毒饮加减。麻黄5g,杏仁10g,生姜皮3g,连翘10g,赤小豆30g,金银花20g,野菊花18g,蒲公英12g,紫花地丁10g,紫背天葵10g,桑白皮10g。

加减:皮肤溃烂,加苦参、土茯苓;发热、咽喉痛,加牛蒡子、山豆根;水肿者,加竹叶、车前子(包煎)、泽泻;血尿甚加血余炭、地榆炭、牡丹皮。

(3)水湿浸渍:颜面及眼睑水肿延及全身,按之没指,小便短少,身重肢倦,头晕头重,胸脘痞闷,泛恶纳差。舌苔白腻,脉沉滑。

治法:渗湿利尿,温阳消肿。

方药:五苓散合五皮饮加减。泽泻15g,猪苓、茯苓各12g,白术10g,桂枝6g,大腹皮10g,陈皮10g,生姜皮9g。

加减:上半身肿甚,加麻黄、杏仁、葶苈子;下半身肿甚,加川椒目、防己、牛膝;身寒肢冷,加制附予、干姜、肉桂。

2.恢复期

(1)脾气虚弱:怠倦乏力,胃纳呆滞,面色萎黄。舌质淡红,苔白,脉缓弱。

治法:健脾益气。

方药:参苓白术散加减。党参 15g,茯苓 20g,白术 12g,山药 15g,白扁豆 15g,炙甘草 5g,砂仁 4g(后下),薏苡仁 20g,炙黄芪 20g。

加减:腰酸甚,加牛膝、桑寄生;镜下血尿不除,加血余炭、茜草根;蛋白尿不除,加芡实、桑螵蛸。

(2)肾阴不足:神倦头晕,腰腿酸软,手足心热,舌红少苔,脉细数。

治法:滋补肾阴。

方药:六味地黄丸加减。干地黄 15g,山药 15g,泽泻 15g,山茱萸 12g,茯苓 20g,女贞子 15g,桑寄生 20g。

加减:低热,加地骨皮、牡丹皮、银柴胡;咽干而痛,加玄参、山豆根。

中医辨证施治治疗急性肾小球性肾炎,临床辨证分型多以湿热浸淫和水湿浸渍型多见,而风水泛滥型则较少见。因当肾炎水肿出现时,外感症状多已消失。急性肾炎多有血尿症状,在其急性水肿期,多属湿热损伤血络,而恢复期则多是阴虚夹湿热,合而损伤血络。临床应用小蓟饮子加减治疗急性水肿期肾炎,恢复期镜下所见血尿则以小蓟饮子为主,酌加墨旱莲、女贞子之属,治疗效果颇佳。急性肾炎病程中多伴有气机阻滞、瘀血内停之证,治疗中可适当加入活血化瘀之品,如川芎、桃仁、赤芍等部分病人水肿消退后仍可见少量蛋白尿和反复镜下血尿,此期仍应以祛邪为主。对于正虚明显者,则扶正祛邪并重。忌用温补肾阳之品,以避免闭门留寇,加重蛋白尿和血尿。

(二)常用中成药

1.六味地黄丸(浓缩丸)

每服 8～10 粒,每日 3 次,用于恢复期属肾阴虚之急性肾小球性肾炎。

2.知柏地黄丸

每服 6g,每日 3 次,用于肾阴虚夹湿热之急性肾小球性肾炎。

3.甲花片

每服 6 片,每日 3 次,用于水湿逗留小便不利之急性肾小球性肾炎。

4.黄葵胶囊

每服 2.0g,每日 3 次,用于湿热型病程迁延之急性肾小球性肾炎。

【名家经验】

余益礼经验

活血化瘀疗法治疗急性肾炎,收到良好效果;处方:丹参 50g,川芎 15g,赤芍 15g,红花 10g,益母草 30g;白茅根 30g,每日 1 剂。加减:有表证发热者加金银花、蒲公英、连翘等;水肿,加猪苓、茯苓、冬瓜皮、大腹皮、车前子等;尿蛋白不消,加芡实、白果、石韦、金樱子、黄芪等。

【预防与调护】

1.急性水肿期应卧床休息,忌盐,限制饮水量,饮食以优质低蛋白、高维生素为主,忌肥甘辛辣之品。

2.消除畏惧心理,保持乐观情绪。

3.预防感染,链球菌感染的患者,应彻底加以治疗。

4.注意口腔卫生,保持皮肤清洁;妇女应注意经期卫生。

第三节　慢性肾小球肾炎

慢性肾小球肾炎,简称慢性肾炎。系指以蛋白尿、血尿、高血压、水肿为基本临床表现,起病方式各有不同,病情迁延,病变缓慢进展,可有不同程度的肾功能减退,最终将发展为慢性肾衰竭的一组肾小球疾病。其病因尚不明确,少数由链球菌感染后转来,乙型肝炎病毒携带亦可引起。发病机制以免疫介导性炎症反应导致肾小球损害为主,非免疫非炎症因素也占有一定地位。临床治疗困难,预后较差。治疗的目的在于减轻和缓解尿检异常,消除症状,延缓向肾衰竭的进展。

本病属中医"虚劳""尿血""水肿"等范畴,治疗多以培补脾肾、益气养阴、和络化湿为主。

【诊查要点】

1.可发生于任何年龄,但以青中年男性多见。起病缓慢,病情迁延,时轻时重。随着病情发展,可有肾功能减退、贫血、电解质紊乱等情况。

2.临床表现多种多样,可有水肿、高血压、蛋白尿、血尿及管型尿等表现中的一项或数项。有时可伴有肾病综合征或重度高血压。

3.病程中常因感染诱发急性肾炎表现,其中部分可自动缓解,部分出现病情加重。

4.肾功能检查,早期可有肾小球滤过率下降,肌酐清除率减低至≤50mL/min 时,血浆尿素氮和肌酐开始升高。

5.B超检查可显示内部结构紊乱,皮髓质界限不清。若示肾脏缩小,则为终末期固缩肾。

【西医治疗】

1.一般治疗

休息,水肿及高血压者宜低盐饮食(氯化钠<3.0g/d),适当控制饮水量。氮质血症者给予优质蛋白及低磷饮食。

2.积极控制高血压、减少尿蛋白

力争把血压控制在理想水平(<130/80mmHg)尿蛋白控制在<1.0g/d。

(1)利尿剂的应用:噻嗪类如氢氯噻嗪,12.5～25mg/d。肾功能差,血肌酐(Scr)>200μmol/L 时,应改用襻利尿药,如呋塞米 20～40mg,口服,肌内注射或静脉注射,每日 2～3 次。

(2)降压药的应用:首选血管紧张素转化酶抑制药或血管紧张素Ⅱ受体阻滞药,如卡托普利 6.25～25mg,口服,每日 2～3 次;贝那普利(洛汀新)10mg,口服,每日 1 次;缬沙坦 80mg,口服,每日 1 次。β受体阻滞药、钙通道阻滞药、血管扩张药等亦可选用。

3.抗凝和抗血小板药

给予肝素 5000U/12h 静脉滴,连用 5～7 日,注意监测凝血时间,使之保持在正常值的

1.5～2倍。或双嘧达莫100～200mg,口服,每日3次;或阿司匹林40～300mg,每日1次。

4.糖皮质激素和细胞毒药物

一般不主张应用。对肾功能正常或轻微受损,尿蛋白≥2.0g/24h,病理类型为轻度系膜增生性肾炎、轻微病变或病变轻微者可试用中等剂量激素,无效者逐渐撤去。

5.避免加重肾脏损害的因素

如感染、劳累、妊娠及应用肾毒性药物。

【中医治疗】

(一)辨证施治

1.肺肾气虚

面色不华,面浮肢肿,少气懒言,腰膝酸软,易于感冒。舌淡有齿印,苔白润,脉细弱。

治法:益气固表,利水消肿。

方药:玉屏风散合防己黄芪汤加减。黄芪15g,炒白术10g,防己、防风各10g,车前子20g(包煎),甘草5g,大枣5枚。

加减:水肿甚,合五皮饮、五苓散化裁;自汗,加牡蛎、浮小麦;血尿,加血余炭、茜草炭;蛋白尿,重用黄芪,加金樱子、桑螵蛸。

2.脾肾阳虚

肢体水肿甚至全身水肿,腰酸膝冷,面色苍白,大便溏薄,尿少色清。舌淡胖,苔白腻,脉沉细。

治法:温阳利水。

方药:真武汤加减。制附子6g,茯苓9g,白芍9g,干姜9g,白术9g,党参15g,甘草5g,大腹皮15g。

加减:肾阳虚甚,合金匮肾气丸化裁;脾虚甚,加薏苡仁、黄芪;兼瘀血,加丹参、红花、牛膝、益母草。

3.肝肾阴虚

眼目干涩或视物模糊,头晕耳鸣,咽干口苦,虚烦失眠或盗汗,小便短赤或涩痛不利或见尿血及肢体轻度水肿。舌红少苔,脉弦细。

治法:滋补肝肾,育阴利水。

方药:杞菊地黄汤加减。枸杞子15g,菊花12g,山药10g,山茱萸10g,生地黄、熟地黄各12g,泽泻10g,茯苓20g,牡丹皮10g,车前子15g(包煎)。

加减:尿血者,加大小蓟、白茅根;尿涩痛不利,加萹蓄、瞿麦;心烦失眠,加淡竹叶、栀子;尿蛋白不消,加蝉蜕、芡实、金樱子。

4.气阴两虚

腰酸遗精,肢体微肿或不肿,心悸气短,面色无华,神疲倦怠或咽干口燥,易于感冒,或伴血尿。舌红少苔,脉沉细无力。

治法:益气养阴。

方药:大补元煎加减。党参12g,炙黄芪20g,熟地黄12g,杜仲10g,山药10g,茯苓20g,枸杞子 10g,山茱萸 15g,炙甘草 12g。

加减:阴虚火旺,加知母、黄柏;咽痛者,加麦冬、沙参;肢体水肿,加猪苓、车前子(包煎)。

5.正虚络阻

腰痛固定不移或刺痛,面色暗灰,皮肤干燥,或有淤斑淤点,尿量减少、肢体水肿,经久不愈。舌紫暗或有淤斑,脉沉涩或细数。

治法:益气行水,化瘀通络。

方药:桃红四物汤加减。桃仁 15g,红花 10g,当归 10g,川芎 10g,赤芍 15g,益母草 20g,丹参 20g,茯苓 15g,黄芪 30g,泽兰、泽泻各 12g,车前子 20g(包煎)。

加减:瘀血重,加水蛭、全蝎;腰酸,加杜仲、牛膝。水肿甚者,加牛膝、防己;有肾功能不全者,去桃仁,加生大黄。

(二)常用中成药

1.雷公藤多甙片

每服 2~4 片,每日 3 次,用于 24 小时尿蛋白量大于 2g 之慢性肾炎。

2.肾康宁

每服 3~4 片,每日 3 次。

3.火把花根片

每服 2~3 片,每日 3 次,用于慢性肾炎之蛋白尿者。

4.黄葵胶囊

每服 2g,每日 3 次,用于肝肾阴虚、湿热内蕴之慢性肾炎。

5.血尿安

每服 3 片,每日 2~3 次,用于血尿重之慢性肾炎。

6.金水宝胶囊

每服 2~3 粒,每日 2~3 次,用于慢性肾炎,尤其应用激素,细胞毒药物时,以保护肝肾功能。

【名家经验】

叶任高经验

叶氏中医辨证治疗慢性肾炎,脾肾阳虚型治以健脾益气、温阳利水,方用金匮肾气丸加减。黄芪 15g,党参 12g,淫羊藿 12g,怀山药 15g,茯苓 15g,防己 12g,泽泻 10g,车前子 15g(包煎),制附子 6g;肝肾阴虚型治以滋阴降火,方用滋阴降火方。生地黄 24g,知母 10g,黄柏 10g,牡丹皮 12g,甘草 6g;气阴两虚型治以益气养阴,以参芪地黄汤加减。党参 15g,黄芪 15g,白术 10g,生地黄 24g,山药 12g,牡丹皮 10g,泽泻 10g;血尿不止者用血尿方。生地黄 24g,大小蓟各 20g,白茅根 30g,石韦 12g,炒蒲黄 15g,藕节 10g,甘草 6g;血瘀阻络者用活血化瘀方。川芎 12g,桃仁 10g,红花 10g,地龙 12g;高血压可用高血压基本方。生地黄 15g,生牡蛎 30g,丹参 20g,牛膝 10g,菊花 10g。

慢性肾炎的血尿、蛋白尿、高血压和肾功能减退的程度与中医证型有一定的关系。叶氏认为,肝肾阴虚多见于慢性肾炎高血压型,气阴两虚型多见于慢性肾炎的普通型。此两型多有血尿、蛋白尿、高血压和肾衰竭表现,病理类型多属系膜增生性肾炎、膜增生性肾炎和局灶节段性肾小球硬化。脾肾阳虚型则以蛋白尿为突出表现,并且多伴有中重度水肿,相当于慢性肾炎肾病型。此型治疗应以西药糖皮质激素或以细胞毒药物为主,配合中药治疗,如开始大剂量激素治疗时,常有医源性皮质腺功能亢进的表现,符合中医阴虚阳亢表现,故可用生地黄、龟甲、墨旱莲、女贞子、知母,以滋阴降火,减轻激素引起的阴虚火旺的不良反应。在撤减激素时,机体多出现不同程度的糖皮质激素撤减综合征,颇符合肾阳虚之征,此时可酌用温补肾阳之品,如淫羊藿、菟丝子、补骨脂,以防撤减病情反复,有助于巩固治疗。

【预防与调护】

1.预防感染。避免受凉、受湿,过度疲劳,以免诱发慢性肾炎的发生或恶化。

2.防止畏惧心理,保持乐观情绪。

3.控制食盐及饮水量的摄入。饮食以优质蛋白、高维生素为主,忌辛辣肥甘之品。

4.除非病情严重,一般可以适当活动,以免体力减弱、抵抗力减退。

5.避免使用对肾脏有害的药物。

第四节　肾病综合征

肾病综合征(NS)是指由多种病因引起的,以大量蛋白尿(>3.5g)、低蛋白血症(<30g/L)、高脂血症、水肿为主要临床表现的一组综合征。它可由原发性肾小球疾病引起,也可继发于多种疾病。大量蛋白尿和低蛋白血症是临床诊断肾病综合征的主要依据。本病可发生于任何年龄。

按病因可分为原发性和继发性肾病综合征。原发性肾病综合征病因不明,研究结果提示免疫机制,尤其是细胞免疫变化可能和发病有关,此外脂代谢紊乱、凝血因子的变化及大量蛋白尿亦参与本病的发生。

【主诉】

患者出现泡沫尿、全身水肿。

【临床特点】

(一)主要症状

患者出现大量蛋白尿、低蛋白血症、高胆固醇血症和全身显著水肿。

1.大量蛋白尿

大量蛋白尿是肾病综合征的标志。尿蛋白定量≥3.5g/d,使尿液表面张力升高而产生很多泡沫,形成泡沫尿。主要成分是清蛋白,也含有其他血浆蛋白成分。肾小球滤过率、血浆蛋白浓度和蛋白摄入量等直接影响蛋白尿的程度。肾小球滤过率降低时,蛋白尿会减少;严重低蛋白血症时,尿蛋白排出量可增加;高蛋白饮食会使尿蛋白排出增加。

2.低蛋白血症

血清白蛋白低于30g/L。肾病综合征时肝脏对清蛋白的合成增加,当饮食中给予足够的蛋白质及热量时,患者的肝脏每日合成清蛋白约 22.6g,比正常人每日 15.6g 显著增多。当肝脏合成清蛋白的代偿作用不足以弥补尿蛋白的丢失量时,才会出现低蛋白血症。尿蛋白的主要成分是清蛋白、激素转运蛋白(如维生素 D 结合蛋白、甲状腺结合球蛋白)、转铁蛋白、凝血抑制因子等血浆蛋白。

3.高脂血症

本病总胆固醇、三酰甘油明显增加,低密度脂蛋白(LDH)、极低密度脂蛋白(VLDH)水平升高。高脂血症与低蛋白血症有关,高密度脂蛋白(HDL)正常或下降。LDL/HDL 比率升高,使发生动脉硬化性合并症的危险增大,高脂血症与血栓形成及进行性肾小球硬化有关。

4.水肿

初始晨起眼睑、面部、踝部可见水肿;随着病情发展,水肿波及全身,并出现胸腔积液、腹水、心包积液、纵隔积液、阴囊或阴唇水肿,也可出现肺水肿。若有皮肤损伤,则组织内液溢出且不易停止。水肿与体位关系明显,如出现与体位无关的水肿,应怀疑静脉血栓形成水肿,一方面是由大量蛋白尿引起血浆蛋白(尤其清蛋白)下降,血浆胶体渗透压减低,血管内水分向组织间隙移动所致;另一方面与原发性肾性水钠潴留有关。

(二)次要症状

1.蛋白质营养不良

常见于大量蛋白尿的患者。

2.急性肾衰

竭尤其是微小病变患者易出现急性肾衰竭,可能与血容量不足、过度利尿、间质水肿、肾小管阻塞及缺血性损害、非甾体抗炎药物和血管紧张素转换酶抑制剂等有关。

3.血栓及栓塞

肾病综合征患者动脉和静脉血栓及栓塞的发病率高,尤其是深静脉和肾静脉血栓形成(RVT)。RVT 可以是单侧或双侧并可延伸至下腔静脉。RVT 常常起病隐匿,升且仅没有与肾脏有关的症状,选择性肾静脉造影是诊断肾静脉血栓形成的"金指标",电子计算机断层扫描(CT)和磁共振成像(MRI)也有诊断价值。

4.感染

肾病综合征患者感染易感性增加,特别在免疫抑制剂治疗时。感染不仅加重病情,还可造成免疫抑制剂治疗效果不佳甚至抵抗。感染也是缓解期患者病情复发的主要原因之一。

5.近端肾小管功能障碍

这往往是病情严重的表现,可引起葡萄糖尿、氨基酸尿、肾小管性酸中毒和维生素 D 缺乏。

(三)误诊分析

确诊原发性肾病综合征,首先必须与继发性肾病综合征相鉴别。需与本病鉴别的继发性肾病综合征主要有以下几种。

1.过敏性紫癜性肾炎

患者具有皮疹、紫癜、关节痛、腹痛及便血等特征表现,又有血尿、蛋白尿、水肿、高血压等肾炎的特点。本病早期往往伴血清 IgA 升高,肾活检示弥漫系膜增生,免疫病理是 IgA 及 C,为主要沉积物,故不难鉴别。

2.狼疮性肾炎

多见于 20～40 岁女性,患者多有发热、皮疹及关节痛,血清抗核抗体、抗 ds-DNA、抗 Sm 抗体阳性,补体 C_3 下降,肾活检光镜下除系膜增生外,病变有多样性特征,免疫病理呈"满堂亮"。

3.糖尿病肾病

多发于糖尿病史 10 年以上的患者,可表现为肾病综合征。眼底检查有微血管改变,肾活检示肾小球基底膜增厚和系膜基质增生,典型损害为 Kimmelstiel-Wilson 结节形成。肾活检可明确诊断。

4.乙肝病毒相关肾炎

可表现为肾病综合征,病毒血清检查证实有乙肝病毒,肾脏免疫病理检查发现乙肝病毒抗原成分。

5.Wegner 肉芽肿

鼻及鼻窦坏死性炎症、肺炎、坏死性肾小球为本病的三大特征。肾损害的临床特征为急进性肾小球肾炎或肾病综合征。血清 γ 球蛋白、IgG、IgA 增高。

6.淀粉样肾病

早期可仅有蛋白尿,一般经 3～5 年出现肾病综合征,血清 γ 球蛋白增高,心脏增大、肝脾大,皮肤有血清 γ 球蛋白苔藓样黏液样水肿,确诊依靠肾活检。

7.恶性肿瘤所致的肾病综合征

各种恶性肿瘤均可通过免疫机制引起肾病综合征,甚至以肾病综合征为早期临床表现。因此对肾病综合征患者应做全面检查,排除恶性肿瘤。

8.药物所致肾病综合征

有机金、汞、D-青霉胺、卡托普利、非甾体抗炎药有引起肾病综合征(如膜性肾病)的报道。应注意用药史,及时停药可能使病情缓解。

9.混合性结缔组织病肾损害

患者同时具有系统性硬化症、系统性红斑狼疮和多发性肌炎或皮肌炎三种疾病的混合表现,但不能确诊其中一种疾病,血清多可检出高滴度的抗 RNP 抗体,抗 Sm 抗体阴性,血清补体几乎都正常。肾损害仅约 5%,主要表现为蛋白尿及血尿,也可发生肾病综合征,肾功能基本正常,肾活检病理改变多为系膜增生性肾小球肾炎或膜性肾病。对糖皮质激素反应好,预后较好。

10.冷球蛋白血症肾损害

临床上遇到紫癜、关节痛、雷诺现象、肝脾大、淋巴结肿大、视力障碍、血管性晕厥及脑血栓形成等,同时并发肾小球肾炎,应考虑本病,进一步证实血中冷球蛋白增高,即可确定诊断。冷球蛋白血症都可引起肾损害。在临床上 1/3 患者发生慢性肾小球疾病,主要表现为蛋白尿及镜下血尿,常可发生肾病综合征及高血压,预后较差。少数患者表现为急性肾炎综合征,部分可呈急进性肾炎综合征,直接发展至终末期衰竭。

11.脂蛋白肾小球病

多见于男性,多数呈散发性,少数为家族性发病。全部患者存在蛋白尿,有的逐渐进展为肾病范围的蛋白尿,脂蛋白不在肾外形成栓塞。其病理特征为高度膨胀的肾小球毛细血管襻腔中存在层状改变的"脂蛋白栓子",组织化学染色脂蛋白阳性,电子显微镜下证实"脂蛋白栓塞",并存在血脂质代谢异常,诊断不难确立。本病无确切有效的治疗方法。

【辅助检查】

(一)首要检查

1.尿常规

尿蛋白定性多为(＋＋＋～＋＋＋＋),24 小时定量超过 3.5g/d,还可见镜下或肉眼血尿。

2.血生化测定

表现为低蛋白血症(血清白蛋白＜30g/L),清蛋白与球蛋白比例倒置,血清蛋白电泳显示球蛋白增高;血胆固醇显著增高,三酰甘油升高。

3.肾功能测定

少尿期可有暂时性轻度氮质血症,如果存在不同程度的肾功能不全,出现血肌酐和尿素氮的升高,则提示肾炎性肾病。

(二)次要检查

1.血清及尿蛋白电泳

通过检测尿中 IgC 成分反映尿蛋白的选择性,同时可鉴别假性大量蛋白尿和轻链蛋白尿,如果尿中 γ 球蛋白与清蛋白的比值小于 0.1,则为选择性蛋白尿,大于 0.5 为非选择性蛋白尿。

2.血清免疫学检查

检测抗核抗体、抗双链 DNA 抗体、抗 Sm 抗体、抗 RNP 抗体、抗组蛋白抗体、乙肝病毒标志物以及类风湿因子、循环免疫复合物等,以区别原发性与继发性肾病综合征。

3.凝血、纤溶有关蛋白的检测

如血纤维蛋白原及第 V、Ⅶ、Ⅷ 及 X 因子,抗凝血酶Ⅲ,尿纤维蛋白降解产物(FDP)等的检测可反映机体的凝血状态,为是否采取抗凝治疗提供依据。

4.尿酶测定

测定尿溶菌酶、N-乙酰-β-氨基葡萄糖苷酶(NAG)等有助于判断是否同时存在肾小管-间质损害。

5.B 超等影像学检查

排除肾脏的先天性畸形。

6.经皮肾穿刺活体组织检查

对诊断为肾炎型肾病或糖皮质激素治疗效果不好的患儿应及时行肾穿刺活检,进一步明确病理类型,以指导治疗方案的制订。

(三)检查注意事项

1.多数情况下,确诊需要肾活检。肾活检是诊断蛋白尿病因的重要手段。

2.儿童微小病变型肾病发病率高,通常在肾活检前采用糖皮质激素进行诊断性治疗。

3.一定的血清学实验可以高度提示特定性疾病,有助于明确病因,有时甚至不需要肾活检即可确诊。如血清或尿蛋白电泳可用于诊断多发性骨髓瘤;怀疑淀粉样变性病则应进一步行直肠活组织检查和血清或尿蛋白电泳检测副蛋白;抗肺炎球菌抗体的检测有助于链球菌感染后肾小球肾炎的诊断;冷球蛋白有助于混合性冷球蛋白血症的诊断。

【治疗要点】

(一)治疗原则

治疗的目的在于纠正肾病综合征、防治并发症和保护肾功能,而非单纯的利尿消肿和减少蛋白尿。保护肾功能,延缓肾功能恶化的进展是治疗的最终目的。

(二)一般治疗

1.休息与活动

肾病综合征发生时应以卧床休息为主,在一般情况好转,水肿基本消退后可适度活动,以防深静脉血栓形成。病情基本缓解后可逐步增加活动,病情缓解半年无复发者可考虑增加日常工作,尽量避免各种感染。

2.饮食

宜进清淡、易消化食物,水肿严重时每日摄取食盐 $1\sim2g$,少用味精及食碱;每日蛋白摄入量 $0.8\sim1.0g/kg$,能量供给每日以 $125.6\sim146.5kJ/kg$ 为宜;严重肾病综合征时(血清蛋白<$20g/L$),应短期内给予较高的优质蛋白;严重高脂血症患者应当限制脂类的摄入,采用少油低胆固醇饮食;同时注意补充铜、铁、锌等微量元素;在激素应用过程中,适当补充维生素及钙剂。

(三)利尿消肿治疗

1.噻嗪类利尿药

主要作用于髓袢升支厚壁段和远曲小管前段,通过抑制钠和氯的重吸收,增加钾的排泄而利尿。常用氢氯噻嗪 $25mg$,每日 3 次,口服,长期服用应防止低钾、低钠血症。

2.潴钾利尿药

主要作用于远曲小管后段,排钠、排氯、潴钾,适用于有低钾血症的患者。单独使用时利尿作用不显著,可与噻嗪类利尿药合用。常用氨苯蝶啶 $50mg$,每日 3 次,口服,或醛固酮拮抗药螺内酯 $20mg$,每日 3 次,口服。长期服用须防止高钾血症,对肾功能不全患者应慎用。

3.袢利尿药

主要作用于髓袢升支,对钠、氯和钾的重吸收具有强大抑制作用。常用呋塞米(速尿)$20\sim120mg/d$,或布美他尼(丁尿胺)$1\sim5mg/d$(同等剂量时作用较呋塞米强 40 倍),分次口服或静脉注射。在渗透性利尿药物应用后随即给药效果更好。应用袢利尿药时须谨防低钠血症及低钾、低氯性碱中毒发生。

4.渗透性利尿药

通过一过性提高血浆胶体渗透压,可使组织中水分回吸收入血,同时造成肾小管内液的高渗状态,减少水、钠的重吸收而利尿。常用不含钠的右旋糖酐 40(低分子右旋糖酐)或羟乙基淀粉(706 代血浆)$250\sim500mL$,静脉滴注,隔日 1 次。随后加用袢利尿药可增强利尿效果。但对少尿(尿量<$400mL/d$)患者应慎用此类药物,因其易与肾小管分泌的 Tamm-Horsfall 蛋

白和肾小球滤过的清蛋白一起形成管型,阻塞肾小管,并由于其高渗作用导致肾小管上皮细胞变性、坏死,诱发"渗透性肾病",导致急性肾衰竭。

5.其他

对严重顽固性水肿患者,上述治疗无效者可试用短期血液超滤治疗,实施本疗法能迅速脱水,严重腹水患者还可考虑在严格无菌操作条件下放腹水,体外浓缩后自身静脉回输。

(四)抑制免疫与炎症反应治疗

1.糖皮质激素(简称激素)

激素治疗可能是通过抑制炎症反应、免疫反应、抑制醛固酮和抗利尿激素分泌、影响肾小球基底膜通透性等综合作用而发挥其利尿、消除尿蛋白的疗效。使用原则:①起始足量;②缓慢减药;③长期维持。常用方案一般为泼尼松 $1mg/(kg \cdot d)$,口服 8 周,必要时可延长至 12 周;足量治疗后每 $1\sim2$ 周减少原用量的 10%,当减至 $20mg/d$ 时症状易反复,应更加缓慢减量;最后以最小剂量 $10mg/d$ 作为维持量,再服半年至 1 年或更长。水肿严重、有肝功能损害或泼尼松疗效不佳时,可更换为泼尼松龙(等剂量),口服或静脉滴注。

长期应用激素的患者易出现感染、药物性糖尿、骨质疏松等不良反应,少数病例还可能发生股骨头无菌性缺血性坏死,须加强监测,及时处理。

2.细胞毒药物

这类药物可用于"激素依赖型"或"激素抵抗型"的患者,协同激素治疗。若无激素禁忌,一般不作为首选或单独治疗用药。

(1)环磷酰胺(CTX):是国内外最常用的细胞毒药物,在体内被肝细胞微粒体羟化,产生有烷化作用的代谢产物而具有较强的免疫抑制作用。环磷酰胺 $2mg/(kg \cdot d)$,分 $1\sim2$ 次口服;或 $200mg$ 加入生理盐水 $20mL$ 内,隔日静脉注射。累积量达 $6\sim8g$ 后停药。主要不良反应为骨髓抑制及中毒性肝损害,并可出现性腺抑制(尤其男性)、脱发、胃肠道反应及出血性膀胱炎。

(2)氮芥:因有严重的胃肠道反应和较强的骨髓抑制作用,目前临床上应用较少。在其他细胞毒药物无效时,仍应推荐使用。每次 $5\sim10mg(0.1\sim0.2mg/kg)$,每周 $1\sim2$ 次,静脉注射,一疗程总量 $30\sim60mg$。

(3)其他:苯丁酸氮芥 $2mg$,每日 3 次,服用 3 个月,毒性较氮芥小,疗效较差。此外,硫唑嘌呤、长春新碱及塞替派亦有报道使用,但疗效均较弱。

3.环孢素

能选择性抑制 T 辅助细胞及 T 细胞毒效应细胞,用于治疗激素及细胞毒药物无效的难治性肾病综合征。常用量为 $5mg/(kg \cdot d)$,分两次口服,服药期间须监测并维持其血浓度谷值为 $100\sim200ng/mL$。服药 $2\sim3$ 个月后缓慢减量,服用半年左右。主要不良反应为肝肾毒性,并可致高血压、高尿酸血症、多毛症及牙龈增生等。该药价格昂贵,有较多不良反应及停药后易复发,使其应用受到限制。

4.霉酚酸酯(MMF)

药理作用与硫唑嘌呤相似,但有高度的选择性,因而骨髓抑制及肝细胞损伤等不良反应少,初起用于抗移植排异,效果良好。霉酚酸酯(MMF)诱导剂量为 $1\sim2g/d$,持续治疗 $3\sim6$ 个月后减量,至 $0.5g/d$ 后维持治疗 $6\sim12$ 个月。

5.他克莫司(FK506,普乐可复)

FK506 是治疗作用与环孢素(CsA)相似,但肾毒性作用小于环孢素(CsA)的一种新型的免疫抑制药。成人起始治疗剂量为 $0.1mg/(kg \cdot d)$,血药浓度保持在 $5\sim15ng/mL$,疗程为 12 周。如肾病综合征缓解,尿检蛋白转阴性,药量可减至 $0.08mg/(kg \cdot d)$,再持续治疗 12 周。6 个月后减至 $0.05mg/(kg \cdot d)$ 维持治疗。

(五)非特异性降尿蛋白治疗

1.血管紧张素转换酶抑制剂(ACEI)或血管紧张素Ⅱ受体阻滞剂(ARB)

临床试验证实 ACEI 或 ARB 可通过血流动力学变化和非血流动力学机制减少慢性肾脏病患者的尿蛋白。常用药物有贝那普利(洛汀新)$10\sim20mg/d$,口服,福辛普利(蒙诺)$10\sim20mg/d$,口服,缬沙坦或氯沙坦等 ARB 药物也可选用。

2.降脂治疗

肾病综合征常合并高脂血症,使机体处于高凝状态,导致肾小球血流动力学的改变、脂代谢紊乱、肾内缩血管活性物质释放增加、肾小球内压升高、尿蛋白增加,因而降脂治疗可降低蛋白尿。

3.低分子肝素钠

一方面可以降低患者的血浆黏度和红细胞变性,改善高凝倾向和肾小球血流动力学异常;另一方面可增加肾脏 GBM 的负电荷屏障,减少尿蛋白的漏出。低分子肝素钠 0.4mL,每日 $1\sim2$ 次,皮下注射,$2\sim4$ 周为一个疗程,以后根据病情还可重复使用。

4.血浆置换及蛋白吸附疗法

血浆置换疗法首先用于治疗重症狼疮,其机制是通过血浆置换装置清除机体内的自身抗体、免疫复合物、补体及炎症介质等,使患者临床症状缓解。该疗法可去除血浆中的某些 GBM 毒性因子,因而使患者尿蛋白减少,临床肾病缓解或部分缓解。用免疫吸附疗法治疗 FSGS 和移植肾病复发,疗效优于单纯的血浆置换疗法。

(六)不同病理类型引起的肾病综合征

对不同病理类型引起的肾病综合征采取以下治疗方法。

1.微小病变型肾病及轻度系膜增生性肾小球肾炎

常对激素治疗敏感,初治者可单用激素治疗。因感染、劳累而短期复发者可再使用激素,疗效差或反复发作者应并用细胞毒药物。应力争达到完全缓解。

2.膜性肾病

尤其是特发性膜性肾病,是成人原发性肾小球疾病的常见病理类型之一,因其病情变化缓慢,预后差别较大,而药物治疗相对不敏感,存在肾功能逐渐恶化及自发缓解两种不同的倾向。在诸多危险因素中,大量蛋白尿及其持续时间是最主要的因素,尿蛋白量越大,持续时间越长,患者发展至终末期肾衰竭概率明显增加;同时,约 25% 的患者可自然缓解。大量循证医学研究提示单独使用糖皮质激素治疗无效,糖皮质激素联合细胞毒类药物可能有效。

(1)甲泼尼龙联合苯丁酸氮芥:如甲泼尼龙 1g/d,静脉滴注,3 日后改为 0.4mg/(kg·d),口服,1 个月后改为苯丁酸氮芥 0.2mg/(kg·d),共治疗 30 日,循环上述治疗 3 次,总疗程半年,结论认为该方案具有降低尿蛋白及保护肾功能的作用。

(2)甲泼尼龙联合环磷酰胺:甲泼尼龙 1g/d,静脉滴注,3 日后改为 0.4mg/(kg·d),口服,一个月后改为环磷酰胺 0.5mg/(kg·d),口服,共治疗 30 日,循环该治疗 3 次,总疗程半年,也可减少蛋白尿。

(3)霉酚酸酯(MMF):曾有治疗膜性肾病的报道。泼尼松 20～60mg/d 联合霉酚酸酯(MMF)1～2g/d,观察 6 个月、认为治疗是有效。膜性肾病易发生血栓、栓塞并发症,应予积极防治。

3.局灶硬化性肾小球肾炎

原发性局灶节段性肾小球硬化(FSGS)也是肾脏疾病的常见病理类型。近年来,大量回顾性研究结果显示,延长激素疗程可增加 FSGS 的缓解率。泼尼松初始剂量为 1mg/(kg·d),一般维持 2～3 个月后逐渐减量,获得完全缓解的平均时间为 3～4 个月,因此成人 FSGS 所导致的 NS 在经过 6 个月的泼尼松治疗[1mg/(kg·d)]仍未缓解者,才称为激素抵抗。对于老年人,大部分学者主张隔日泼尼松治疗[1.0～1.6mg/(kg·d)],持续治疗 3～5 个月对于激素依赖、抵抗和复发者泼尼松加间断环磷酰胺冲击治疗可增加缓解率,环磷酰胺总量不宜超过 150mg/kg。其他如 CSA、霉酚酸酯(MMF)、FK506、ACEI 和 ARB 等药物的使用以及采用血浆置换清蛋白吸附法治疗 FSGS。

4.其他

系膜毛细血管性肾小球肾炎、局灶节段性肾小球硬化和重度系膜增生性肾小球肾炎常较快地发展为肾衰竭,预后差。通常对已发生肾衰竭者,不再给予激素及细胞毒药物治疗,而按慢性肾衰竭处理。肾功能正常者,可参考应用下列治疗方案:先给足量激素及细胞毒药物(或可同时加用抗凝药及抗血小板药)积极治疗;疗程完成后无论疗效如何均及时减、撤药,以避免严重不良反应;随后保持维持量激素及抗血小板药长期服用。如此治疗后,少数病例可能缓解,多数患者肾病综合征虽未缓解,但仍有可能延缓肾功能减退。

(七)中医药治疗

单纯中医、中药治疗肾病综合征疗效出现较缓慢,一般主张与激素及细胞毒药物联合应用。

雷公藤总苷 20mg,每日 3 次,有降尿蛋白作用,可配合激素应用。国内研究显示该药具有抑制免疫、抑制肾小球系膜细胞增生的作用、并能改善肾小球滤过膜通透性。主要不良反应为性腺抑制、肝功能损害及外周血白细胞减少等,及时停药后方可恢复。

(八)治疗注意事项

1.如果患者无特别严重的水肿,可不必严格控制钠盐摄入,因患者多伴有胃肠道水肿及食欲减退,过分限盐会影响患者食欲而妨碍蛋白质及热量的摄入。

2.在使用利尿剂治疗时应判断患者是否存在有效血容量不足。噻嗪类利尿剂可缓解大部分轻微的水肿;当出现低钾血症时可应用保钾利尿剂;襻利尿剂适用于中度及重度水肿;噻嗪类利尿剂与襻利尿剂联用利尿及排钠作用持续时间长，具有协同作用。

3.血浆或人血清蛋白等静脉滴注均可提高血浆胶体渗透压，促进组织中水分回吸收并利尿，如接着立即静脉滴注呋塞米 60～120mg（加于葡萄糖溶液中缓慢静脉滴注 1 小时），能获得良好的利尿效果。但由于输入的血浆和其制品均将于 24～48 小时内由尿中排出，故血浆制品不可输注过多过频，否则因肾小球高滤过及肾小管高代谢，造成肾小球脏层及肾小管上皮细胞损伤。对伴有心脏病的患者应慎用此法利尿，以免因血容量急性扩张而诱发心力衰竭。

4.对肾病综合征患者利尿治疗的原则是不宜过快过猛，以免造成血容量不足、加重血液高黏倾向，诱发血栓、栓塞并发症。

【并发症】

1.感染

与蛋白质丢失、营养不良、免疫功能紊乱及应用糖皮质激素治疗有关，是肾病综合征的常见并发症。常见感染部位顺序为呼吸道、泌尿道、皮肤。由于应用糖皮质激素，其感染的临床征象常不明显，但若治疗不及时或不彻底，感染仍是导致肾病综合征复发和疗效不佳的主要原因，甚至导致患者死亡，应予以高度重视。

2.血栓、栓塞并发症

由于血液浓缩（有效血容量减少）及高脂血症造成血液黏稠度增加；此外，某些蛋白质丢失，以及肝代偿性合成蛋白增加，引起机体凝血、抗凝和纤溶系统平衡失调。由于肾病综合征时血小板功能亢进、应用利尿药和糖皮质激素等均可能加重血液高凝。因此，肾病综合征时容易发生血栓、栓塞并发症，其中以肾静脉血栓最为常见（发生率为 10%～40%，其中 3/4 病例因慢性形成，临床并无症状）；此外，肺血管血栓、栓塞，下肢静脉、下腔静脉、冠状血管血栓和脑血管血栓也不少见。血栓、栓塞并发症是直接影响肾病综合征治疗效果和预后的重要原因。

3.急性肾衰竭

少数病例可出现急性肾衰竭，也是原发性肾病综合征最严重的并发症。其机制可能是因肾间质高度水肿压迫肾小管，以及大量蛋白管型阻塞肾小管所致。由于肾小管腔内高压，间接引起肾小球滤过率骤然减少，导致急性肾实质性肾衰竭。常见于 50 岁以上患者（尤以微小病变型肾病者居多），发生多无明显诱因，表现为少尿或无尿，扩容利尿无效。肾活检病理检查显示肾小球病变轻微，肾间质弥漫重度水肿，肾小管可为正常或有少数细胞变性、坏死，肾小管腔内有大量蛋白管型。

4.蛋白质及脂肪代谢紊乱

长期低蛋白血症可导致营养不良、小儿生长发育迟缓；免疫球蛋白减少造成机体免疫力低下，易致感染；金属结合蛋白丢失可使微量元素（铁、铜、锌等）缺乏；内分泌素结合蛋白不足可诱发内分泌紊乱（如低 T_3 综合征等）；药物结合蛋白减少可能影响某些药物的药动学（使血浆游离药物浓度增加、排泄加速），影响药物疗效高脂血症中血液黏稠度增加，促进血栓、栓塞并发症的发生，还将增加心血管系统并发症，并可促进肾小球硬化和肾小管，间质病变的发生，促进肾脏病变的慢性进展。

【预后】

肾病综合征预后个体差异很大。决定预后的主要因素包括以下三个方面。

1.病理类型

一般说来,微小病变型肾病和轻度系膜增生性肾小球肾炎的预后较好。微小病变型肾病部分患者可自发缓解,治疗缓解率高,但缓解后易复发;早期膜性肾病仍有较高的治疗缓解率,晚期虽难以达到治疗缓解,但病情进展缓慢,发生肾衰竭较晚;系膜毛细血管性肾小球肾炎、局灶性节段性肾小球硬化及重度系膜增生性肾小球肾炎预后差,疗效不佳,病情进展较快易短时间内进入慢性肾衰竭。

2.临床因素

如大量蛋白尿、高血压和高血脂均可促进肾小球硬化,上述因素如长期得不到控制,则成为预后不良的重要因素。

3.并发症

存在反复感染、血栓栓塞并发症者常影响预后。

第六章 内分泌代谢系统疾病

第一节 神经性厌食症

神经性厌食症是一种慢性神经内分泌疾病,主要影响青年女性,其临床特征为患者因存在体像评价及其他认知障碍而自行节食减肥,导致体重减轻、严重的营养不良及下丘脑-垂体-性腺轴功能紊乱,该症是生理、心理、社会综合因素影响的结果。

【病因】

1.社会文化因素

许多青年女性追求身材"苗条"并视为时尚,这种审美观念的改变对女性形成了压力,过度节食变得流行,因此本病的发病率逐年提高。

2.心理因素

神经性厌食患者存在以肥胖恐惧和体像评价障碍为主要表现的心理障碍,因为害怕肥胖而主动节制饮食,部分患者甚至对食物产生厌烦,于是出现体重下降及多种并发症。

3.生物学因素

神经性厌食患者的饱腹感以及体温调节紊乱提示存在下丘脑功能异常,易感个体在青春期前后遭遇的生物、心理方面的事件可通过下丘脑神经递质、内分泌或免疫方面的变化,导致神经性厌食心理和行为上的特征性表现。

4.其他因素

影响下丘脑食欲和摄食中枢的因素很多,如脂多糖、白细胞介素-1(11-1)、白细胞介素-6(IL-6)、肿瘤坏死因子(TNF)、白细胞抑制因子(LIF)、雌二醇、胆囊收缩素(CCK)、肾上腺素、去氢异雄酮、胃泌素释放肽(GRP)、胰高血糖素及生长抑素等。

【临床表现】

1.症状、体征

大多数患者恐惧肥胖,厌食和消瘦,甚至有心理与行为异常。

2.并发症

神经性厌食症病人中内分泌功能障碍很常见,例如闭经,在体内脂肪含量达体重的22%左右时,90%的人月经周期又可恢复正常;虽然病人甲状腺功能正常,但基础代谢率降低。此外,神经性厌食发展至某一阶段时,可有如心动过缓、心动过速、低血压、窦性心律失常、心力衰竭和各种心电图异常等;胃肠道可见食管糜烂或溃疡、胃炎、恶心、呕吐等;还可出现血尿素氮增高,顽固性低血钙、低血钾、低血镁等。

【辅助检查】

1.内分泌异常

雌激素及黄体酮水平均低,CRH 水平升高,皮质醇升高,瘦素(leptin)水平明显降低,血小板单胺氧化酶活性下降,提示存在 5-羟色胺能系统功能障碍。

2.代谢异常

神经性厌食患者体内血浆天冬酰胺、谷氨酸、泔氨酸、蛋氨酸、苯丙氨酸和组氨酸水平明显升高,而精氨酸和半胱氨酸水平下降。

3.免疫因子异常

血浆中肿瘤坏死因子 a(TNF-a)与可溶性 TNF 受体Ⅱ(sTNFRⅡ)水平明显升高。

4.影像学检查

神经性厌食患者头部 MRI 检查发现脑容积减少,尤以灰质为甚,这种灰质容积的减少被认为是不可逆的。

【诊断】

1.国内诊断标准

①发病年龄＜25 岁(最常见于 14-19 岁),女性占 95％以上;②厌食,日进食量＜150g,体重丧失 25％以上;③对进食及体重持无情的不关心态度,不顾饥饿,也不理睬别人的规劝或安慰,病人不承认自己有病,对体重丢失及拒食认为是享受,对极端消瘦认为是美观,病人常有低血钾及心律失常;④所有女性都出现闭经,25％发生在大量体重丧失之前;⑤缺少其他身体上或精神上的疾病是诊断本病的先决条件。

2.美国诊断标准

①体重低于理想体重的 85％或体重指数≤17.5;②肥胖恐惧;③对自己体形、体重的认知障碍;④继发性闭经。

【鉴别诊断】

神经性厌食的诊断可以认为是一种排除性诊断,需与原发性内分泌疾病(如腺垂体功能减退症和 Addison 病),肠道疾病(如克罗恩病、口炎性腹泻),慢性感染,肿瘤性疾病如淋巴瘤及人类获得性免疫缺陷综合征、下丘脑肿瘤等相鉴别。

【治疗】

本病的治疗原则是不仅要恢复患者的营养状况,治疗各种临床并发症,还应注意纠正导致神经性厌食的心理和环境因素,包括一般治疗、营养治疗、药物治疗、心理治疗、并发症治疗以及其他治疗等。

1.一般治疗

治疗开始前需要对患者进行临床评估,以选择营养、药物治疗方案,并提供心理支持。医师在整个治疗过程中应鼓励患者主动配合治疗;采取客观、诚实的态度,得到患者的信任;安排亲属参与治疗计划。

2.营养治疗

根据病人营养不良具体分级提供个性化营养方案。无论是经胃肠还是胃肠外营养补充都要避免并发症的发生,纠正过快常产生水潴留、水肿、继发性代谢紊乱甚至心力衰竭等。体重达到标准体重80%以上后不主张继续鼻饲或胃肠外营养支持,以免造成心理压力和心理创伤,也不利于患者主动参与治疗,影响食欲,妨碍恢复正常饮食习惯。

3.药物治疗

目前尚未发现十分有效的药物,但氯丙嗪、阿米替林、碳酸、5-羟色胺回收抑制药氟西汀等药物对住院病人有一定效果,可用于长期营养和行为治疗计划的辅助治疗。

4.心理治疗

心理治疗可用来纠正患者异常的饮食行为,增进其心理社会功能;认知行为治疗可有效地恢复体重;家庭治疗因可改善家庭成员之间的关系,长期坚持效果明显。

5.并发症治疗

多数并发症常可随体重的增加而改善,辅用小量性激素周期治疗有利于建立其治疗信心。

第二节　巨人症和肢端肥大症

巨人症和肢端肥大症是由于生长激素分泌增多引起的内分泌代谢性疾病,发生在青春期前、骨骺未闭合者可表现为巨人症,较少见,且男性多于女性;发生在青春期后、骨骺已闭合者表现为肢端肥大症,以骨骼、软组织、内脏的增生肥大为主要特征,无明显性别差异,发病率为0.003‰。由于疾病发展缓慢,通常在30~40岁才去就诊。

【病因与发病机制】

肢端肥大症和巨人症的临床特征是由 GH 及其靶激素胰岛素样生长因子-1(IGF-1)持续分泌增多所致。引起 GH 分泌过多的原因主要有两个:①原发性垂体功能异常,主要包括垂体 GH 瘤、垂体 GH 细胞增生、GH 与 PRL 混合瘤、催乳生长细胞腺瘤等。其中99%为良性垂体生长激素腺瘤,垂体癌极其罕见。②继发性垂体功能异常主要指下丘脑性或异位生长激素释放激素分泌过多,较少见,包括下丘脑错构瘤、肺癌、胰腺癌、类癌、胰岛细胞瘤等。此外,高GH 血症也可以是一些遗传性疾病的组成部分,如多发性内分泌腺瘤(MEN)1 型、McCune-Albright 综合征等。

【临床表现】

肢端肥大症患者起病缓慢,因身体的改变逐渐发生而未引起重视,直至有严重的器官和(或)代谢改变才被发现。50%的患者病程在 5 年以上,最长者可超过 30 年。巨人症由于发生在未成年,身材快速的增长会引起关注,得以及时就诊。患者的临床表现因性别、发病年龄、肿瘤大小、激素分泌水平的不同而异。

1.GH 及 IGF 增多表现

(1)骨骼及皮肤、软组织:如发生于骨骺闭合前,儿童生长速率增快,但很少有骨畸形,身高超过正常范围的 2 个标准差(SD)以上。如发生在骨骺闭合后,IGF-1 可使骨增宽、增厚,表现为眉弓突出、前额斜长、下颌骨增宽、下颌前突、牙缝隙增宽和反咬合,鼻骨增大、增宽,手、足增大。皮肤增厚,前额和头皮多皱褶,多汗和皮脂腺分泌过多。

(2)糖代谢紊乱:肢端肥大症患者常伴有糖代谢异常,继发性糖尿病的发生率为9%～23%,糖耐量减退(IGT)的发生率可达35%～50%。

(3)心血管系统:可表现为高血压、心脏肥大及左心室功能不全、冠状动脉粥样硬化性心脏病及心律失常。

(4)呼吸系统:舌肥大、语音低沉、通气障碍、喘鸣、打鼾和睡眠呼吸暂停。

(5)骨关节受累:70%的患者可出现单关节或多关节受累,滑膜组织和关节软骨增生、肥大性骨关节病、髋和膝关节功能受损。腕管综合征及后背痛常见。

(6)并发恶性肿瘤:在肢端肥大症中,肿瘤发生的危险性增加。其中结肠息肉及腺癌与肢端肥大症关系最为密切。

(7)垂体卒中:垂体GH瘤多为大腺瘤,生长迅速,可发生出血、梗死或坏死。

2.肿瘤压迫表现

(1)头痛:肿瘤压迫鞍膈、硬脑膜或附近的大血管而致眼后部、额部或颞部疼痛。晚期肿瘤延伸至后上方而累及第三脑室和室间孔,影响脑脊液循环而致颅内压升高,可有全头痛,并伴有恶心、呕吐、视盘水肿等颅内压增高的表现。

(2)视力障碍:由垂体肿瘤对视神经或血管的压迫引起,可表现为视力减退、视野缺损、眼底病变及动眼神经麻痹。

(3)腺垂体功能减退:是垂体大腺瘤压迫正常组织所致。一般受影响的首先为性腺,成年女性有闭经,成年男性有性功能减退,青少年有性征不发育。甲状腺和肾上腺皮质功能受影响较少见。

【辅助检查】

1.实验室检查

(1)血清GH:人GH呈脉冲式分泌,具有昼夜节律分泌特征,受睡眠、饥饿、运动、应激的影响,仅一次血GH测定不能作为诊断的依据,测定白天GH谱(静脉留置针在12h内取5次血样)有助诊断。正常人白天GH谱显示GH水平极低,口服葡萄糖耐量的抑制试验为临床确诊肢端肥大症和巨人症最常用的试验,亦为目前判断各种药物、手术及放射治疗疗效的金标准。患者空腹口服75g葡萄糖,分别于口服葡萄糖前30min和服葡萄糖后30、60、90、120、150min采血测GH浓度。正常人于服葡萄糖120min后,GH降至$1\mu g/L$或更低,多数肢端肥大症患者GH水平不降低,有些呈反常性升高,$GH>2\mu g/L$。青春发育期和血糖控制不良的糖尿病的患者可能会出现异常的结果。

(2)血IGF-1:血清IGF-1水平是反映慢性GH过度分泌的指标,一般成年人IGF-1浓度超过$333\mu g/L$时可确诊肢端肥大症。血IGF-1浓度在24h变化很小,但IGF-1测定的影响因素较多,取血后应及时分离,按试剂测试要求储存保管标本,测定前应去除IG-F-1结合蛋白,否则易出现假阳性或假阴性结果。影响IGF-1水平的因素包括年龄、肝功能、肾功能、营养状况、糖尿病,青春期及妊娠等。

(3)其他:血PRL升高提示肿瘤分泌PRL或压迫了垂体柄。临床怀疑肢端肥大症同时伴生长激素升高,但影像检查未发现颅内,的占位,应测定血GHRH水平并注意垂体外肿瘤异位分泌的可能。

(4)监测视野、垂体激素的测定有助于了解肿瘤压迫垂体的程度。

2.影像学检查

(1)X线检查:巨人症X线检查示全身骨骼均匀性增长变粗,二次骨化中心出现及愈合均可延迟,但骨皮质与骨松质密度及结构一般正常。肢端肥大症在颅骨表现为内外板增厚、以板障增厚为著;下颌骨升支伸长、下颌角变钝、体部前突,咬合时下齿在上齿之前,鼻窦及乳突均气化过度。手、足骨增粗,骨皮质增厚,关节间隙增宽。其他尚可见椎体增大、椎体后缘呈贝壳样变形、胸椎体楔形变及脊柱后突畸形。

(2)蝶鞍区CT及MRI:这是目前诊断垂体肿瘤的两种最佳方法,70%~90%生长激素腺瘤为大腺瘤。CT可见垂体增大、腺瘤的鞍上生长,强化后密度的变化有利于发现小腺瘤。MRI在冠状位、矢状位T_1加权像表现为低信号影。注射钆造影剂后第1min信号比正常垂体低,以后的数分钟腺瘤信号等同正常垂体。MRI在垂体瘤诊断上能显示垂体瘤的周围关系,如视交叉受压、移位和海绵窦受压情况;组织分辨率高,能显示肿瘤内出血、坏死和囊性变;在显示微腺瘤方面较CT更敏感。

(3)胸部和腹部CT:主要用于诊断或排除垂体外肿瘤。

【诊断与鉴别诊断】

根据病史和体格检查诊断肢端肥大症和巨人症并不困难,实验室检查和特殊检查有助于确定疑难病例的诊断,其中葡萄糖抑制试验为诊断GH过多的金标准。应与以下疾病鉴别。

1.体质性身材高大

常有家族史,可能与遗传有关。身高虽然远远高于正常人,但身体各部发育较匀称。性发育无异常,骨龄无延迟,蝶鞍不扩大。血浆GH不增高,无代谢障碍。

2.青春期发育提前

生长发育迅速,身高超过正常标准,性发育提前,过早出现第二性征,女性乳腺发育与月经初潮均提前,但无内分泌及神经系统病征,最终身高与正常人相近。

3.伴性腺功能减退综合征

性激素不足致骨骺融合延迟,骨骼过度生长,身材高、四肢细长,与躯体比例不相称,形成瘦高身材。第二性征缺如、性腺发育不全、Klinefelter综合征。

4.特发性性早熟

儿童期生长过快,青春期身高骤增,骨发育亦较早,此时患儿的身高较同龄正常儿童为高,但本症骨龄明显提前,与巨人症骨龄延迟相反。由于骨骺融合早,骨骼的纵向生长过早停止,最终身高低于正常人。

5.先天性肾上腺皮质增生症

发生于青春发育期前可出现特征性的第二性征或两性畸形,生殖器过早发育,生长迅速,肌肉发达,体重增长快,骨骼发育亦加速,故青春期前患儿身材高于同龄儿童。由于骨骺闭合较早,在青春期后身高反而低于正常人。

6.其他

Marfan综合征以及一些过度生长综合征,如Sotos综合征、Weaver综合征、Simpson-Golabi-Behmel 综合征、Beck-with-Wiedemann 综合征等。

【治疗】

主要治疗方案是手术、放射和药物治疗。选择何种方案，主要取决于病情和客观条件。治疗的目的主要是减轻肿瘤的压迫，降低 GH/IGF-1 水平，减少由此导致的病死率。治愈和良好控制的标准为葡萄糖耐量的抑制试验 GH<2μg/L(放免法)，IGF-1 水平正常。

1.手术治疗

手术切除肿瘤是大部分垂体 GH 腺瘤的首选治疗方法。

(1)经蝶窦垂体瘤切除术:包括经口鼻蝶窦入路、经筛窦入路。大腺瘤有鞍上生长，侵入海绵窦、颅中窝者需经颅垂体瘤摘除术。

(2)肿瘤的缓解率与肿瘤的大小、GH 水平及手术者的技术相关，大腺瘤有鞍上生长，侵入海绵窦、颅中窝者需经颅垂体瘤摘除术。

(3)不论何种方式的手术及手术技术如何，都有可能出现手术并发症，如脑脊液鼻漏、动脉损伤、出血、术后视力缺失、尿崩症、术后痴呆、鼻旁窦炎、鼻炎、鼻中隔穿孔等。

(4)手术禁忌证主要为鼻部感染、蝶窦炎、有凝血机制障碍或其他严重疾病而不能耐受手术者。

2.放射治疗

垂体放射治疗多用于身体状况不适合手术治疗及手术未能将肿瘤全部切除的患者。放疗方法包括立体定向放射治疗(伽马刀、X 线刀)和质子束治疗。

3.药物治疗

药物治疗主要用于不能手术或放疗者和手术、激疗效果不佳或复发者及作为辅助治疗。

(1)多巴胺能激动药:可以通过激动下丘脑的多巴胺受体而抑制 GH、催乳素的释放。临床上应用的有溴隐亭、长效溴隐亭、卡麦角林及培高利特等。国内主要应用溴隐亭。这类药物在 GH 水平轻、中度升高的患者中，有 10%～20%的患者 GH 和 IGF-1 水平降至满意程度，通常剂量需 20～30mg/d。

(2)生长抑素类药物:是目前最常用的一类治疗肢端肥大症的药物，包括天然生长抑素、八肽生长抑素类似物(奥曲肽)、缓释的生长抑素类似物(兰乐肽)等，其中天然生长抑素半衰期太短，不适用于临床应用。奥曲肽皮下注射的常用剂量为 50～100μg，每日 2～3 次。以后根据血 GH 水平调整剂量，最高剂量可达每日 1500μg。其长效制剂奥曲肽 LAR 可每 28 天肌内注射一次(10～30mg)，每月治疗可使 70%的患者血 GH 水平可降至 2.5μg/L，1 年后 60%～70%的患者血 IGF-1 水平可恢复正常。兰乐肽比奥曲肽对 GH 有更高的选择性抑制作用，一般每 1～2 周深部皮下注射兰乐肽，每次 30mg，1 年后 60%的患者血 GH 水平可降至 2.5μg/L。

(3)GH 受体拮抗药:培维索孟通过抑制 GH 受体活性，从而使肝和其他组织合成 IGF-1 减少，但其长期疗效和安全性尚未肯定，它作为治疗肢端肥大症和巨人症的一种新的方法有待进一步研究。

(4)雌激素和睾酮:短期大剂量应用可促进骨骺融合，在患巨人症的儿童中应用，可显著降低成年时的身高。

【注意事项】

1.患者初诊时

应首先做定性诊断(血清 GH 随机值、口服葡萄糖耐量的 GH 抑制试验和 IGF-1 值),同时应做定位诊断(鞍区 MRI 或 CT)。另外对垂体功能进行全面评估,经综合评判采取个体化的治疗方案。

2.治疗后

每 3～6 个月应定期随诊,重新评价垂体功能,必要时做鞍区影像学检查,无论病情是否控制良好,都应终身随诊。

3.一般认为

血清 IGF-1 水平是反映慢性 GH 过度分泌的最佳指标,老龄、饥饿、肝病时 IGF-1 水平会下降,青春期、糖尿病、妊娠会使 IGF-1 水平升高。

4.若无手术禁忌

垂体 GH 瘤的首选治疗是外科手术切除,药物治疗不能代替手术或放射治疗,治疗后血 GH 谱的均值若$<2.5\mu g/L$,死亡率明显降低。

第三节　生长激素缺乏症

生长激素缺乏是指儿童期起病的腺垂体生长激素缺乏致生长发育障碍。约 2/3 为特发性,大多数因为下丘脑生长激素释放激素缺乏,少数与生长激素基因的某些片段缺失有关,常有家族史,同时也可继发于下丘脑-垂体肿瘤、感染(脑炎)、创伤(围产期脑损伤)等。生长激素可单一缺乏,但常伴有促性腺激素缺乏。

【诊断步骤】

(一)病史采集

1.现病史

询问病人生长特点,出生时身高体重是否正常,出生后是否生长发育迟缓,有无生长速度明显缓慢,每年增高多少。是否缺乏第二性征、性器官不发育,如为青春期男女,是否为无性器官及第二性征不发育,应通过病人的反应了解其有关智力、发育是否正常,智力是否与年龄相符。

2.过去史

有无病毒性肝炎病史,有无慢性肾炎病史。

3.个人史

如为女性,询问是否有原发性闭经、乳房不发育。

4.家族史

可能有类似病史提供,如有类似病史,应询问父母是否为近亲结婚。

(二)体格检查

1.患者体态匀称,成年后仍保持童年体形和外貌,身高不超过 130cm。生长速度＜正常该年龄的生长速度的第 25 百分位数。

2.如为男性病人,可有睾丸小而软,多伴有隐睾征,无胡须、阴毛、腋毛。如为女性病人,则女性乳房不发育,无阴毛。

3.继发于蝶鞍区肿瘤者,可出现相应视力、视野障碍。

(三)辅助检查

1.实验室检查

(1)血生长激素测定:血生长激素基础值低下(各实验室标准不同)。

(2)其他内分泌激素测定:如行胰岛素低血糖刺激试验,生长激素(GH)峰值低于 5～10μg/L,则为完全性或部分性生长激素缺乏。胰岛素样生长因子-I(IGF-I)水平下降至＜0.2μ/M₁(正常值:0.7～1.3μ/mL)。多合并其他垂体前叶激素分泌不足,促卵泡素(FSH)下降,促黄体生成激素(LH)下降。

2.特殊检查

(1)X 线摄片:可示骨化中心生长发育延迟,骺部不愈合,骨龄延迟。

(2)蝶鞍 CT 或 MRI:可以明确生长激素缺失的原因。

(四)诊断要点

1.确定存在生长障碍

①身高低于我国同年龄、同性别正常儿童相应身高标准的两个标准差;②骨龄较实际年龄延迟 2 年以上;③身高生长速度低于 4cm/年。

2.确定有无生长激素不足

①两种以上兴奋刺激试验,生长激素峰值均小于 5～10μg/L。②IGF-1＜0.2μg/mL。

3.确定骨龄

骨龄较正常实际年龄低 2 岁以上。

(五)鉴别诊断

1.体质性青春延退

出生时身长正常,青春期前生长缓慢,较同龄儿童矮,青春期发育较晚,最后身高能达到正常水平。常有父亲或母亲青春期发育延迟的家族史。

2.全身疾病所致侏儒症

儿童期各种慢性感染如结核、钩虫病及各脏器的慢性疾病均可导致发育障碍,但这类情况都有其原发病的临床特征。

3.呆小症

除身材矮小外,体形不均匀,上部量较长,四肢较短,智力低下,反应迟钝,血甲状腺激素水平低下。

4.Turner 综合征

本病为先天性性分化异常,有性染色体异常。除矮小外,有颈、蹼、肘外翻等畸形,缺乏性发育。

5.Laron 侏儒

此类生长障碍是肝脏缺乏生长激素受体或受体后缺陷,使生长激素不能发挥作用所致。

检测血生长激素上升,IGF-1 下降,而生长激素缺乏症为血生长激素及 IGF-1 均下降。

【治疗方案】

(一)一般治疗

治疗主要采用生长激素的补充疗法,对伴有其他腺体(性腺、甲状腺、肾上腺)功能减退者应给相应的激素治疗。如为继发性,应尽快治疗原发病。积极治疗原发疾病,如肿瘤、感染、外伤(围产期损伤)等。

(二)药物治疗

1.生长激素

可用重组人生长激素(r-hGH),常用剂量为每天 0.1IU/kg,每天晚上睡前皮下注射;亦可用生长激素补充疗法。如生长激素释放激素(GHRH),推荐剂量为 $1 \sim 3\mu g/kg$,每晚睡前皮下注射 1 次。

2.有垂体前叶多种激素缺乏者

给予相应激素补充,如用左旋-T_4(优甲乐)$25\mu g$,1 次/d,口服。

3.上述患儿至青春期时

可用绒毛膜促性腺激素,对性腺及第二性征发育有刺激作用;可用绒毛膜促性腺激素 500IU,2 次/d,肌内注射,4~6 周为 1 疗程。

【病情观察】

(一)观察内容

主要观察在诊断、治疗前和诊断、治疗后身高和体重的变化,每 3 个月到半年检查一次身高、体重及性发育的情况。实验室监测主要观察血生长激素浓度及垂体兴奋试验时生长激素的浓度变化,以了解治疗效应、评估治疗疗效。

(二)动态诊疗

诊断本病,应进一步明确是原发性还是继发性。并根据病人的临床症状、体征,给予相应的激素补充治疗,治疗后需动态观察身高、体重及性发育的变化,以了解药物的疗效,决定今后的治疗时间与治疗剂量。

【临床经验】

(一)诊断方面

1.本病临床上可见有典型的改变,如儿童随着年龄增长逐渐显现出生长发育速度延缓(但并不停止),每年平均身高增加低于 3cm,伴有男女患儿性器官不发育的情况,但患儿的智力一般正常;体征上患儿个头矮,但体态发育均匀,成年后仍保持童年状况,身高低于 130cm,男性外生殖器小,无胡须、腋毛、阴毛。女性乳房不发育,外生殖器呈幼女状况。依上述表现,一般即可考虑本病诊断。

2.生长激素水平低下对本病的诊断有重要价值。如需确诊本病,则此检查必须进行。

(二)治疗方面

治疗最重要的是早期应用重组人生长激素,越早治疗疗效越好;到青春期可运用绒毛膜促性腺激素促进性腺的发育;对于继发于肿瘤者,治疗则应以去除原发病灶为主。

(三)医患沟通

该类病人大多在门诊就诊,所以医师碰到这类病人时,要详细全面了解并记录病人的生长速度(过去与现在的身高情况),并行相关的辅助检查,以帮助确立诊断。医师应向病人及家属如实告知本病的诊断、治疗方法,告知坚持服用激素替代治疗的重要性,以提高治疗的依从性。

(四)病历记录

1.门急诊病历

记录病人的就诊时间及就诊的主要症状,记录患儿身高及性发育的情况。体检记录患儿身高、体重、智力情况。实验室记录血生长激素浓度及垂体兴奋试验时生长激素浓度的变化。

2.住院病历

对需住院治疗的患儿,应详细记录病人的起病、发展、外院治疗经过及药物运用情况。病程记录中应详细记录治疗后变化,记录有关辅助检查的结果。

第四节　尿崩症

尿崩症是指在非渗透性利尿的情况下机体排出大量未浓缩尿。其原因为抗利尿激素(ADH)的分泌不足或肾脏对 ADH 的反应有缺陷,特点为多尿、烦渴、低比重尿和低渗尿。尿崩症可以概括为因下丘脑垂体抗利尿激素(ADH)不足或缺如而引起的下丘脑垂体性尿崩症(又称中枢性尿崩症),以及因肾远曲小管、肾集合管对抗利尿激素不敏感所致的肾性尿崩症。另外,根据 ADH 缺乏的程度可分为完全性和部分性尿崩症。

【病因】

(一)中枢性尿崩症

中枢性尿崩症的病因有原发性、继发性与遗传性 3 种。

1.原发性(原因不明或特发性)尿崩症

通常在儿童起病,很少(<20%)伴有腺垂体功能减退。

2.继发性尿崩症

发生于下丘脑或垂体新生物或侵入性损害,如嫌色细胞瘤、颅咽管瘤、胚胎瘤、松果体瘤、胶质瘤、脑膜瘤、转移瘤、白血病、组织细胞病、类肉瘤、黄色瘤、结节病以及脑部感染性疾病(结核、梅毒、血管病变)等。物理性损伤常见于脑部尤其是垂体、下丘脑部位的手术、放射性核素治疗后,以及严重的脑外伤后。

3.遗传性尿崩症

遗传性尿崩症十分少见,可以是单一的遗传性缺陷,也可是 Didmoad 综合征的一部分,可表现为尿崩症、糖尿病、视神经萎缩、耳聋(又称作 Wolfram 综合征)。

(二)肾性尿崩症

肾脏对 ADH 产生反应的各个环节受到损害所致,病因有遗传性与继发性两种。

1.遗传性

呈 X-连锁隐性遗传方式,由女性遗传,男性发病,多为家族性。

2.继发性

肾性尿崩症可继发于多种疾病导致的肾小管损害,如慢性肾盂肾炎、阻塞性尿路疾病、肾小管性酸中毒、肾小管坏死、淀粉样变、骨髓瘤、肾脏移植与氮质血症。代谢紊乱如低钾血症、高钙血症也可导致肾性尿崩症。多种药物可致肾性尿崩症,如庆大霉素、头孢唑林钠、诺氟沙星、阿米卡星、链霉素、大剂量地塞米松、过期四环素、碳酸锂等。

【临床表现】

尿量通常大于 2.5L/d,一般在 4～10Ud,最多有达到 18L/d 者,如果尿量＜2L/d 基本可以排除尿崩症。大多数患者有多饮、烦渴、多尿。夜尿显著增多。中枢性尿崩症可见于任何年龄,通常在儿童期或成年早期发病,一般起病日期明确。尿比重比较固定,呈持续低比重尿,尿比重＜1.006,部分性尿崩症在严重脱水时可以达到 1.010。口渴常很严重。遗传性尿崩症者常于幼年起病,因渴觉中枢发育不全,可引起严重脱水和高钠血症,常危及生命。肿瘤和颅脑外伤及手术累及渴觉中枢时,除了定位症状外,也可出现高钠血症。严重高钠血症表现为谵妄、痉挛、呕吐等。当尿崩症合并腺垂体功能不全时,尿崩症症状会减轻,糖(盐)皮质激素替代治疗后症状再现或加重。颅脑手术所致可为暂时性,也可为持续性。

【实验室检查】

1.血 Na、血浆和尿的渗透压　血 Na 和血浆渗透压在正常高限或升高。尿渗透压为 50～200mmol/L(正常为 600～800mmol/L),明显低于血浆渗透压,血浆渗透压可高于 300mmol/L(正常参考值为 280～295mmol/L)。

2.血糖和常规的肾功能检查　可以排除渗透性利尿所致的多尿。血 K 和血 Ca 的测定可以排除低钾血症和高钙血症所致的多尿。

3.禁水-升压素试验　是最常用的有助于诊断垂体性尿崩症的功能试验,可以用于鉴别中枢性、肾性尿崩症及完全性和部分性尿崩症。方法:试验前测体重、血压、血 Na、尿量、尿比重、尿渗透压。以后每小时排尿,测尿量、尿比重、尿渗透压。在下述情况下应终止试验:体重下降＞5%,当血 Na(＞145mmol/L)及血浆渗透压(＞300mmol/L)达到正常上限或尿的渗透压达到平台期(指连续 3 次的测定数值的改变＜5%)。患者禁水后尿量减少,尿比重与渗透压均增加,可以除外尿崩,精神性烦渴多表现为此,否则,继续血管升压素试验:注射垂体叶素 0.25U(血管升压素 0.1U),或 1-脱氧-8 右旋.精氨酸血管升压素(DDAVP)2U 肌内注射,继续测尿量,测定尿比重与渗透压。若尿渗透压上升＞50%者为中枢性尿崩症;若尿渗透压上升＜10%者为肾性尿崩症;若尿渗透压上升 10%～50%者为部分性尿崩症,而且尿渗透压可以超过血浆渗透压。

4.血浆抗利尿激素值降低(正常基础值为 1～1.5ng/L),尤其是禁水和滴注高渗盐水时仍不能升高,提示垂体抗利尿激素储备能力降低,为中枢性尿崩症,结合禁水-升压素试验有助于完全性和部分性尿崩症的判断。

5.磁共振成像　高分辨率 MRI 可发现与中枢性尿崩症有关的以下病变:①垂体容积小;②垂体柄增粗;③垂体柄中断;④垂体饱满上缘轻凸;⑤神经垂体高信号消失,是中枢性尿崩症的 MRI 特征。继发性中枢性尿崩症 MRI 表现有垂体柄增粗。

6.针对 X 染色体上肾性尿崩症基因的基因探针可用于遗传性肾性尿崩症母亲妊娠后期的产前诊断,有 96% 的可靠性。

7.眼底检查可发现异常,如视野缺损、偏盲、视盘水肿或眼底动脉硬化。

【诊断】

1.临床特征

(1)大量低比重尿,尿量超过 2.5U/d。

(2)因鞍区肿瘤过大或向外扩展者,常有蝶鞍周围神经组织受压表现,如视力减退、视野缺失。

(3)有渴觉障碍者,可出现脱水、高钠血症、高渗状态、发热、抽搐等,甚至脑血管意外。

2.实验室检查

(1)尿渗透压:为 50~200mmol/L(正常 600~800mmol/L),明显低于血浆渗透压,血浆渗透压可高于 300mmol/L(参考值为 280~295mmol/L)。

(2)血浆抗利尿激素水平:降低(正常基础值为 1~1.5ng/L),尤其是禁水和滴注高渗盐水时仍不能升高,提示垂体抗利尿激素储备能力降低。

(3)禁水试验:是最常用诊断垂体性尿崩症的功能试验。

(4)颅部及鞍区 CT、磁共振检查:有助于该区域器质性病变的诊断和鉴别诊断。

【鉴别诊断】

1.中枢性尿崩症、肾性尿崩症和精神性烦渴的鉴别见表 6-1。

表 6-1　中枢性尿崩症、肾性尿崩症和精神性烦渴的鉴别

	中枢性尿崩症	肾性尿崩症	精神性烦渴
发病年龄	多为 20 岁以下	多出生后即有症状	成年人
性别比例	男＝女	男性多见	女＞男
症状	多尿→多饮	较中枢性尿崩症轻	多饮→多尿
自然病程	持续性多饮多尿	成年后症状减轻	间歇性多饮多尿
病因	下丘脑、垂体损害	家族遗传史	癔症、神经衰弱
随机血 AVP	减低	正常或升高	减低或正常
随机血浆渗透压	轻度升高或正常	轻度升高或正常	低
随机尿渗透压	低	低	低
禁水后血浆渗透压	增高	增高	正常或轻度升高
禁水后尿渗透压	低	低	增高
对 AVP 反应	好	无反应	不好,有时症状加重
对高渗盐水反应	无反应	无反应	好

2.完全性尿崩症和部分性尿崩症的鉴别见表 6-2。

表 6-2　完全性尿崩症和部分性尿崩症的鉴别

	完全性尿崩症	部分性尿崩症
症状严重程度	较重	较轻
每日尿量	多为 5L 以上	多为 2.5～5L
尿比重	多为 1.001～1.005	可达 1.010～1.014
禁水后反应	尿量无明显减少,尿比重无明显增加,最大尿渗透压不超过血渗透压	尿量可减少,尿比重可增加,但多不超过 1.016,最大尿渗透压可超过血渗透压,尿渗透压/血渗透压大于 1,但小于 1.5
注射升压素后反应	尿量显著减少,尿比重明显上升,尿渗透压增高 50%	尿量进一步减少,尿比重进一步增加,尿渗透压可增加 9%～50%,少以上数达 60%

【治疗】

1.治疗的目标是将尿量控制在 2～3Ud 并减少夜间的尿量。对中枢性尿崩症的治疗主要是采用加压素治疗,但要注意在中枢性尿崩症治疗过程中升压素使用过量而造成低钠血症。常用的药物如下。

(1)水剂升压素:尿崩症可用激素替代治疗。水剂血管升压素 5～10U 皮下注射,作用可持续 3～6 小时,这种制剂常用于意识不清的继发于脑外伤或神经外科术后起病的尿崩症患者的最初治疗。因其药效短,可识别神经垂体功能恢复的情况。

(2)粉剂尿崩症:赖氨酸升压素是一种鼻腔喷雾剂,使用一次可产生 4～6 小时抗利尿作用。在呼吸道感染或过敏性鼻炎时,鼻腔黏膜水肿,对此类药物吸收减少。在这种情况下和意识丧失的尿崩症患者,应皮下注射脱氨升压素。

(3)升压素:升压素是鞣酸加压素制剂,每毫升含 5U,从 0.1mL 开始,可根据每日尿量情况逐步增加到 0.5～0.7mL/次,注射一次可维持 3～5 天,深部肌内注射。注射前充分混匀,过量引起水中毒。

(4)人工合成 DDAVP(1-脱氨-8-右旋-精氨酸血管升压素 desmopresssin,商品名弥凝片):DDAVP 增加了抗利尿作用,而缩血管作用只有 AVP 的 1/400,抗利尿与升压作用之比为 4000:1,作用时间达 12～24 小时,是目前最理想的抗利尿剂。片剂 0.1～0.2,一日 2～3 次口服或鼻内给药 10～20μg,大多数患者具有 12～24 小时的抗利尿作用。

2.肾性尿崩症的治疗　继发性尿崩症应首先考虑病因治疗,要找出对 ADH 抵抗的原因,如纠正电解质紊乱(低钾血症和高钙血症)和停用某些药物(含锂的制剂、地美环素)。如果以上的措施无效,可采用双氢克尿塞(患儿每天 2mg/kg;成年人每次 25～50mg,3 次/d),服药过程中应限制钠盐摄入,同时应补充钾。阿米洛利可以用治疗锂剂中毒所致的尿崩症。

3.其他口服药物　卡马西平能刺激 ADH 的分泌,0.1g/次,3 次/d。注意肝损害、白细胞减少、头晕、恶心等并发症。

第五节　肥胖症

肥胖是一种环境与遗传共同作用的多因素社会性慢性代谢性疾病,是体内脂肪成分过多且超过正常人平均量的一种病理状态。1997年,世界卫生组织明确将其定义为一种疾病。无论在发达国家或发展中国家肥胖症的患病率和发病率都在迅速增长,并呈低龄化趋势。肥胖已经成为全球范围的流行性疾病。机体脂肪堆积会带来一系列生理功能的改变,肥胖可增加任何原因引致死亡的总危险度。肥胖是心血管疾病的一个高危因素,与2型糖尿病、高血压、高脂血症、高尿酸血症、冠心病、卒中等密切相关。近来研究认为肥胖与肿瘤的发生也是密切相关,体重指数(BMI)的增加与男性食管腺癌、甲状腺癌、结肠癌和肾癌等发病危险显著相关;BMI的增加与女性子宫内膜癌、胆囊癌、食管腺癌和肾癌等发病危险显著相关。

【发病原因】

肥胖的病因复杂,主要是环境和遗传因素共同调控能量摄入与消耗失衡的结果。在能量缺乏时期,一些能够将食物消化、吸收、转化为脂肪储存下来的基因慢慢保留下来。现在,这些基因在长期营养过剩的情况下就会引发肥胖。流行病学证据表明,肥胖和营养过剩呈线性相关。

1.遗传因素

体重调节是由一个相对庞大的基因组决定的,基因突变与某种调节体重的遗传物质可能是导致肥胖的主要因素。肥胖基因的产物是一种脂肪组织源激素,具有降低脂肪沉积的作用,故被命名为瘦素。下丘脑是瘦素作用的关键区域。肥胖个体可能存在内源性的瘦素抵抗,使其不能发挥正常的生物学效应。

2.环境因素

(1)饮食类型及饮食方式:热量摄入多于热量消耗使脂肪合成增加是发生肥胖的物质基础,膳食脂肪在肥胖的发生中起重要作用。脂肪是体内最重要的储存能源,如果食物热量过高,使能量过多储存在体内,可导致肥胖。有部分肥胖者的进食量并不多,活动量亦不少,但却不见体重下降和体内脂肪量减少,可能是由于体内脂肪以两种形式存在,即白色和棕色脂肪组织,前者是体内过剩能量以重型脂肪形式储存的组织,而后者则是专司产热的脂肪组织,作为产热器官,棕色脂肪的活动直接影响体内能量代谢的平衡,因此认为肥胖的发生可能与棕色脂肪组织功能低下有关。另外,饮食方式及习惯对肥胖的发生亦有影响,如暴饮暴食、习惯大量进食、夜食、快食及少咀嚼等不良饮食习惯亦是导致肥胖的原因。

(2)生活习惯及嗜好:身体能量消耗较少,不常进行体力活动是发生肥胖的危险因素之一。嗜好静坐的生活方式(如坐着看电视等)与肥胖的发生密切相关。

(3)社会经济及教育水平:不同的社会经济状况及教育水平对肥胖的影响亦有所不同。在发达国家,社会经济地位与肥胖的发生呈负相关,而在发展中国家则相反。

【临床表现】

肥胖症的临床表现随不同病因而异,继发性肥胖者除肥胖外具有原发病综合征。轻度肥胖者常无症状,或有腰痛和关节痛、消化不良、尿失禁、气喘、疲劳、多汗等症状。中重度肥胖者可伴有下列综合征。

1.肺泡低换气综合征(Pickwickian 综合征)

由于大量脂肪堆积于体内,体重过重,活动时须消耗能量,耗氧量亦增多,故肥胖者一般不喜运动,活动少而嗜睡,稍多活动或体力劳动后易疲乏无力,总摄氧量增加,但按单位体表面积计算则比正常低。患者胸腹部脂肪较多时,腹壁增厚,横膈抬高,换气困难,故有 CO_2 滞留,PCO_2 常超过 $6.3kPa(48mmHg)$ 而缺氧,以致气促,甚至发生继发性红细胞增多症、肺动脉高压,进而形成慢性肺源性心脏病致心力衰竭,如体重减轻后可恢复。平时由于缺氧倾向与 CO_2 储留,呈倦怠嗜睡状。

2.心血管系统

重度肥胖者可能由于脂肪组织中血管增多,有效循环血容量、心搏出量、输出量及心脏负担均增高,有时伴有高血压、动脉粥样硬化,进一步加重心脏负担,引起左心室肥大,同时心肌内外有脂肪沉着,更易引起心肌劳损,以致左心扩大与左心衰竭。

3.内分泌代谢紊乱

空腹及餐后血浆胰岛素增高,基值可达 $30\mu U/mL$,餐后可达 $300\mu U/mL$,约高于正常人 1倍,患者既具有高胰岛素血症、C肽分泌增加,同时又存在胰岛素抵抗,造成糖耐量减低或糖尿病。总脂、胆固醇、三酰甘油及游离脂肪酸常增高,呈高脂血症及高脂蛋白血症,成为动脉粥样硬化、冠心病、胆石症等病的基础。肥胖者血浆总蛋白、白蛋白、球蛋白通常在正常范围,某些氨基酸可增加,如精氨酸、亮氨酸、异亮氨酸、酪氨酸、苯丙氨酸等,这样,血糖和血浆氨基酸的增高形成刺激胰岛 B 细胞的恶性循环,于是肥胖加重。甲状腺功能一般正常,过食时 T_3 增加,生长激素分泌迟钝。

4.消化系统

近半数的肥胖者合并脂肪肝,两者都是长期高脂肪饮食摄入的结果。另外,肥胖者增多、增大的脂肪组织细胞膜胰岛素受体下调,是产生胰岛素抵抗的重要原因,而过量的胰岛素分泌又促使肝产生大量的内源性三酰甘油,促使中性脂肪在肝内堆积。肥胖者慢性结石性胆囊炎患病率随肥胖程度和年龄增加,其中胆固醇性结石为非肥胖者的 3 倍,亦与内源性胆固醇合成增多有关。

5.骨关节病

肥胖者活动受限易导致退行性病变。糖脂代谢紊乱加重动脉粥样硬化,易致缺血性肌营养障碍,肥胖者多有嘌呤代谢障碍易致痛风性关节炎。

6.肿瘤

肥胖与某些肿瘤的发生密切相关。男性主要是结肠癌、直肠癌和前列腺癌的发病率增高,而女性子宫内膜癌、卵巢癌、宫颈癌、乳腺癌和胆囊癌的发病率增高。

【诊断依据】

人类不同种群体脂含量差异很大,各种群的体脂含量对健康及寿命的影响亦有差别。因此,不同种群的超重/肥胖诊断标准亦有不同。

1.以体重指数(BMI)

估测全身肥胖程度(总体脂增多)定义为 BMI＝体重(kg)/身高^2(m^2)。WHO 推荐将BMI 作为肥胖的诊断指标已经用于临床及所有的研究。BMI 与肥胖有很强的相关性,除了对肌肉发达的人及年龄很大和很小的人以外,对所有的人群都可应用。此法简便、实用,临床应用较为广泛。世界卫生组织于 1998 年将 BMI＞25 定为超重,BMI＞30 为肥胖。但对亚洲人的研究发现,当 BMI＞23 时与肥胖有关的疾病发病率逐渐增高。2000 年国际肥胖特别工作组提出亚洲成年人 BMI 的正常范围为 18.5～22.9,＜18.5 为体重过低,＞23 为超重,23～24.9为肥胖前期,25～29.9 为Ⅰ度肥胖,＞30 为Ⅱ度肥胖。中国成年人超重和肥胖症预防控制指南(2003)将 BMI 24 和 28 界定为超重和肥胖的诊断分割点,随着更多精细流行病学研究资料的积累及人们对疾病认识的深化,此分割点仍将变动。BMI 可以消除不同身高的影响,但对肌肉发达的运动员或水肿患者,会过高估计其肥胖程度,而老年人肌肉组织减少较多,BMI 可能估计过低。

2.以腰围或腰臀比(WHR)估测腹部或向心性肥胖程度(腰部体脂增多)WHO

推荐的测量腰围的方法为被测者双脚分开 25～30cm,体重均匀分布在双足上,测量位置在水平髂前上棘和第 12 肋下缘连线的中点,测量者坐在被测者一旁,将皮尺紧贴身体,但不能压迫软组织,周径测量精度近 0.1cm。臀围则通过环绕臀部的骨盆最突出点测定周径而获得。目前多用腰围来诊断腹部肥胖,但是采用的分割点在种群间差异很大。WHO 建议欧洲人群以男性腰围＞94cm、女性＞80cm,亚洲人群以男性腰围＞90cm、女性＞80cm 为标准诊断向心性肥胖。中华医学会糖尿病学分会建议,目前暂以腰围男性＞85cm 及女性＞80cm 为向心性肥胖的诊断分割点。对于 WHR,目前认为男性＞0.9、女性＞0.85 为向心性肥胖。必须强调的是,任何评价肥胖的方法均需包括腰围的测量,因为腰围减少时,即使体重无改变也可显著降低肥胖相关性疾病的发病危险。

3.标准体重法

标准体重(kg)＝身高(cm)－105。超标 20％～30％为轻度肥胖,超标 30％～50％为中度肥胖,超标＞50％为重度肥胖。该法虽然测算简便,但不能区别肌肉发达与脂肪增多。

4.仪器测量法

(1)水下称重法:是目前公认的测定体脂的"金标准",优点为精确度高、重复性好。缺点为太复杂,只能用于科研。

(2)生物电阻抗法(BIA):通过测定人体电阻间接估算总体脂含量。优点为费用低廉、精确度高、重复性好、操作简便,适用于临床研究和流行病学调查。

(3)整体电传导(TOBEL):根据脂肪和水对电磁场反应不同,间接估测总体脂含量。其优点为快速、重复性好,但价格昂贵。

(4)双能 X 线吸收法(DEXA):根据两束不同能量的弱 X 线穿过人体的衰减度,计算脂肪组织、非脂肪组织和骨矿物质含量。其优点为安全、方便、精确度高、已有统一的标准,但价格昂贵。

(5)CT 扫描:可计算局部体脂或总体脂,且快速、精确,但价格昂贵、有 X 线辐射。

(6)磁共振(MⅪ):可测量局部和总体脂。优点为快速、精确、对人体无损伤,但价格昂贵。

（7）超声：可测量局部和全身脂肪组织厚度，与 CT 相关性好。

（8）其他：体钾测定、放射性核素稀释法、中子激活法等，因价格昂贵、不易操作、不能测量局部体脂。

5.代谢正常肥胖与正常体重的代谢性肥胖

（1）代谢正常肥胖（MHO）：近来研究发现 20％～30％的肥胖患者，尽管体内有过量脂肪堆积，但仍表现为正常的代谢特征，如高的胰岛素敏感性、正常的血脂及炎性因子水平、不伴有高血压等，这一肥胖亚型被称为 MHO。MHO 明显具有抵抗肥胖相关代谢紊乱的作用，不具有明显的心血管疾病易患风险，与代谢异常的肥胖相比，外周脂肪在肝蓄积程度低可能是 MHO 维持正常代谢能力的主要原因之一。控制饮食能使肥胖个体体重减轻，但这并不能改善，反而降低了 MHO 人群的胰岛素敏感性，理论上推测运动疗法可能会更加适合这类人群，因此临床中对待这一亚型肥胖应予以区别对待，不宜采用统一模式治疗所有肥胖。

（2）正常体重代谢性肥胖（MONW）：按照身高和体重（即体重指数）计算出的"正常体重"人群中，有一部分存在与肥胖症患者相似的代谢异常，这部分人群被称为 MONW。该人群特征是虽然体重在正常范围，但存在高胰岛素血症，并可能存在高三酰甘油血症和糖代谢异常。由于 MONW 存在与肥胖症相似的危险因素，该组人群更易发展为肥胖或向心性肥胖，因此临床也应该给予积极的早期干预治疗。

【鉴别诊断】

肥胖症确定后可结合病史、查体及实验室资料等，鉴别属单纯性或继发性肥胖症。如有高血压、向心性肥胖、紫纹、闭经等伴 24h 尿 17-羟类固醇偏高者，则应考虑为皮质醇增多症，代谢率偏低者宜进一步检查 T_3、T_4 及 TSH 等甲状腺功能试验。此外，常须注意有否糖尿病、冠心病、动脉粥样硬化、痛风、胆石症等伴随病。

【治疗方案】

治疗肥胖并非简单地减轻体重，而是去除体内过多的脂肪，并防止其再积聚。

1.肥胖治疗的目标值

（1）体重减少的目标水平：肥胖治疗的最初目标是减少现有体重 10％，因为减少体重 10％，就可降低各种代谢紊乱的危险，没有必要将肥胖者的体重降至正常范围，这不仅难以做到，而且弊大于利，可能会引起新的代谢紊乱，如酮症等。如果这一目标能够达到并能保持一段时间，再考虑进一步适当减重。

（2）体重减少的速度：要想获得成功的减重，减肥的速度至关重要。减得太快，主要是减水分，反弹也快，同时也增加了胆石症及电解质紊乱的可能。比较合理的减肥速度是 6 个月减少体重 10％。对于更快的减肥速度，多数患者都不能很好坚持下去。

（3）体重减轻后的维持：达到了 6 个月减少体重 10％的目标后如何维持是一大难题，多数患者在此阶段很快会变得疏忽大意，出现体重反弹。这一阶段的目标是体重在 2 年内增加不得超过 3kg，同时腰围至少减少 4cm。在维持体重阶段，患者经常产生放松或厌烦的情绪，应积极随访与患者交流，鼓励其持久坚持。在维持阶段体重保持不变的时间越长，长期减肥成功的前景越好。

（4）遏制体重的进一步增加：有些肥胖患者在治疗前体重增加迅速，在治疗后相当长一段时间内体重可能未见明显下降。对于这样的患者,重要的是防止体重的进一步增加,保持现有的体重就是治疗成功的标志,也为进一步治疗提供了保证。体重保持稳定,肥胖并发症的危险性就不再增加。

2.营养治疗

为首选疗法,主要包括合理控制热量,即糖类的摄入,严格控制脂肪,保证蛋白质,补充维生素及微量元素,高纤维素摄入有助于预防因饮食减少所致的便秘。

3.运动疗法

提倡低强度、长时间运动,如散步、骑自行车等,高强度运动主要利用糖原,随着运动强度减低转向消耗脂肪,同时高强度运动增进食欲明显,不利于控制饮食。另外,肥胖者多活动受限,高强度运动易导致骨关节损伤,且不易长期坚持。

4.药物治疗

美国食品药品管理局(FDA)建议的药物应用指征是:BMI＞30 或 BMI＞27 伴有肥胖症相关危险因素,仅限应用于饮食和运动疗法未能奏效者。减肥药物的应用仅仅是作为肥胖治疗的辅助手段,而非主要手段。到目前为止临床上只有 2 种药物被接受为肥胖的长期治疗药物,即西布曲明和奥利司他,尚有约 30 种药物正处于研究开发的不同阶段。

(1)单胺再摄取抑制药:通过抑制去甲肾上腺素、5-羟色胺的再摄取,降低食欲,减少摄食,同时还可通过机体产热,促进脂肪组织的消耗而降低体重。代表药物为西布曲明。此类药物不诱导 5-HT 的释放,因而无成瘾性。主要不良反应有口干、心率增快和便秘。禁用于冠心病史、充血性心力衰竭、未控制的高血压、卒中、心律失常和严重肾损害及肝功能不全。

(2)脂肪酶抑制药:代表药物奥利司他,是一种胃和胰脂肪酶抑制药,抑制胰腺、胃肠中的羧基酯酶及磷脂酶 A2 活性,减慢胃肠道中食物脂肪水解为氨基酸及单酰基甘油的过程,减少脂肪吸收,降低体内脂肪储存而减轻体重。

(3)5-羟色胺受体激动药:正在研发的新型减肥药物 Lorcaserin,作用于下丘脑的食欲中枢,选择性抑制去甲肾上腺素、5-羟色胺和多巴胺的作用,从而达到控制食欲,增加产热的目的。与同类药物芬氟拉明、芬特明相比,其作用的靶器官只限于脑组织,不像其他药物那样对全身的 5-羟色胺受体均有作用,因此不会导致因激动心脏附近的 5-羟色胺受体而引起心瓣膜疾病的发生,有望成为一个安全有效的肥胖症治疗药物。

(4)选择性大麻素 CB1 受体阻滞药(利莫纳班):通过选择性阻滞大麻素与其 CB1 受体结合后的效应,可起到减少进食、抑制脂肪合成、减轻体重、帮助戒烟等作用,在冠心病的预防中发挥重要作用。利莫纳班尚有降低血糖、减少血浆胰岛素含量、改善胰岛素敏感性等作用。

(5)瘦素:由人体白色脂肪细胞合成并分泌入血的肽类激素,是肥胖基因的产物。能降低食欲,减少能量摄取,抑制脂肪合成,并能提高代谢率,增加能量的消耗,从而减少脂肪堆积。目前尚处于临床试验阶段。

(6)α-葡萄糖苷酶抑制药:竞争性抑制葡萄糖苷酶,降低多糖及双糖分解,降低糖类的吸收,具有降低餐后血糖和血浆胰岛素的作用。代表药物有阿卡波糖。

(7)双胍类药物:代表药物是二甲双胍,能够抑制肝糖原产生,改善胰岛素敏感性,抑制体重增加。

5.手术疗法

适用于体重超标 200％或 BMI＞35,经 3 年非手术治疗无效,或有因果关系明确的严重并发症者。肥胖的外科治疗主要是针对减少热量摄入而设计的,包括病态肥胖的外科治疗(胃肠道手术)和局部脂肪堆积的外科治疗(局部去脂术)。前者通过小肠短路术或胃成形术等方法,造成营养物质吸收障碍或限制饮食以达到减重及减轻并发症,后者通过切除或抽吸的方法去除局部堆积的脂肪,改善形体外观。随着微创技术、麻醉技术及手术器械的发展,外科疗法越来越成为重度肥胖症治疗的主要选择。

6.中医治疗

中医对肥胖的记载较早,认为肥胖者体质多偏于“痰、湿、虚”,发病机制主要是“脾运失常”“多痰”“气少”,主要与脾失健运有关。中医疗法,如以健脾利湿为原则的中药辨证施治及针刺减肥等,对单纯性肥胖有一定的疗效。

【小结】

肥胖已成为危害健康的公共卫生问题,预防和控制肥胖症日益引起重视,首先要明确肥胖症的病因及危险因素。肥胖症的治疗较困难,但还是可以预防的,治疗应着眼于减少多种并发症及纠正其代谢异常,而无须强求体重迅速减至正常范围,患者外观的改善不是治疗的目标。总之,肥胖是一种需要长期策略、开展有效防治的慢性病。相信随着肥胖发病机制的揭示,保持体重正常,降低慢性代谢性疾病和心血管疾病的发病率和病死率,将不再是难以实现的梦想。

第七章 风湿免疫系统疾病

第一节 系统性红斑狼疮

一、概述

系统性红斑狼疮(SLE)是一个涉及多种系统和脏器损害的慢性结缔组织疾病和自身免疫性疾病,可累及皮肤、关节、黏膜、泌尿、血液及中枢神经系统等,病情呈反复发作与缓解交替过程。该病确切病因不明,通常认为是遗传基因、环境、性激素等多种因素综合作用所致。本病的发生有家族聚集倾向,遗传背景极其复杂,与二十多种不同的遗传决定簇相关联。患者体内产生大量多种自身抗体,是典型的系统性自身免疫病,具有复杂的免疫系统紊乱性,几乎牵涉到多种免疫失调的机制:如淋巴细胞和抗原递呈细胞功能异常、细胞因子失衡、细胞凋亡异常、细胞和体液免疫功能异常、免疫失耐受、自身抗体和免疫复合物大量产生且清除障碍、补体异常活化,最终导致多器官受损等,被公认为是自身免疫病的原型。SLE 好发于生育年龄女性,多见于 15~45 岁,女:男比例为 7~9:1。SLE 的流行病学在美国多地区的调查报告,其患病率为 14.6~122/10 万人,我国患病率为 70/10 万人,妇女中则高达 115/10 万人。

二、病因及发病机制

系统性红斑狼疮是一种多系统受累的自身免疫性疾病,其病理机制十分复杂,涉及遗传、各种自身抗体、雌激素受体、Th 细胞和 B 细胞功能亢进、抑制性 T 细胞功能降低、单核吞噬细胞、补体及其受体清除功能障碍和多种细胞因子等因素,病因是多方面的。至今,本病的病因和发病机制不明,目前的研究主要集中在以下三个方面。

1.免疫因素

患者体内有多种自身抗体形成,提示 B 细胞活动亢进是本病的发病基础。周围血中 B 细胞体外培养实验结果发现其增殖能力较正常强 8~10 倍。

2.遗传因素

遗传因素与本病的关系表现为:①在纯合子双胎中有很高(69%)的一致性;②SLE 患者家属成员中发病的可能性明显增加;③北美白人中 SLE 与 HLADR$_2$、DR$_3$ 有关。这可能是由于位于 HLAD 区的免疫反应基因(Ir)对抗原(包括自身抗原)所激发的免疫反应的程度有调节作用的缘故。

3.其他

非遗传因素在启动自身免疫反应中亦起着一定的作用。这些因素包括：①药物:盐酸肼苯哒嗪、普鲁卡因胺(普鲁卡因酰胺)等可引起 SLE 样反应。但停药后常可自愈;②病毒:在实验动物 NZB 和 NZB/WF1 小鼠中的自发性 SLE 样病中发现 C 型病毒感染,在肾小球中可检出病毒抗原一抗体复合物。但在 SLE 病中病毒因素尚未能充分得到证实;③性激素对 SLE 的发生有重要影响,其中雄激素似有保护作用,而雌激素则似有助长作用,故患者以女性为多,特别多发生在生育年龄,病情在月经和妊娠期加重。

三、诊断思路

(一)病史特点

1.青年女性,慢性病程、急性诱发加重;

2.累及多系统多脏器损害,包括皮肤黏膜(面部蝶形红斑、脱发、双手指尖皮肤血管炎表现(小梗死灶)、肌肉骨骼系统(关节痛)、肾脏(水肿)、神经精神(癫痫、精神错乱、记忆力和计算力减退)、血液等多系统多脏器损害;

3.临床表现急、危重:高热、心率快、昏睡、精神错乱、舌被咬伤、双手皮肤梗死灶、双下肢重度水肿、病理征阳性等;

4.其表兄患狼疮家族史(家族聚集倾向)。

系统性红斑狼疮其临床表现可概括为以下几个方面:

(1)全身症状:起病可急可缓,多数早期表现为非特异的全身症状,如发热,尤以低热常见、全身不适、乏力、体重减轻、脱发等。病情常缓解加重交替出现。SLE 患者常常出现发热,可能是 SLE 活动期的表现,但应除外感染因素,尤其是在免疫抑制治疗中出现的发热,更需警惕。SLE 患者常有疲劳,容易被忽视,可能是导致劳动力丧失的主要症状,疲劳常是狼疮活动的先兆。它反映了多种问题,包括抑郁、失眠、纤维肌痛和病情活动。感染、日晒、药物、精神创伤、手术等均可诱发或加重。

(2)皮肤黏膜:皮肤黏膜表现是临床医生确立诊断、判断活动性的依据。包括:颊部红斑、盘状红斑、口腔溃疡、雷诺现象、网状青斑、肢端发绀、甲周红斑、躯干部或四肢的斑丘疹等。狼疮患者的面部典型红斑为蝶形红斑:为面颊两侧(累及鼻梁更典型)形成的类似蝴蝶的充血水肿样红斑,色鲜红,略有毛细血管扩张及鳞片状脱屑,严重者出现水疱、溃疡、皮肤萎缩和色素沉着,经过治疗可完全恢复不留瘢痕。颊部蝶形红斑与 SLE 密切相关,是 SLE 的特异性表现之一。盘状红斑是 SLE 的诊断标准之一。盘状狼疮是红斑上覆有鳞屑。可中间凹陷伴色素减退,四周隆起肿胀发红,类似盘状,通常遗留瘢痕。若出现在头部,可导致斑秃。尽管盘状红斑对皮肤的影响最大,但不会危及生命。亚急性皮肤型红斑狼疮的环状皮损提示疾病严重程度不高,主要为患者前胸或后背的环状充血样斑疹、丘疹鳞屑样皮疹,多不留瘢痕,无内脏受损。

皮肤血管炎样改变是反映狼疮活动的重要指标之一。包括指端及指(趾)甲周红斑、手

(足)指(趾)尖及手掌和足底皮肤等部位出现的点片状红斑、紫斑等。严重者可出现点片状梗死灶或坏疽,伴有疼痛。在严重的、危及生命的狼疮患者中,可以出现手和足的 Janeway 皮损和 osler 结节,产生原因可能是免疫复合物的沉积。应与二尖瓣和主动脉瓣的感染性栓子导致的 Libman-Sack 心内膜损害(非疣状细菌性心内膜炎)相鉴别,血培养、心电图和对患者的仔细检查有所帮助,但鉴别仍较困难。越来越多的证据表明,存在抗磷脂抗体的狼疮患者发生瓣膜疾病及相关的血栓栓塞的危险性增大。网状青斑多出现于大腿、臀部皮肤。

部分患者有雷诺现象,即在寒冷、情绪激动、紧张等刺激条件下出现双手(足)指(趾)尖,甚至鼻尖等部位皮肤血管痉挛、短暂性缺血而导致的皮肤突然先后变白、变紫、再恢复到正常色泽的过程,持续数秒钟至数分钟不等,可伴有疼痛不适。长期出现雷诺现象的患者常合并肺动脉高压。

光过敏是狼疮诊断标准之一,它是指紫外线(UVB)作用于部分狼疮患者皮肤可引起剧烈的红斑反应,如面、颈部皮肤充血发红甚至肿胀。饮食和药物也可使光敏反应增加,如芹菜和香菇会增加光敏反应发生的概率。紫外线对表皮-真皮部分的影响,包括使凋亡增加,黏附分子释放增加,局部淋巴细胞反应性增高。

狼疮发或脱发也常出现于狼疮患者。前额边缘的头发参差不齐被称为狼疮发,是狼疮的征象之一。头发稀疏通常发生在狼疮活动期,也可能与使用免疫抑制剂(激素、莱福米特、硫唑嘌呤或环磷酰胺)有关,需予以鉴别。狼疮患者偶可表现出指端肿胀硬化和毛细血管扩张,这可能意味着向另一种疾病类型如硬皮病、混合性结缔组织病发展,这样就增加了诊疗的难度。

口腔溃疡是狼疮诊断标准之一。新发的或复发增多的口腔溃疡提示病情的复发加重。狼疮患者长期应用激素和免疫抑制剂,常出现口腔黏膜白斑,多为念珠菌感染,称为鹅口疮。

有口腔溃疡时也易并发鹅口疮。

(3)骨骼肌肉损害:关节炎是患者最常见体征。狼疮患者的关节炎与类风湿关节炎有所不同,关节痛常见,少有关节肿胀,或仅轻微肿胀;多无关节面下骨侵蚀和关节畸形。SLE 中非侵蚀性畸形性关节病叫作 jaccoud 关节病,可影响掌指关节、腕关节和跖趾关节,其分布与类风湿关节炎相似,四肢多关节可受累。此外患者常会出现腱鞘炎和滑囊炎等。在肌腱上,特别是手的屈肌腱上可以形成结节。纤维肌痛症是狼疮患者常见的问题,在一定程度上也会造成患者全身乏力的症状。虽然狼疮可以出现肌炎表现,但临床上并不常见。

(4)肾脏问题:患者通常都会有肾脏问题,这是因为肾脏有大量的毛细血管床、带负电荷的基膜、复杂的肾小球和肾小管细胞的功能,导致肾脏对自身抗体介导的免疫炎症反应高度易感。尿常规、尿蛋白、细胞和管型及血清学尿素氮、肌酐检查是监测患者肾损最有效的常规方法,并且为治疗和判断预后提供依据。患者常出现蛋白尿、血尿、管型尿、白细胞尿、低比重尿、水肿、血压增高、血尿素氮和肌酐增高等。

(5)肾脏病变:患者通常都会有肾脏问题,这是因为肾脏有大量的毛细血管床、带负电荷的基膜、复杂的肾小球和肾小管细胞的功能,导致肾脏对自身抗体介导的免疫炎症反应高度易感。尿常规、尿蛋白、细胞和管型及血清学尿素氮、肌酐检查是监测患者肾损最有效的常规方法,并且为治疗和判断预后提供依据。患者常出现蛋白尿、血尿、管型尿、白细胞尿、低比重尿、水肿、血压增高、血尿素氮和肌酐增高等。肾脏病理可提供狼疮活动性的指标,如肾小球细胞增殖性改变、纤维素样坏死、核碎裂、细胞性新月体、透明栓子、金属环、炎细胞浸润,肾小管间质的炎症等均提示狼疮肾炎(LN)活动;而肾小球硬化、纤维性新月体,肾小管萎缩和间质纤维化则是 LN 慢性指标。活动性指标高者,肾损害进展较快,但积极治疗可以逆转;慢性指标提示肾脏不可逆的损害程度,药物治疗只能减缓而不能逆转慢性指数的继续升高。抗 ds-DNA 抗体与弥漫增殖型肾小球肾炎密切相关,而抗 Sm 抗体与膜性肾病密切相关。其他自身抗体出现时也可有肾脏累及,血管闭塞现象可伴随抗心磷脂抗体出现。

肾脏病变可在进展和改善之间可相互转化。狼疮肾炎的活动性及预后的尽早判断对于调整治疗方案极其重要。血清白蛋白和血胆固醇水平是肾病综合征以及蛋白尿严重程度的标志。肾外表现诸如高血压、低补体水平和淋巴细胞减少可以为肾功能恶化提供更明确的证据。就肾功能而言,蛋白尿的加重恶化提示预后不良。肾功能正常的患者如果血清白蛋白水平高于 40mg/L,每年体检血压正常,则正常的肾功能可保持多年。然而,如果血清白蛋白水平降低、淋巴细胞计数小于 1000,至少 50% 的患者病情可能进展;约 25% 的患者发现有蛋白尿但没有肾功能不全的证据,在未来 10～12 个月会进展到肾功能不全,特别是那些合并有血尿、同时有白细胞减少或补体降低的患者。一旦肾功能减退至血肌酐水平>400mmol/L,患者可能在一年内需要血液透析或肾移植。

(6)血液系统损害:几乎全部患者在某一阶段发生一项或几项血液系统异常,依次有贫血、白细胞减少、血小板减少、血中抗凝物质引起出血现象等,贫血的发生率约 80%,正细胞正色素或轻度低色素性。贫血的原因是复合性的,包括肾脏疾病、感染、药物、红细胞生成减慢。骨髓铁利用障碍、溶血等。常并发溶血性贫血,多有网织红细胞升高和 Coomb's 试验阳性,属自身免疫性溶血,提示病情活动。缺铁性低色素贫血多与服阿司匹林或氢化可的松引起隐匿性消化道出血有关。白细胞减少常见,约 60% 患者开始时白细胞持续低于 4.5×10^9/L,粒细胞和淋巴细胞绝对值均可减少,但主要是由于淋巴细胞数目减少。疾病本身或其治疗都可引起淋巴细胞减少。SLE 本身可出现白细胞减少,治疗 SLE 的细胞毒药物也常引起白细胞减少,需要鉴别。SLE 的白细胞减少,一般发生在治疗前或疾病复发时,多数对激素治疗敏感;细胞毒药物所致的白细胞减少,其发生与用药相关,恢复也有一定规律。血小板减少与血小板抗体、抗磷脂抗体以及骨髓巨核细胞成熟障碍有关。部分患者在起病初期或疾病活动期伴有淋巴结肿大和(或)脾大。

如果患者没有接受激素或免疫抑制剂治疗,白细胞减少表明免疫活动。淋巴细胞的数目是动态变化的。联合观察淋巴细胞水平、补体水平及血压等指标,可能在判断疾病进展及预后方面比确定亚型更重要。粒细胞减少可能因血中抗粒细胞抗体和免疫复合物在粒细胞表面沉积有关。血中存在抗淋巴细胞抗体导致淋巴细胞(T、B 细胞)减少。约 50% 患者出现血小板减少伴轻重不等的出血倾向,血中有抗血小板抗体和循环免疫复合物固定在血小板表面。继之破坏它,是血小板减少的原因,10% 患者血中有抗凝物质,当合并血小板减少或低凝血酶原血症时,可出现出血症状。一般认为血小板减少与出血倾向有关,如果血小板水平低于 3 万,也需考虑抗磷脂综合征和血栓栓塞的可能。抗磷脂抗体综合征与血小板减少显著相关,可能是由于血小板膜活化引起一部分磷脂暴露的缘故。偶可见严重的致命性血栓性血小板减少性紫斑,通常提示狼疮病情高度活跃。

(7)心血管:约10%～50%患者出现心脏病变,常由疾病本身或长期服用糖皮质激素治疗所致。心脏受累可发生在任何部分,病变包括心包炎、心肌炎、心内膜及瓣膜病变等,依个体病变不同,表现有胸闷、胸痛、心悸、心脏扩大、充血性心力衰竭、心律失常、心脏杂音等,少数患者死亡冠状动脉梗塞。有心包炎表现的活动期狼疮患者可迅速出现心包积液。大剂量激素对这种心包积液效果好。近几年,越来越强调在狼疮患者中冠状动脉疾病可提早出现。有调查显示30～40岁女性发生冠状动脉疾病的危险性是年龄性别匹配的对照组的50倍,特别是在高胆固醇血症、使用激素、高血压、卵巢早衰及肥胖的情况下。Libman-Sack病引起的二尖瓣和主动脉瓣病变在常规的心脏超声检查部位发现率最高。抗磷脂抗体综合征与Libman-Sack病之间的关系日益得到认识。

(8)呼吸系统:肺和胸膜受累约占50%,其中约10%患狼疮性肺炎,胸膜炎和胸腔积液较常见,肺实质损害多数为间质性肺炎和肺间质纤维化,引起肺不张和肺功能障碍。急性狼疮性肺炎有双肺弥漫斑片状影浸润,病情可进展迅速,患者呼吸困难、咳嗽、很快出现低氧血症,大剂量激素治疗可缓解。SLE所引起的肺间质性病变主要是处于急性和亚急性期的肺间质磨玻璃样改变和慢性肺间质纤维化,表现为活动后气促、干咳、低氧血症,肺功能检查常显示弥散功能下降。少数病情危重者、伴有肺动脉高压者或血管炎累及支气管黏膜者可出现咯血。SLE合并弥漫性出血性肺泡炎死亡率极高。SLE还可出现肺动脉高压、肺梗死、肺萎缩综合征。后者表现为肺容积的缩小,横膈上抬,盘状肺不张,呼吸肌功能障碍,可能是由于膈肌无力或纤维化或膈神经受累所致。而无肺实质、肺血管的受累,也无全身性肌无力、肌炎、血管炎的表现。在狼疮性肺损害基础上,常继发细菌感染。必要时应行肺高分辨率CT(HRCT)检查,结合痰、支气管-肺泡灌洗液的涂片和培养,以明确诊断。

(9)胃肠道:部分患者可表现为胃肠道症状,如上消化道出血、便血、腹水、麻痹性肠梗阻等,这可由胃肠道的血管炎所致,如肠系膜血管炎。肠系膜血管的动、静脉伴行,支配胃肠营养和功能,如发生病变,则所支配的部位产生相应症状,严重时累及生命。肠系膜血管炎可以导致胃肠道黏膜溃疡、小肠和结肠水肿、梗阻、出血、腹水等,出现腹痛、腹胀、腹泻、便血和黑粪、麻痹性肠梗阻等临床表现。如不及时诊断、治疗,可致肠坏死、穿孔,造成严重后果。

(10)肝脏:系统性红斑狼疮引起的肝损害主要表现为肝大、黄疸、肝功能异常以及血清中可存在多种自身抗体等。其中,肝大约占10%～32%,多在肋下2～3cm,少数可明显肿大。红斑狼疮引起黄疸的原因很多,主要有溶血性贫血、合并病毒性肝炎、胆道梗阻及急性胰腺炎等。约30%～60%的红斑狼疮患者可有肝功能试验异常,主要表现为转氨酶水平升高、血清白蛋白水平降低、球蛋白水平及血脂水平升高等。红斑狼疮合并肝损害常常为轻、中度肝功能异常,严重肝损害者较少见。系统性红斑狼疮可并发Ⅰ型自身免疫性肝炎(狼疮性肝炎),多发生于年轻的女性,临床上可表现为乏力、关节痛、发热、肝脾大、黄疸等。

(11)血栓栓塞并发症:部分SLE患者有血栓形成或栓塞,可有抗磷脂抗体阳性。抗磷脂抗体与血栓栓塞引起的并发症相关,在习惯性流产、早期流产以及宫内死胎中起病理生理作用,导致抗磷脂抗体综合征(抗磷脂抗体阳性、血小板下降、血栓形成、反复习惯性流产、早期流产以及宫内死胎)。

(12)神经精神狼疮:SLE患者在神经精神方面的表现变化多端,极其复杂,一旦出现,多提示病情活动和危重。神经精神狼疮(NPSLE)涵盖了中枢神经系统、外周神经系统、心理的异常。患者有可能同时具有一种以上神经精神方面的表现,或随时间推移表现越来越多。轻者仅有偏头痛、性格改变、记忆力减退或轻度认知障碍;重者可表现为脑血管意外、昏迷、癫痫持续状态等。中枢神经系统表现包括无菌性脑膜炎,脑血管病,脱髓鞘综合征,头痛,运动障碍,脊髓病,癫痫发作,急性精神错乱,焦虑,认知障碍,情绪失调,精神障碍;周围神经系统表现包括格林-巴利综合征,自主神经系统功能紊乱,单神经病变,重症肌无力,颅神经病变,神经丛病变,多发性神经病变,共计19种。存在一种或一种以上上述表现,并除外感染、药物等继发因素的情况下,结合影像学、脑脊液、脑电图等检查可诊断神经精神狼疮。以弥漫性的高级皮层功能障碍为表现的神经精神狼疮,多与抗神经元抗体、抗核糖体 P 蛋白抗体相关;有局灶性神经定位体征的精神神经狼疮,又可进一步分为两种情况,一种伴有抗磷脂抗体阳性,另一种常有全身血管炎表现和明显病情活动,在治疗上应有所侧重。

(13)感染和其他并发症:大多狼疮患者先后都出现过感染。接受激素和免疫抑制剂治疗的狼疮患者,发生感染的危险性高,属易感人群,患者可以出现卡氏肺孢子虫病、真菌、分枝杆菌等少见病原微生物的感染。SLE 疾病活动时常很难与感染相区分。如患者仅有发热和乏力,可能由于狼疮本病活动,也可能是出现了感染,需予鉴别。检测急性期反应物,如血沉、C-反应蛋白,可以确定炎症反应状态。但不能区分疾病活动和感染。外周血白细胞和(或)中性粒细胞升高提示急性细菌感染,但结果经常模棱两可,长期用激素也可升高白细胞。如果补体 C_3、C_4 的水平降低,高滴度自身抗体,多脏器明显损害,则判断狼疮本病活动导致的可能性较大。

(14)生殖系统及妊娠:女性 SLE 患者中性激素水平失衡,高表达的激素为卵泡刺激素(FSH)、催乳素/性激素、雄激素/孕酮;雌二醇(E_2)在女性和男性狼疮患者中均高表达;但 ACTH 水平与正常人相同,狼疮患者的怀孕的机会与正常人相同,但应用环磷酰胺(CTX)、泼尼松药物的狼疮肾炎患者有生育力低下的风险;70%的狼疮女性患者具有正常的卵巢功能,正常的青春期发育,但初潮延迟,应用 CTX 后面临卵巢功能低下的风险为 11%~30%。

(15)其他:部分患者在病变活动时出现淋巴结肿大。SLE 的眼部受累常见,包括结膜炎、葡萄膜炎、眼底改变、视神经病变等。眼底改变包括出血、视乳头水肿、视网膜渗出等,视神经病变可以导致突然失明。SLE 常伴有继发性干燥综合征,有外分泌腺受累,表现为口干、眼干,唾液腺肿大,常有血清抗 SSB、抗 SSA 抗体阳性。患者可有月经紊乱和闭经。

(二)辅助检查

1.贫血、白细胞减少、血小板减少

贫血的发生率约 80%,正细胞正色素或轻度低色素性。贫血的原因是复合性的,包括肾脏疾病、感染、药物、红细胞生成减慢。骨髓铁利用障碍、溶血等。常并发溶血性贫血,多有网织红细胞升高和 Coomb's 试验阳性,属自身免疫性溶血,提示病情活动。

2.蛋白尿、血尿、管型尿、白细胞尿、低比重尿、水肿、血尿素氮和肌酐增高。

3.肾穿刺活检有助于确立诊断、判断预后、指导治疗

电镜和免疫荧光检查几乎 100%有肾脏病理学异常,根据肾穿刺结果对狼疮肾炎进行了分类,这些病理学分类结合临床和实验室检查,通常用于判断患者肾脏的预后。Ⅰ型(肾穿刺活检正常)预后良好;Ⅱ型系膜增生型(MesLN)(肾小球系膜增殖及免疫复合物沉积)为预后较好;Ⅲ型局灶增殖型(FPLN)(系膜和内皮细胞增殖,毛细血管免疫复合物沉积,肾小球受累不超过50%)预后中等;Ⅳ型弥漫增殖型(DPLN)(超过50%的肾小球弥漫性增殖,细胞增殖,新月体形成)预后差,需积极的激素加免疫抑制剂治疗,有可能逆转病情;Ⅴ型膜型(MLN)(膜性肾小球肾炎,上皮下颗粒状免疫复合物沉积)与肾性蛋白尿相关,但患者的肌酐清除率通常是正常的,见于2/3的患者;Ⅵ型(硬化改变、伴纤维化新月体和血管硬化)是一危险信号,预示肾脏病变不可逆,多有可能发展到肾衰竭。

4.脑脊液

在SLE伴神经精神病变者中,大多无明显变化,约30%有脑脊液异常,表现有蛋白和(或)细胞数增加,IgG合成率增加。

5.肺部CT

胸膜炎和胸腔积液较常见,肺实质损害多数为间质性肺炎和肺间质纤维化,引起肺不张和肺功能障碍。部分有急性狼疮性肺炎,病情凶险。一些患者合并肺部感染。

6.免疫检查

免疫荧光抗核抗体(IFANA)是狼疮诊断的必要条件;IFANA检查的目的不是用来确定诊断,而是当其结果为阴性时,用于排除诊断。抗核抗体反应阳性提示结缔组织疾病,是SLE的筛选检查。除SLE之外,其他结缔组织病的血清中也常存在ANA,一些慢性感染也可出现低滴度的ANAs。

ANAs包括一系列针对细胞核中抗原成分的自身抗体。其中,抗双链DNA(ds-DNA)抗体对SLE的诊断特异性为95%,敏感性为70%,它与疾病活动性及预后有关;抗Sm抗体对SLE的诊断特异性高达99%,但敏感性仅25%左右,该抗体的存在与疾病活动性无明显关系;抗核糖体P蛋白(rRNP)抗体与SLE的精神症状有关;抗单链DNA、抗组蛋白、抗uIRNP、抗SSA和抗SSB等抗体也可出现于SLE的血清中,但其诊断特异性低,因为这些抗体也见于其他自身免疫性疾病。抗SSB与继发干燥综合征有关。

其他自身抗体还有与抗磷脂抗体综合征有关的抗磷脂抗体(包括抗心磷脂抗体和狼疮抗凝物);与溶血性贫血有关的抗红细胞抗体;与血小板减少有关的抗血小板抗体;与神经精神性狼疮有关的抗神经元抗体。另外,SLE患者还常出现血清类风湿因子阳性,高γ球蛋白血症和低补体血症。

(三)诊断依据

1.青年女性;慢性病程、急性诱发加重;

2.累及皮肤、关节骨骼、血液、肾脏、神经精神等多系统多脏器损害;

3.大量自身抗体产生(ANA1∶1000)、抗dsDNA抗体阳性(狼疮较特异性抗体);

4.补体C_3/C_4下降;

5.其他狼疮相关表现,如脱发、双手指尖皮肤血管炎表现(小梗死灶)、心脏瓣膜损害;

6.符合狼疮7诊断标准:面部蝶形红斑、关节痛、血细胞减少(血小板减少)、肾损(大量蛋白尿、红细胞尿、病理管型)、神经精神损害(记忆力减退、癫痫、头颅MRI异常,脑脊液排除感染)、ANA阳性、免疫异常(抗dsDNA阳性),共7条,大于11项狼疮分类标准中的4条;

7.其表兄患狼疮家族史(家族聚集倾向)。

诊断：①系统性红斑狼疮，狼疮脑病狼疮肾炎慢性肾功能不全（氮质血症期）；②低蛋白血症；③贫血。

（四）鉴别诊断

本病应与其他结缔组织病，细菌或病毒感染性疾病，组织细胞增生症X，恶性网状内皮细胞增多症，血小板减少症，溶血性贫血，各种类型的肾脏病，肝炎，心肌-心包炎，神经系统疾病相鉴别。尤须与类狼疮综合征、新生儿红斑狼疮综合征鉴别。

1.感染

SLE 80%的患者活动期有发热，大多为高热，需与感染相鉴别，此类患者找不到确切的感染灶，且用抗生素治疗效果不佳，有关化验检查及免疫学检查有助诊断。

2.类风湿关节炎

SLE 和类风湿关节炎均可见于青年女性，且患者可有多关节病变，尤其对 RF 阴性的类风湿关节炎患者来讲，排除系统性红斑狼疮很重要，类风湿关节炎患者中晚期 X 线片多有双手多关节骨质侵蚀破坏，而狼疮患者少有双手关节骨质侵蚀破坏。对于发病时间不长的患者来说，除做必要的免疫学检查外，密切随访也是很重要的。

3.血液系统疾病

（1）溶血性贫血：SLE 约 2%的患者以溶血性贫血起病，不伴或很少伴有系统性红斑狼疮的其他症状者易误诊，应做免疫学检查以助诊断。

（2）血小板减少性紫癜：SLE 少部分患者以血小板减少性紫癜为首发表现而就诊，当其他系统症状较少时，应注意查免疫学指标，以防漏诊。

（3）肾脏系统疾病：SLE 以"肾小球肾炎"或"肾病综合征"为首要表现时，应注意有无其他系统的表现，除查免疫指标外，肾活检是较好的鉴别方法，因为狼疮肾的病理上可见到多种免疫复合物的沉积，而原发性肾病者则与此不同。

（4）多发性肌炎或皮肌炎：SLE 可以有肌肉痛及无力的表现，但肌酶谱及肌电图可以正常或轻微损害，且抗 Jo-1 抗体一般阴性。

（5）白塞病：可以有口腔溃疡及眼部改变，也可有关节痛，皮肤针刺反应阳性，一般抗 Sm 抗体及抗 ds-DNA 抗体为阴性。

（6）混合性结缔组织病：混合性结缔组织病除了具有系统性红斑狼疮的某些特征外，还常伴有类似皮肌炎和系统性硬化症的临床表现，如肌肉疼痛、肌无力、手指肿胀、皮肤绷紧、弹性差、频繁发生的雷诺现象和食管功能不全表现，肾脏和中枢神经病变少见，实验室检查常有肌酶和肌电图异常以及食管功能不全的 X 射线征象，高滴度的抗 ul-RNP 抗体阳性是本病的特征。混合性结缔组织病对糖皮质激素的治疗反应也较系统性红斑狼疮为好，因此预后也较好。

（7）结节性多动脉炎：虽然结节性多动脉炎也可出现多形红斑、结节性红斑、猩红热样皮疹以及关节肿胀疼痛等皮肤、关节病变、肾脏也是最常受累的器官，但结节性多动脉炎常见的皮下结节如黄豆大小，沿动脉排列或聚集在血管近旁，有压痛，关节病变多表现为大关节肿痛，血白细胞明显增多，且以中性多核细胞和嗜酸性粒细胞增多为主，抗核抗体和类风湿因子阳性者罕见。皮下结节或肌肉活检有助确诊。

四、治疗

1.治疗原则

治疗方案因病情的不同而不同,通常在确诊后需评估全身多脏器受累损害的个数及程度、自身抗体的滴度、补体下降的水平等来综合分析以评价病情的活动性和严重性,从而决定相应的治疗方案。需被评价的器官系统包括:综合一般状况、皮肤黏膜、肌肉骨骼、心肺系统、血液系统、肾脏、神经系统、胃肠系统。对于 SLE 的诊断和治疗应包括如下内容:①明确诊断;②评估 SLE 疾病严重程度和活动性;③拟订 SLE 常规治疗方案;④处理难控制的病例;⑤抢救 SLE 危重症;⑥处理或防治药物副作用;⑦处理 SLE 患者面对的特殊情况,如妊娠、手术等。

2.一般治疗

(1)教育:避免过多的紫外光暴露,使用防紫外线用品,注意休息,避免过度疲劳和感冒,避免食用芹菜和香菇及诱发狼疮的药物。正确认识疾病,消除焦虑心理,明白规律用药的意义,强调定期随诊的必要性。

(2)对症治疗和去除各种影响疾病预后的因素,如注意保护胃黏膜、控制高血压、补钙、活血改善血管炎、防治各种感染等。

3.药物治疗

SLE 不可根治,但恰当的治疗可以延缓病情的发展、改善生活质量、减少病死率。强调早诊断、早治疗、定期服药、定期随诊。SLE 是一种高度异质性的疾病,强调个体化治疗,临床医生应根据病情的轻重程度,掌握好治疗的风险与效益之比。既要清楚药物的毒副反应,又要懂得药物给患者带来的生机。

(1)轻型 SLE 的治疗:轻型的 SLE,常无明显内脏损害,即便有狼疮活动,也症状轻微,仅表现疲乏、光过敏、皮疹、关节炎或轻度浆膜炎。治疗药物包括:

1)小剂量激素:(如泼尼松≤10mg/d)可减轻症状。

2)抗疟药:对许多狼疮性皮炎患者有效,不论是 SLE 皮损、亚急性皮肤型狼疮还是盘状狼疮。抗疟药具有多重阻断阳光、抗炎和免疫抑制效应,从而控制皮疹和减轻光敏感,常用硫酸羟氯喹(HCQ)0.4mg/d,分两次服。主要不良反应是眼底病变,HCQ 用药超过 6 个月者,可停药一个月。每 3～6 月查一次眼底和视野。有心脏病史者,特别是心动过缓或有传导阻滞者禁用抗疟药。

3)非甾类抗炎药(NSAIDs):可用于控制关节肿痛。NSAIDs 诱发胃十二指肠炎或溃疡或出血,需加用质子泵抑制剂(奥美拉唑等);可降低肾小球滤过率和肾血流量,需监测血肌酐水平;导致水钠潴留可使血压升高;一过性肝损,需监测肝功。

4)沙利度胺:可用于治疗难治性狼疮皮疹或亚急性皮肤型狼疮(以及活动性狼疮的其他表现,如难治性口腔溃疡)。小剂量(每日 50～100mg,因致嗜睡,建议睡前服)也有效,其副作用更少。最为严重的副作用是致畸。其他副作用包括周围神经病变,中性粒细胞减少,高血压,心率减慢,癫痫发作,嗜睡,头昏,腹泻及发热。

应注意轻型 SLE 可因过敏、感染、妊娠生育、环境变化、药物减量等因素而加重,甚至进入重型狼疮,甚至狼疮危象。

(2)重型 SLE 的治疗:治疗主要分两个阶段,即诱导期和缓解期治疗。诱导治疗的目的在于迅速控制病情,阻止或逆转内脏损害,力求疾病完全缓解(包括血清学、症状和受损器官的功能恢复)。诱导治疗主要为糖皮质激素联合免疫抑制剂,强调诱导期的糖皮质激素剂量要充足有力,从而在减药时避免复发,使病情缓解巩固、维持相当长的时间。但应注意过分抑制免疫诱发的并发症,尤其是感染、性腺抑制等。目前,多数患者的诱导缓解过程需要超过半年至 1年,不可急于求成。

1)糖皮质激素:是治疗 SLE 的基础药,多种 SLE 表现对糖皮质激素治疗反应良好。糖皮质激素具有强大的抗炎作用和免疫抑制作用,对免疫细胞的许多功能及对免疫反应的多个环节均有抑制作用,尤以对细胞免疫的抑制作用突出,在大剂量时还能够明显抑制体液免疫,使抗体生成减少,超大剂量则可有直接的淋巴细胞溶解作用。

a.治疗方案

诱导期治疗:重症、活动性 SLE 的治疗。

方案 1:每日口服短效糖皮质激素(泼尼松、泼尼松龙、甲泼松龙、甲泼尼龙),剂量 1~2mg/(kg·d);开始分次给药。优点包括:快速控制病情——血液系统或中枢神经系统疾病、浆膜炎或血管炎 5~10d;肾小球肾炎 2~10 周。副作用相对大,包括:感染、失眠、欣快、高血糖、精神病、高血压、体重增加、低钾、皮肤脆性增加、发绀、骨质疏松、骨缺血性坏死、月经不规则、肌肉痉挛、多汗、痤疮、多毛、白内障。

方案 2:大剂量静脉冲击甲泼尼龙 500~1000mg/d,连用 3~5d,再减量致糖皮质激素 1~1.5mg/(kg·d)。优点包括:快速控制病情——可能比每日口服治疗起效更快;部分对方案 1无反应者对方案 2 有反应。毒性与每日疗法类同,但达到类固醇维持剂量可能更快,产生疗效更早,累积剂量较少。

方案 3:方案 1 或 2 联合一种细胞毒药物或其他免疫抑制剂(环磷酰胺等)。

维持治疗:经治疗控制良好的 SLE 的治疗。

方案 1:继续每日口服糖皮质激素,建议晨起顿服,之后开始缓慢减量;若耐受好,每周减量 5%~15%。达到 30mg/d,一次减 2.5mg。当达到 10~15mg 时,一次减量 1mg。若病情复发,增至最近的有效剂量并维持数周。

方案 2:隔日糖皮质激素治疗方案。每日晨起顿服,然后开始按隔日减量治疗。例如:60mg/d 减至 60mg 与 50mg 交替。直到每隔一日使用 60mg/d,然后每 1~2 周减少5%~15%。

方案 3:在方案 1 或 2 基础上,加用抗疟药、非甾体抗炎药、环磷酰胺口服等药,有助于糖皮质激素减量。如果能够减至 15mg/d 或隔日 30mg 或更小而病情无复发,则考虑单独用糖皮质激素。如果维持剂量大,考虑加用细胞毒药物。

b.临床表现对糖皮质激素的反应

对糖皮质激素通常没有反应的表现包括:血栓形成(包括脑卒中等)、肾小球肾炎(纤维化终末期肾病。单纯膜性肾小球肾炎)、顽固性血小板减少或溶血性贫血(少数患者)、与 SLE 之外的疾病有关的精神病,如糖皮质激素治疗。

c.副作用:激素的副作用除感染外,还包括高血压、高血糖、高血脂、低钾血症、骨质疏松、无菌性骨坏死、白内障、体重增加、水钠潴留等。应记录血压、血糖、血钾、血脂、骨密度、胸片等作为评估基线,并定期随访。应注意在发生重症 SLE,尤其是危及生命的情况下,激素的副作用如股骨头无菌性坏死并非使用大剂量激素的绝对禁忌。大剂量 MP 冲击疗法常见副作用包括:脸红、失眠、头痛、乏力、血压升高、短暂的血糖升高;严重副作用包括:感染、上消化道大出血、水钠潴留、诱发高血压危象、诱发癫痫大发作、精神症状、心律失常。甲基泼尼松龙冲击治疗应强调缓慢静脉滴注 60min 以上,注射速度过快有突然死亡风险。SLE 患者使用的激素疗程较漫长,故应注意保护下丘脑-垂体-肾上腺轴,避免使用对该轴影响较大的地塞米松等长效和超长效激素。

2)环磷酰胺(简称为 CTX)是治疗重症 SLE 的有效的药物之一,尤其是在狼疮性肾炎和血管炎的患者中,环磷酰胺与激素联合治疗能有效地诱导疾病缓解,阻止和逆转病变的发展,改善远期预后。除了对肾小球肾炎和血管炎有效外,静脉用 CTX 对某些严重肾外表现的 SLE 患者有效,包括弥漫性 CNS 疾病、血小板减少和间质性肺炎。CTX 主要作用于 S 期的细胞周期特异性烷化剂,通过影响 DNA 合成发挥细胞毒作用。其对体液免疫的抑制作用较强,能抑制 B 细胞增殖和抗体生成,且抑制作用较持久。糖皮质激素联合 CTX 治疗,其疾病复发次数和肾功能的维持优于单用糖皮质激素疗组。CTX 停药后,约 25％患者 5 年内出现 SLE,复发,50％在 10 年内出现复发。CTX 的用法有以下几种方案:

方案 1:即大剂量 CTX 冲击治疗:每月静脉使用 CTX、共 6 次(0.5～1g/m^Z 之体表面积),接着每季度冲击一次、再延长给药时间 12～24 个月,或更长。

方案 2:即小剂量 CTX 冲击治疗:每 2 周静脉使用 400～600mgCTX,连续 6 次。而后延长 CTX 给药时间,或改为硫唑嘌呤维持治疗。

方案 3:每日口服 CTX,2～3mg/(kg·d)。

过去认为环磷酰胺累积剂量不应超过 9～12g 以上,新近的研究提示,环磷酰胺累积剂量可以至 30g,可以使 LN 的远期疗效更为巩固,且安全性并未由此降低。若 CTX 连用 9～11 月无效,即停药。

CTX 有一定副作用。包括白细胞减少、诱发感染和出血性膀胱炎等。治疗中应注意避免导致白细胞过低,一般要求白细胞低谷不小于 $3.0×10^9/L$。环磷酰胺冲击治疗的其他副作用包括:性腺抑制(尤其是女性的卵巢功能衰竭)、胃肠道反映、脱发、肝功能损害,少见远期致癌作用(主要是淋巴瘤等血液系统肿瘤),出血性膀胱炎、膀胱纤维化和膀胱癌在长期口服环磷酰胺治疗者常见,而间歇环磷酰胺冲击治疗罕见。

3)硫唑嘌呤:为嘌呤类似物,可通过抑制 DNA 合成发挥淋巴细胞的细胞毒作用。疗效不及环磷酰胺冲击疗法,尤其在控制肾脏和神经系统病变效果较差,而对浆膜炎、血液系统、皮疹等较好。用法每日 1～2.5mg/kg,常用剂量 50～100mg/d,即 50mg 每日口服 1～2 次。副作用包括:骨髓抑制、胃肠道反应、肝功能损害等。少数对硫唑嘌呤极敏感者用药短期就可出现严重脱发和造血危象,引起严重粒细胞和血小板缺乏症。

4)甲氨蝶呤:二氢叶酸还原酶拮抗剂,通过抑制核酸的合成发挥细胞毒作用。疗效不及环磷酰胺冲击疗法,但长期用药耐受性较佳。剂量 10～15mg,每周 1 次。主要用于关节炎、肌炎、浆膜炎和皮肤损害为主的 SLE。主要副作用有胃肠道反应、口腔黏膜糜烂、肝功能损害、骨髓抑制,偶见甲氨蝶呤导致肺炎和肺纤维化。

5)环孢素:可特异性抑制 T 淋巴细胞 IL-2 的产生,发挥选择性的细胞免疫抑制作用,是一种非细胞毒免疫抑制剂。在治疗 SLE 方面,对狼疮性肾炎(特别是 V 型 LN)有效,可用环孢素每日剂量 3~5mg/kg,分两次口服。用药期间注意肝、肾功能及高血压、高尿酸血症、高血钾等,有条件者应测血药浓度,调整剂量,血肌酐较用药前升高 30%,需要减药或停药。环孢素对 LN 的总体疗效不如环磷酰胺冲击疗法,而且价格昂贵、毒副作用较大、停药后病情容易反跳。

6)霉酚酸酯:为次黄嘌呤单核苷酸脱氢酶的抑制剂,可抑制嘌呤从头合成途径,从而抑制淋巴细胞活化。霉酚酸酯治疗狼疮性肾炎有效,能够有效的控制 IV 型 LN 活动。每日剂量 10~30mg/kg 体重,分 2 次口服。与 CTX 相比,疗效相当,毒副作用相对少,但价格昂贵。

7)免疫球蛋白:对于重症狼疮、狼疮活动期患者,可静脉大剂量用丙种球蛋白冲击治疗 400mg/(kg·d),共 3~5 天。既抑制狼疮病情活动,且增强抗感染的抵抗力,有利于狼疮高度活动又伴随严重感染的患者。

8)特殊治疗:血浆置换等治疗 SLE,不宜列入诊疗常规,应视患者具体情况选择应用。

(3)重症狼疮治疗:治疗狼疮危象的目的在于挽救生命、保护受累脏器、防止后遗症。通常需要大剂量甲基泼尼松龙冲击治疗,针对受累脏器的对症治疗和支持治疗,以帮助患者度过危象。后继的治疗可按照重型 SLE 的原则,继续诱导缓解和维持巩固治疗。

1)狼疮性肾炎(LN)的治疗:狼疮性肾炎(LN)患者联合用药包括糖皮质激素加用①CTX 服用,2~3mg/(kg·d);②CTX 口服 1.5~2.5mg/(kg·d),加硫唑嘌呤口服 1.5~2.5mg/(kg·d);③每天口服霉酚酸酯。口服方案具有方便的优点,且可每天对疾病进行免疫抑制。但 CTX 口服给药产生膀胱毒性的危险很大(出血性膀胱炎、慢性硬化性膀胱癌),静脉给药时此风险大大降低。CTX 静脉冲击对大多数重型患者有效。某些患者每日口服给药可能比大剂量间歇冲击更有效(毒性更大)。糖皮质激素联合硫唑嘌呤及 CTX 口服对部分常规糖皮质激素加 CTX 冲击方案失败者有效,尚无在 SLE 患者中进行的前瞻性对照研究支持这一观点。加用霉酚酸酯对此类患者有效。

重症狼疮性肾炎:表现为急性进行性少尿、水肿、大量蛋白尿/血尿、严重低蛋白血症、肾功能进行性下降、血压增高、高血钾、贫血、代谢性酸中毒等。B 超肾脏体积常增大,肾脏病理多符合 WHO 的 LN 的 IV(弥漫增生性)型,往往呈新月体肾炎。在评估 SLE 活动性和全身情况和有无治疗反指征的同时,应抓紧时机肾脏穿刺,判断病理类型和急慢性指标,制订治疗方案。对明显活动、非肾脏纤维化/硬化等不可逆病变为主的患者,应积极使用激素[泼尼松≥2mg/(kg·d)],并可使用大剂量 MP 冲击疗法。亦可加用 CYC 0.4~0.8q2w 冲击治疗。对症治疗包括纠正水电解质酸碱平衡紊乱、低蛋白血症,防治感染,纠正高血压,心衰等合并症,保护重要脏器,必要时需要透析支持治疗。

2)神经精神狼疮的治疗:神经精神狼疮的诊断必须除外化脓性脑膜炎、结核性脑膜炎、隐球菌性脑膜炎、病毒性脑膜脑炎等中枢神经系统感染。弥漫性神经精神狼疮提示病情高度活动,如精神错乱、弥漫性脱髓鞘病、脊髓病,结合全身血管炎表现的活动证据,需立即使用大剂量糖皮质激素或联合细胞毒药物积极治疗。应用大剂量 MP 冲击治疗(500~1000mg/d,连用

3～5天后减量），每一周重新评价神经精神症状有无好转，若无改善可重复冲击治疗。同时静脉输注大剂量人体免疫球蛋白（IVIG），每日剂量0.4g/kg体重，连用3～5天。中枢狼疮包括横贯性脊髓炎在内，可试用地塞米松10mg加甲氨蝶呤鞘内注射/wk治疗，共2～3次。在控制SLE的基础药物上强调对症治疗，包括抗精神病药物，癫痫大发作或癫痫持续状态时需积极抗癫痫治疗，注意加强护理。ACL相关神经精神狼疮，应加用抗凝、抗血小板聚集药物。

3）妊娠生育：过去妊娠生育曾经被列为SLE的禁忌证。而今大多数SLE患者在疾病控制后，可以安全地妊娠生育。一般来说，在无重要脏器损害、病情稳定一年或一年以上，细胞毒免疫抑制剂（环磷酰胺、甲氨蝶呤等）停药半年，激素仅需小剂量时方可怀孕，多数能安全地妊娠和生育。

第二节　类风湿性关节炎

类风湿关节炎（RA）是一种以侵蚀性关节炎为主要表现的全身性自身免疫病。本病表现为以双手、腕、膝、小腿和足关节等小关节受累为主的对称性、持续性多关节炎。此外，患者尚可有发热、贫血、皮下结节及淋巴结肿大等关节外表现。血清中可出现类风湿因子（RF）及抗环瓜氨酸多肽（CCP）抗体等多种自身抗体。病理表现为关节滑膜的慢性炎症、血管翳形成。未经正确治疗的RA可迁延不愈，出现关节的软骨和骨破坏，最终可导致关节畸形和功能丧失。

【流行病学】

RA可发生于任何年龄，以30-50岁为发病的高峰。本病以女性多发，男女患病比例约1∶3。我国大陆地区的RA发病率为（22～60）/10万，患病率为0.2%～0.4%。

【病因与发病机制】

1.病因

一般认为，类风湿关节炎的发病，是具有遗传倾向的个体通过接触到特定的环境危险因素后产生。这些遗传因素和环境危险因素相互作用导致内在的免疫系统的紊乱，从而在大部分病例中产生了自身抗体，例如类风湿因子和抗瓜氨酸抗体，进而产生了前炎症因子，最终导致一系列的炎症性关节炎改变。

在过去的几十年中，流行病学研究鉴定了大量的类风湿关节炎的潜在环境危险因子，如EB病毒（EBV）、细小病毒B_{19}及结核分枝杆菌、人乳头瘤病毒（HPV）等。而近年来在欧洲白种人后裔的遗传学研究的突破，使得我们对该病发病的遗传学结构有了更深入的理解。

这些不断对类风湿关节炎的认识，使得我们意识到该病并非一种单纯的疾病，而是一系列不同表型混合的综合征。对于不同的亚型，最好的区分方式是将对瓜氨酸肽反应的不同分为抗体阳性和抗体阴性两组。这两组疾病不仅在临床上表现、治疗反应、而且在易患危险因素和遗传背景上均有不同。

2.发病机制

类风湿关节炎的发病机制尚不完全清楚，多数人认为类风湿关节炎实际上是由多个不同的疾病亚型组成。这些疾病的亚型可能是激发不同的炎症因子反应的结果,炎症反应导致了持续的滑膜炎症和关节软骨以及邻近骨骼的破坏。

(1)炎症:炎症反应的一个核心内容就是肿瘤坏死因子的过表达,该细胞因子参与的炎症反应通路可以造成滑膜的炎症和关节的损毁。肿瘤坏死因子的过表达通常是由 T 淋巴细胞、B 淋巴细胞、滑膜成纤维样细胞和巨噬细胞的共同作用引起。这一炎症过程会导致许多相关细胞因子的过度表达,如白介素-6 等,而后者又可以促成持续的炎症和关节破坏。

(2)滑膜细胞和软骨细胞:在类风湿关节炎受累的关节中,主要受累的细胞类型为滑膜和软骨细胞。滑膜细胞可以分为成纤维细胞样滑膜细胞和巨噬细胞样滑膜细胞。而前炎症性细胞因子的过表达被认为是巨噬细胞样滑膜细胞作用的结果。在类风湿关节炎中,成纤维细胞样滑膜细胞的表现与健康人的有所不同。在实验动物模型中,将成纤维样滑膜细胞与软骨培养,可以导致该细胞侵蚀软骨,这被认为是与关节破坏相关的行为。对关节破坏的诸多研究表明,破骨细胞的激活是骨骼侵蚀的一个重要原因。这个研究发现也可以一个研究来证明,即通过特异的阻断破骨细胞活性可以减轻关节的损毁然后并不能影响关节的验证情况。仍不清楚的是关节炎症的起因,究竟是骨骼为首要原因,然后累及关节,或者是相反的情形。一种观点认为,类风湿关节炎是在关节中起病,原因就是病理条件下成纤维样滑膜细胞具有异常表现,并且可以扩散至整个关节,提示可能为多关节炎的原因。免疫炎症反应的调节取决于不同类型细胞的数量和活性。研究者对于特定抗原诱导的关节炎小鼠模型进行了一些关节炎免疫炎症反应的研究,发现在小鼠模型中,通过注射特定低剂量的 T 细胞可以缓解关节炎症,证明 T 细胞可以起到保护作用。后继实验继续将这些实验发现应用于临床研究。

(3)自身抗体:类风湿因子是一个经典的自身抗体,类风湿因子的 IgM 和 IgA 型都是重要的病原学标记,可以直接作用用于 IgG 的 Fc 段。另一类自身抗体,或者说更加重要的是一些针对瓜氨酸肽(ACPA)的抗体。就绝大部分病人而言,抗瓜氨酸肽抗体阳性的病人同样会类风湿因子检测阳性。抗瓜氨酸抗体似乎对于诊断更加特异和敏感,而且对于一些难于判断预后的特征如进展性关节破坏等,更加有效。进一步研究发现,这些抗体与不同的病人亚群和疾病的不同阶段相关。类风湿关节炎病人中有 $50\%\sim80\%$ 是类风湿因子或者抗瓜氨酸肽阳性,或者都阳性。抗体反应的成分随着时间不同而变化,在早期类风湿关节炎中缺乏特异性,而在疾病的后期,更加完整的抗体反应会逐渐形成,会出现更多的表位和异构体。从动物模型和体外研究的数据证明,抗瓜氨酸特异性抗体是导致动物模型关节炎的基础。临床研究也证明,类风湿因子和抗瓜氨酸抗体阳性的病人与所谓自身抗体阴性病人有所不同。例如,从组织学上看,抗瓜氨酸阳性的病患在滑膜组织的淋巴细胞数目更多,而抗瓜氨酸抗体阴性的类风湿关节炎拥有更多的纤维化组织和更加增厚的关节伪膜。抗瓜氨酸抗体阳性的患者相对来说关节损害更加严重,而且治疗的缓解率更低。

(4)遗传学:类风湿关节炎的危险因素 50% 归咎于遗传因素。在这方面的研究进展主要在于鉴定疾病相关的遗传结构变异(单核核苷酸多态性);现已鉴定了超过 30 多个遗传区域与该病相关。然而,目前除了 PTPN22 和 HLA 区域,近年来许多鉴定的易患基因在人群整体中都是相当普遍。因此,对于个体来说,它们导致发病的风险是相当低的。同时,研究表明,很多易患位点实际上还和其他一些自身免疫性疾病密切相关,并且一些基因分别属于相互不同的导致炎症反应的生物学通路中。在遗传研究中发现抗瓜氨酸肽抗体阳性病人的遗传易患基因具有一定特点,并且具有特定的 HLA-DRB1 等位基因。这些 HLA 等位基因具有一个共同的序列,被称之为"共享表位"。目前认为,一些抗原被一种瓜氨酸化的过程修饰,在这种过程中,翻译后的蛋白质被进一步修饰,精氨酸变为瓜氨酸。据信在这种变化后,抗原可以被具有共享表位序列的 HLA 复合体所结合。同时,一系列具有类似结构的 RA 抗原也可以与特定的 HLA 分结合,通过"分子模拟"机制在免疫反应上游触发免疫反应。这种过程的结果就是自身耐受被破坏,从而产生了针对这些抗原的自身抗体。一般认为,类风湿关节炎的遗传学风险因子或者与抗瓜氨酸抗体阳性疾病相关或者与抗瓜氨酸抗体阴性相关。而对于类风湿关节炎的环境危险因素来说,研究最为充分的是吸烟,这种危险因素是与抗瓜氨酸抗体阳性疾病,特别是 HLA-DRB1 共享表位阳性的相关。遗传学研究认为,类风湿关节炎是一种多种病因混合叠加的综合征。

【病理】

类风湿关节为病变的组织变化虽可因部位而略有变异,但基本变化相同。其特点有:①弥漫或局限性组织中的淋巴或浆细胞浸润,甚至淋巴滤泡形成;②血管炎,伴随内膜增生管腔狭小、阻塞,或管壁的纤维蛋白样坏死;③类风湿肉芽肿形成。

1.关节腔早期变化

滑膜炎,滑膜充血、水肿及大量单核细胞、浆细胞、淋巴细胞浸润,有时有淋巴滤泡形成,常有小区浅表性滑膜细胞坏死而形成的糜烂,并覆有纤维素样沉积物。后者由含有少量 γ 球蛋白的补体复合物组成,关节腔内有包含中性粒细胞的渗出物积聚。滑膜炎的进一步变化是血管翳形成,其中除增生的成纤维细胞和毛细血管使滑膜绒毛变粗大外,并有淋巴滤泡形成,浆细胞和粒细胞浸润及不同程度的血管炎,滑膜细胞也随之增生。在这种增生滑膜的细胞或淋巴、浆细胞中含有可用荧光素结合的抗原来检测出类风湿因子、γ 球蛋白或抗原抗体原合物。

血管翳可以自关节软骨边缘处的滑膜逐渐向软骨面伸延,被覆于关节软骨面上,一方面阻断软骨和滑液的接触,影响其营养。另外也由于血管翳中释放某些水解酶对关节软骨、软骨下骨、韧带和肌腱中的胶原基质的侵蚀作用,使关节腔破坏,上下面融合,发生纤维化性强硬、错位,甚至骨化,功能完全丧失,相近的骨组织也产生失用性的稀疏。

2.关节外病变

有类风湿小结,见于 10%～20% 病例。在受压或摩擦部位的皮下或骨膜上出现类风湿肉芽肿结节,中央是一团由坏死组织、纤维素和含有 IgG 的免疫复合物沉积形成的无结构物质,边缘为栅状排列的成纤维细胞。再外则为浸润着单核细胞的纤维肉芽组织。少数病员肉芽肿结节出现在内脏器官中。

3.动脉病变

类风湿关节炎时脉管常受侵犯,动脉各层有较广泛炎性细胞浸润。急性期用免疫荧光法可见免疫球蛋白及补体沉积于病变的血管壁。其表现形式有 3 种:①严重而广泛的大血管坏死性动脉炎,类似于结节性多动脉炎。②亚急性小动脉炎,常见于心肌、骨骼肌和神经鞘内小动脉,并引起相应症状。③末端动脉内膜增生和纤维化,常引起指(趾)动脉充盈不足,可致缺血性和血栓性病变;前者表现为雷诺现象、肺动脉高压和内脏缺血,后者可致指(趾)坏疽,如发生于内脏器官则可致死。

4.肺部损害

可以有：①慢性胸膜渗出，胸腔积液中所见"RA"细胞是含有 IgG 和 IgM 免疫复合物的上皮细胞。②Caplan 综合征是一种肺尘病，与类风湿关节炎肺内肉芽肿相互共存的疾病。已发现该肉芽肿有免疫球蛋白和补体的沉积，并在其邻近的浆细胞中可检出 RF。③间质性肺纤维化，其病变周围可见淋巴样细胞的集聚，个别有抗体的形成。

淋巴结肿大可见于 30% 的病例，有淋巴滤泡增生，脾大尤其是在 Felty 综合征。

【临床表现】

关节病变是 RA 最常见和最主要的临床症状表现。亦可表现为血管炎，侵犯周身各脏器组织，形成系统性疾病。

RA 的起病方式有不同的分类方法。按起病的急缓分为隐匿型（约占 50%）、亚急型（占 35%～40%）、突发型（占 10%～25%）三类。按发病部位分为：多关节型、少关节型、单关节型及关节外型。最常以缓慢而隐匿方式起病，在出现明显关节症状前有数周的低热、乏力、全身不适、体重下降等症状，以后逐渐出现典型关节症状。少数则有较急剧的起病，在数天内出现多个关节症状。

RA 的病程一般分为以下 3 种类型。①进展型：占病人总数的 65%～70%，急性或慢性起病，没有明显的自发缓解期，适当治疗后病情可暂时好转，但停药后或遇有外界诱发因素时可导致复发。②间歇性病程：占病人总数的 15%～20%。起病较缓和，通常少数关节受累，可自行缓解，整个病程中病情缓解期往往长于活动期。③长期临床缓解：占病人总数 10% 左右，较少见，多呈急性起病，并伴有显著关节痛及炎症。

1.关节表现

(1)疼痛与压痛：关节疼痛(pain)和压痛往往是最早的关节症状。最常出现的部位为双手近端指间关节(PIP)、掌指关节(MCP)、腕关节，其次是足趾、膝、距小腿、肘、肩等关节，胸锁关节、颈椎、颞颌关节等也可受累。多呈对称性、持续性。

(2)关节肿胀：多因关节腔积液、滑膜增生及关节周围组织水肿所致。以双手近端指间关节、掌指关节、腕关节最常受累，尤其手指近端指间关节多呈梭形肿胀膨大。膝关节肿胀，有浮髌现象。其他关节也可发生。

(3)晨僵：是指病变关节在静止不动后出现关节发紧、僵硬、活动不灵或受限，尤以清晨起来时最明显。其持续时间长短可作为衡量本病活动程度的指标之一。95% 以上的 RA 病人有晨僵。其他病因的关节炎也可出现晨僵，但不如本病明显。

(4)关节畸形：多见于较晚期病人。因滑膜炎的血管翳破坏了软骨和软骨下的骨质，造成关节纤维强直或骨性强直。又因关节周围的肌腱、韧带受损使关节不能保持在正常位置，出现关节的半脱位，如手指可出现尺侧偏斜、天鹅颈样畸形等。关节周围肌肉的萎缩、痉挛则使畸形更为严重。

(5)关节功能障碍：关节肿痛和畸形造成了关节的活动障碍。美国风湿病学会将因本病而影响生活能力的程度分为 4 级，即关节功能分级。

Ⅰ级：能照常进行日常生活和各项工作。

Ⅱ级:可进行一般的日常生活和某些职业工作,但其他项目的活动受限。

Ⅲ级:可进行一般的日常生活,但对参与某种职业工作或其他项目活动受限。

Ⅳ级:日常生活的自理和参加工作的能力均受限。

2.关节外表现

关节外表现是类风湿关节炎临床表现的重要组成部分,反应出 RA 是一个系统性疾病,而不仅局限于关节。

(1)类风湿结节:是本病较特异的皮肤表现。确诊 RA 的病人 15%～25% 有类风湿结节,这些病人的 RF 常为阳性。多位于关节伸面、关节隆突及受压部位的皮下,如前臂伸面、肘鹰嘴突附近、枕部、跟腱等处,可单发或多发,质地较硬,通常无压痛。类风湿皮下结节的出现多见于 RA 高度活动期,并常提示有全身表现。

(2)类风湿血管炎:发生率约为 25%,可累及大、中、小血管,导致多种临床表现。皮肤是小血管炎最常累及的部位,查体能观察到的有指甲下或指端出现的小血管炎,少数引起局部组织的缺血性坏死,严重者可见单发或多发的指端坏疽。在眼部造成巩膜炎,严重者因巩膜软化而影响视力。

(3)胸膜和肺:10%～30%的类风湿关节炎病人可出现这些损害,常见的胸膜和肺损害包括胸膜炎、间质性肺炎、肺间质纤维化、肺类风湿结节、肺血管炎和肺动脉高压。其中,肺间质纤维化和胸膜炎最为常见。

(4)心脏:心包炎是最常见心脏受累的表现。通过超声心动图检查约 30% 出现少量心包积液,多见于关节炎活动和 RF 阳性的患者,一般不引起临床症状。其他可见心瓣膜受累、心肌损害等。20%的患者有不同程度的冠状动脉受累。

(5)胃肠道:患者可有上腹不适、胃痛、恶心、纳差,甚至黑粪,但均与服用抗风湿药物,尤其是非甾体抗炎药有关。很少由 RA 本身引起。

(6)肾:本病的血管炎很少累及肾。若出现尿的异常则要考虑因抗风湿药物引起的肾损害。也可因长期的类风湿关节炎而并发淀粉样变。

(7)神经系统:病人可伴发感觉型周围神经病、混合型周围神经病、多发性单神经炎、颈脊髓神经病、嵌压性周围神经病及硬膜外结节引起的脊髓受压等。脊髓受压多由 RA 累及颈椎导致,表现为渐起的双手感觉异常和力量减弱,腱反射多亢进,病理反射阳性。周围神经多因滑膜炎受压导致,如正中神经在腕关节处受压而出现腕管综合征。多发性单神经炎则因小血管炎的缺血性病变造成。

(8)血液系统:本病可出现小细胞低色素性贫血,贫血因病变本身所致或因服用非甾体抗炎药而造成胃肠道长期少量出血所致。血小板增多常见,程度与关节炎和关节外表现相关。淋巴结肿大常见于活动性 RA,在腋窝、滑车上均可触及肿大淋巴结。Felty 综合征是指类风湿关节炎者伴有脾大、中性粒细胞减少,有的甚至有贫血和血小板减少。

(9)干燥综合征:30%～40%本病患者出现此综合征。口干、眼干的症状多不明显,必须通过各项检验方证实有干燥性角结膜炎和口干燥征。

【辅助检查】

1.血象

有轻至中度贫血。活动期患者血小板增高。白细胞及分类多正常。

2.细胞沉降率

是 RA 中最常用于监测炎症或病情活动的指标。本身无特异性,且受多种因素的影响,在临床上应综合分析。

3.C 反应蛋白

是炎症过程中在细胞因子刺激下由肝产生的急性期蛋白,它的增高说明本病的活动性,是目前评价 RA 活动性最有效的实验室指标之一。

4.自身抗体

(1)类风湿因子(RF):是抗人或动物 IgGFc 片段上抗原决定簇的特异性抗体,可分为 IgM,IgG,IgA 等型。在常规临床工作中测得的为 IgM 型 RF,它见于约 70% 的患者血清。通常,RF 阳性的病人病情较重,高滴度 RF 是预后不良指标之一。但 RF 也出现在系统性红斑狼疮、原发性干燥综合征、系统性硬化、亚急性细菌性心内膜炎、慢性肺结核、高球蛋白血症等其他疾病,甚至在 5% 的正常人也可以出现低滴度 RF。因此,RF 阳性者必须结合临床表现,才能诊断本病。

(2)抗环瓜氨酸多肽抗体:瓜氨酸是 RA 血清抗聚角蛋白微丝蛋白相关抗体识别的主要组成型抗原决定簇成分,抗 CCP 抗体为人工合成抗体。最初研究显示,RA 中 CCP 抗体的特异性高达 90% 以上,至少 60%～70% 的 RA 患者存在该抗体。与 RF 联合检测可提高 RA 诊断的特异性。抗 CCP 抗体阳性患者放射学破坏的程度较抗体阴性者严重,是预后不良因素之一。其他 ACPA 抗体还包括:抗角蛋白抗体(AKA)、抗核周因子(APF),近几年的研究发现,抗突变型瓜氨酸在波形蛋白(MCV)、PAD_4 抗体等也与 RA 相关。

5.免疫复合物和补体

70% 患者血清中出现各种类型的免疫复合物,尤其是活动期和 RF 阳性患者。在急性期和活动期,患者血清补体均有升高,只有在少数有血管炎患者出现低补体血症。

6.关节滑液

正常人的关节腔内的滑液不超过 3.5mL。在关节有炎症时滑液就增多,滑液中的白细胞计数明显增多,达 2000～75000/L,且中性粒细胞占优势。其黏度差,含糖量低于血糖。

7.影像学检查

目前常用的方法包括 X 线平片、CT,MRI,B 型超声和核素扫描。

X 线平片是最普及的方法,对本病的诊断、关节病变的分期、监测病变的演变均很重要,其中以手指及腕关节的 X 线片最有价值,但对早期病变不能明确显示。X 线片中可以见到关节周围软组织的肿胀阴影,关节端的骨质疏松(Ⅰ期);关节间隙因软骨破坏而变得狭窄(Ⅱ期);关节面出现虫蚀样破坏性改变(Ⅲ期);晚期则出现关节半脱位和关节破坏后的纤维性和骨性强直(Ⅳ期)。

CT 检查目前也比较普及,优点是相对廉价、图像清晰,主要用于发现骨质病变,对软组织及滑膜效果不佳。MRI 是目前最有效的影像学方法,对早期病变敏感,尤其是观察关节腔内的变化非常有效,但其费用较高、耗时较长、扫描关节数目有限等因素阻碍了其广泛应用。B超检查相对廉价,经适当培训后的风湿病医师进行操作,可用于常规临床工作,在确定和量化滑膜炎方面价值明确,但超声检测的滑膜炎程度对将来出现骨侵袭的预测价值有待进一步研究。

【诊断】

1. 诊断标准

RA 的诊断主要依靠病史及临床表现,结合实验室检查及影像学检查。

典型病例按 1987 年美国风湿病学会(ACR)的分类标准诊断并不困难,但对于不典型及早期 RA 易出现误诊或漏诊。对这些患者,除 RF 和抗 CCP 抗体等检查外,还可考虑 MRI 及超声检查,以利于早期诊断。对可疑 RA 的患者要定期复查和随访。

2009 年 ACR 和欧洲抗风湿病联盟(EULAR)提出了新的 RA 分类标准和评分系统,即:至少 1 个关节肿痛,并有滑膜炎的证据(临床或超声或 MRI);同时排除了其他疾病引起的关节炎,并有典型的常规放射学 RA 骨破坏的改变,可诊断为 RA。另外,该标准对关节受累情况、血清学指标、滑膜炎持续时间和急性时相反应物 4 个部分进行评分,总得分 6 分以上也可诊断 RA。

2. 病情的判断

判断 RA 活动性的指标包括疲劳的程度、晨僵持续的时间、关节疼痛和肿胀的数目和程度以及炎性指标(如 ESR,CRP)等。临床上可采用 DAS28 等标准判断病情活动程度。此外,RA 患者就诊时应对影响其预后的因素进行分析,这些因素包括病程、躯体功能障碍(如 HAQ 评分)、关节外表现、血清中自身抗体和 HLA-DR$_1$/DR$_4$ 是否阳性,以及早期出现 X 线提示的骨破坏等。

3. 缓解标准

RA 临床缓解标准:①晨僵时间低于 15min;②无疲劳感;③无关节痛;④活动时无关节痛或关节无压痛;⑤无关节或腱鞘肿胀;⑥血细胞沉降率(魏氏法):女性<30mm/h,男性<20mm/h。

符合 5 条或 5 条以上并至少连续 2 个月者考虑为临床缓解;有活动性血管炎、心包炎、胸膜炎、肌炎和近期无原因的体重下降或发热,则不能认为缓解。

【鉴别诊断】

在 RA 的诊断中,应注意与骨关节炎、痛风性关节炎、血清阴性脊柱关节病(uSpA)、系统性红斑狼疮(SLE)、干燥综合征(SS)及硬皮病等其他结缔组织病所致的关节炎鉴别。

1. 骨关节炎

该病在中老年人多发,主要累及膝、髋等负重关节。活动时关节痛加重,可有关节肿胀和积液。部分患者的远端指间关节出现特征性赫伯登结节,而在近端指关节可出现布夏得结节。骨关节炎患者很少出现对称性近端指间关节、腕关节受累,无类风湿结节,晨僵时间短或无晨僵。此外,骨关节炎患者的 ESR 多为轻度增快,而 RF 阴性。X 线显示关节边缘增生或骨赘形成,晚期可由于软骨破坏出现关节间隙狭窄。

2.痛风性关节炎

该病多见于中年男性,常表现为关节炎反复急性发作。好发部位为第一跖趾关节或跗关节,也可侵犯膝、距小腿、肘、腕及手关节。本病患者血清自身抗体阴性,而血尿酸水平大多增高。慢性重症者可在关节周围和耳郭等部位出现痛风石。

3.银屑病关节炎

该病以手指或足趾远端关节受累更为常见,发病前或病程中出现银屑病的皮肤或指甲病变,可有关节畸形,但对称性指间关节炎较少,RF 阴性。

4.强直性脊柱炎

本病以青年男性多发,主要侵犯骶髂关节及脊柱,部分患者可出现以膝、距小腿、髋关节为主的非对称性下肢大关节肿痛。该病常伴有肌腱端炎,HLA-B_{27} 阳性而 RF 阴性。骶髂关节炎及脊柱的 X 线改变对诊断有重要意义。

5.其他疾病所致的关节炎

SS 及 SLE 等其他风湿病均可有关节受累。但是这些疾病多有相应的临床表现和特征性自身抗体,一般无骨侵蚀。不典型的 RA 还需要与感染性关节炎、反应性关节炎和风湿热等鉴别。

【治疗】

1.治疗原则

RA 的治疗目的包括:①缓解疼痛;②减轻炎症;③保护关节结构;④维持功能;⑤控制系统受累。

2.一般治疗

强调患者教育及整体和规范治疗的理念。适当的休息、理疗、体疗、外用药、正确的关节活动和肌肉锻炼等对于缓解症状、改善关节功能具有重要的作用。

3.药物治疗

治疗 RA 的常用药物包括非甾类抗炎药(NSAIDs)、改善病情的抗风湿药(DMARDs)、生物制剂、糖皮质激素和植物药。

(1)非甾体抗炎药:非甾体抗炎药(NSAIDs)是在类风湿关节炎中最常使用并且可能最为有效的辅助治疗,可以起到止痛和抗炎的双重作用。这类药物主要通过抑制环氧化酶活性,减少前列腺素、前列环素、血栓素的产生而具有抗炎、止痛、退热及减轻关节肿胀的作用,是临床最常用的 RA 治疗药物。近年来的研究发现,环氧化酶有两种同功异构体,即环氧化酶-1(COX-1)和环氧化酶-2(COX-2)。选择性 COX-2 抑制药(如昔布类)与非选择性的传统 NSAIDs 相比,能明显减少严重胃肠道不良反应。

目前常用的非甾体抗炎药很多,大致可分为以下几种。

①水杨酸类:最常用的是乙酰水杨酸,即阿司匹林,它的疗效肯定,但不良反应也十分明显。阿司匹林的制剂目前多为肠溶片,用于治疗时要密切注意其不良反应。

②芳基烷酸类:是一大类药物,通常分为芳基乙酸和芳基丙酸两类,已上市的常见品种有:布洛芬、芬必得、萘普生等。芬必得是布洛芬的缓释剂,该类药物不良反应较少,患者易于接受。

③吲哚乙酸类:有吲哚美辛、舒林酸等。此类药物抗炎效果突出,解热镇痛作用与阿司匹林相类似。本类药中,以吲哚美辛抗炎作用最强,舒林酸的肾毒性最小,老年人及肾功能不良者应列为首选。

④灭酸类:有甲灭酸、氯灭酸、双氯灭酸和氟灭酸等。临床上多用氟灭酸。

⑤苯乙酸类:主要是双氯芬酸钠,抗炎、镇痛和解热作用都很强。它不仅有口服制剂,还有可以在局部应用的乳胶剂以及缓释剂,可以减轻胃肠道不良反应。

⑥昔康类:有炎痛昔康等,因其不良反应很大,近来已很少使用。

⑦吡唑酮类:有保泰松、羟布宗等。本药因毒性大已不用。

⑧昔布类:有塞来昔布、帕瑞昔布等。此类药物为选择性 COX-2 抑制药,可以明显降低胃肠道的不良反应。

NSAIDs 对缓解患者的关节肿痛,改善全身症状有重要作用。2008 年 ACR 发表了关于 NSAIDs 使用的白皮书,明确指出选择性和非选择性 NSAIDs 在风湿病领域仍然是最有用的药物,但是临床医生须重视其存在的胃肠道、心血管、肾等不良反应。实际上,英国国立临床规范研究所(NICE)、欧盟药品评审委员会(EMEA)以及《中国骨关节炎诊治指南》都强调 NSAIDs 用药的风险评估的重要性。其主要不良反应包括胃肠道症状、肝肾功能损害以及可能增加的心血管不良事件。根据现有的循证医学证据和专家共识,NSAIDs 应用原则如下。

第一,药物选择个体化,即如果患者没有胃肠道和心血管风险,则临床医生可以处方任何种类的 NSAIDs 药物。研究显示,NSAIDs 之间镇痛疗效相当。对有消化性溃疡病史者,宜用选择性 COX-2 抑制药或其他 NSAIDs 加质子泵抑制药;老年人可选用半衰期短或较小剂量的 NSAIDs;心血管高危人群应谨慎选用 NSAIDs,如需使用建议选用对乙酰氨基酚或萘普生;肾功能不全者应慎用 NSAIDs;用药期间注意血常规和肝肾功能的定期监测。

第二,剂量应用个体化。当患者在接受小剂量 NSAIDs 治疗效果明显时,就尽可能用最低的有效量、短疗程;若治疗效果不明显时,其治疗策略不是换药,而是增加治疗剂量。如布洛芬(每次 300mg,2 次/d)第 1 周效果不佳,第 2 周应增加剂量(如 800mg/d),如果剂量加大到 1200~2400mg/d,疗效仍无改善,可换用其他药物。

第三,避免联合用药。如患者应用布洛芬疗效不佳,若临床医生再处方 NSAIDs 药物不但不会增强疗效,反而会加重肾和胃肠道反应的风险。

第四,强调 NSAIDs 风险评估。2004 年亚太地区抗风湿病联盟(APLAR)会议上公布的在中韩进行的关于疼痛及其治疗对亚洲人生活影响的独立调研报告提醒临床医生,疼痛治疗对提高患者生活质量非常重要,但患者对止痛药物的不良反应缺乏认识,且不愿与医生主动沟通。

NSAIDs 的外用制剂(如双氯酚酸二乙胺乳胶剂、辣椒碱膏、酮洛芬凝胶、吡罗昔康贴剂等)以及植物药膏剂等对缓解关节肿痛有一定作用,不良反应较少,应提倡在临床上使用。

(2)改善病情的抗风湿药物:改善病情的抗风湿药(DMARDs)。该类药物较 NSAIDs 发挥作用慢,临床症状的明显改善大约需 1~6 个月,故又称慢作用抗风湿药(SAARDs)。这些药物不具备明显的止痛和抗炎作用,但可延缓或控制病情的进展。对于 RA 患者应强调早期应用 DMARDs。病情较重、有多关节受累、伴有关节外表现或早期出现关节破坏等预后不良因素者应考虑 DMARDs 的联合应用。

尽管针对 RA 的最佳治疗方案仍在探讨和争论中,但经典的治疗 RA 的方案很多,如下台阶治疗、上台阶治疗。对于早期 RA 患者,临床医生更倾向于上台阶治疗方案,因为使用下台阶治疗容易产生过度医疗的现象。但也有研究显示,对于早期 RA 患者应用下台阶方案可以更快更好的控制病情。所以在临床应用中必须在仔细评估患者病情活动度以及坚持个体化用药方案的原则才能选择最适合的治疗方案。

常用的 DMARDs 药物有以下几种。

①甲氨蝶呤(MTX):甲氨蝶呤是目前最常使用的 DMARD 药物,多数风湿科医生建议将其作为起始 DMARD 治疗,尤其是对有侵蚀性证据的 RA 患者。口服、肌内注射、关节腔内注射或静脉注射均有效,每周 1 次给药。必要时可与其他 DMARDs 联用。常用剂量为每周 7.5～20mg。常见的不良反应有恶心、口炎、腹泻、脱发、皮疹及肝损害,少数出现骨髓抑制,偶见肺间质病变。是否引起流产、畸胎和影响生育能力尚无定论。服药期间应适当补充叶酸,定期查血常规和肝功能。

②柳氮磺吡啶(SSZ):可单用于病程较短及轻症 RA,或与其他 DMARDs 合用治疗病程较长和中度及重症患者。一般服用 4～8 周后起效。从小剂量逐渐加量有助于减少不良反应。可每次口服 250～500mg 2/d 开始,之后渐增至每次 750mg,2/d 及每次 1g,2/d。如疗效不明显可增至 3g/d。主要不良反应有恶心、呕吐、腹痛、腹泻、皮疹、转氨酶增高和精子减少,偶有白细胞、血小板减少,对磺胺过敏者慎用。服药期间应定期查血常规和肝肾功能。

③来氟米特(LEF):来氟米特在 RA 治疗中的地位日渐提高。它作为单药治疗或是 MTX 的替代药物治疗均非常有效,与 MTX 联合应用时也安全有效。该药通过抑制二氢乳清酸脱氢酶从而抑制了嘧啶核苷酸的从头合成。T 细胞和 B 细胞都有少量的二氢乳清酸脱氢酶,没有合成嘧啶核苷酸的补救途径。因此,LEF 对淋巴细胞的作用是有相对特异性的。其剂量为 10～20mg/d,口服。主要用于病程较长、病情重及有预后不良因素的患者。主要不良反应有腹泻、瘙痒、高血压、肝酶增高、皮疹、脱发和白细胞下降等。因有致畸作用,故孕妇禁服。服药期间应定期查血常规和肝功能。

④抗疟药:包括羟氯喹和氯喹两种。可单用于病程较短、病情较轻的患者。对于重症或有预后不良因素者应与其他 DMARDs 合用。该类药起效缓慢,服用后 2～3 个月见效。用法为羟氯喹每次 200mg,2/d,氯喹每次 250mg,1/d。前者的不良反应较少,但用药前和治疗期间应每年检查一次眼底,以监测该药可能导致的视网膜损害。氯喹的价格便宜,但眼损害和心脏相关的不良反应(如传导阻滞)较前者常见,应予注意。

⑤青霉胺(D-pen):青霉胺用药剂量为 250～500mg/d,见效后可逐渐减至维持量 250mg/d。一般用于病情较轻的患者,或与其他 DMARDs 联合应用于重症 RA。不良反应有恶心、厌食、皮疹、口腔溃疡、嗅觉减退和肝肾损害等。治疗期间应定期查血、尿常规和肝肾功能。但由于本药长期应用的一些不良反应,目前临床使用较少。

⑥金制剂:金制剂包括肌内注射和口服金制剂。肌内注射的金制剂有硫代苹果酸金钠和硫代葡萄糖金钠,目前使用较少,因为它们有严重的毒性(如血细胞减少、蛋白尿),需要仔细监测,治疗和监测费用较高。口服的金制剂是一种三乙膦金化合物,叫金诺芬,于 20 世纪 80 年

代中期开始使用。金诺芬比肌内注射制剂有着不同且较轻的毒性,但在很多病例中,会出现轻微的小肠结肠炎,产生腹泻而导致治疗失败。其疗效不如 MTX 及肌内注射金制剂、SSZ。初始剂量为 3mg/d,2 周后增至 6mg/d 维持治疗。可用于不同病情程度的 RA,对于重症患者应与其他 DMARDs 联合使用。常见的不良反应有腹泻、瘙痒、口炎、肝肾损伤、白细胞减少,偶见外周神经炎和脑病。应定期查血、尿常规及肝肾功能。

⑦硫唑嘌呤(AZA):可以单用或者与其他药物联用治疗 RA,常用剂量 $1\sim2$mg/(kg·d),一般 $100\sim150$mg/d。主要用于病情较重的 RA 患者。不良反应中因骨髓抑制导致中性粒细胞减少是其最常见的并发症,其他还有恶心、呕吐、脱发、皮疹、肝损害,可能对生殖系统有一定损伤,偶有致畸。服药期间应定期查血常规和肝功能。

⑧环孢素(CysA):与其他免疫抑制药相比,CysA 的主要优点为很少有骨髓抑制,可用于病情较重或病程长及有预后不良因素的 RA 患者。常用剂量 $1\sim3$mg/(kg·d)。主要不良反应有高血压、肝肾毒性、胃肠道反应、齿龈增生及多毛等。不良反应的严重程度、持续时间均与剂量和血药浓度有关。服药期间应查血常规、血肌酐和血压等。

⑨环磷酰胺(CYC):较少用于 RA。对于重症患者,在多种药物治疗难以缓解时可酌情试用。主要的不良反应有胃肠道反应、脱发、骨髓抑制、肝损害、出血性膀胱炎、性腺抑制等。

⑩雷公藤:对缓解关节肿痛有效,是否减缓关节破坏尚缺乏相关研究。一般予雷公藤总苷 $30\sim60$mg/d,分 3 次饭后服用。主要不良反应是性腺抑制,导致男性不育和女性闭经。其他不良反应包括皮疹、色素沉着、指甲变软、脱发、头痛、纳差、恶心、呕吐、腹痛、腹泻、骨髓抑制、肝酶升高和血肌酐升高等。

⑪白芍总苷(TGP):常用剂量为每次 600mg,$2\sim3$/d。对减轻关节肿痛有效。其不良反应较少,主要有腹痛、腹泻、纳差等。

⑥青藤碱:每次 $20\sim60$mg,饭前口服,3/d,可减轻关节肿痛。主要不良反应有皮肤瘙痒、皮疹和白细胞减少等。

(3)糖皮质激素:全身使用糖皮质激素(简称激素)的治疗可有效控制 RA 患者的症状,提倡小剂量(<7.5m/d)泼尼松作为控制症状的辅助治疗。而且,近期证据提示小剂量激素治疗可延缓骨质侵蚀的进展。某些患者可能需要每月予大剂量激素冲击治疗,当与一种 DMARD 联合应用时将增加其疗效。

激素可用于以下几种情况:伴有血管炎等关节外表现的重症 RA;不能耐受 NSAIDs 的 RA 患者作为"桥梁"治疗;其他治疗方法效果不佳的 RA 患者;伴局部激素治疗指征(如关节腔内注射)。

激素治疗 RA 的原则是小剂量、短疗程。使用激素必须同时应用 DMARDs。在激素治疗过程中,应补充钙剂和维生素 D 以防止骨质疏松。关节腔注射激素有利于减轻关节炎症状,但过频的关节腔穿刺可能增加感染风险,并可发生类固醇晶体性关节炎。

(4)生物制剂:可治疗 RA 的生物制剂主要包括肿瘤坏死因子(TNF)-a 拮抗药、白介素 1(IL-1)和白介素 6(IL-6)拮抗药、抗 CD_{20} 单抗以及 T 细胞共刺激信号抑制药等。

①TNF-a 拮抗药:生物制剂可结合和中和 TNF,已成为 RA 治疗的重要部分。其中一种是融合了 IgGl 的 TNF II 型受体依那西普;另一种是对 TNF 的人/鼠嵌合的单克隆抗体英夫

利昔单抗;第3种是全人源化的 TNF 抗体阿达木单抗,国产的还有益赛普和强克,属于可溶性的 TNF 受体融合蛋白。与传统 DMARDs 相比,TNF-a 拮抗药的主要特点是起效快、抑制骨破坏的作用明显、患者总体耐受性好。临床试验显示对于 DMARD 治疗失败的 RA 患者,给予任何一种 TNF 中和剂均可非常有效的控制症状和体征,对未经过 DMARD 治疗的患者也可取得相同的效果。无论是否同时合用甲氨蝶呤,重复给予这些药物治疗都是有效的。依那西普的推荐剂量和用法是:每次 25mg,皮下注射,每周 2 次;或每次 50mg,每周 1 次。英夫利昔单抗治疗 RA 的推荐剂量为每次 3mg/kg,第 0,2,6 周各 1 次,之后每 4~8 周 1 次。阿达木单抗治疗 RA 的剂量是每次 40mg,皮下注射,每 2 周 1 次。这类制剂可有注射部位反应或输液反应,可能增加感染和肿瘤的风险,偶有药物诱导的狼疮样综合征以及脱髓鞘病变等。用药前应进行结核筛查,除外活动性感染和肿瘤。

②IL-1 拮抗药:阿那白滞素是一种重组的 IL-1 受体拮抗药,目前唯一被批准用于治疗 RA 的 IL-1 拮抗药。阿那白滞素可改善 RA 的症状和体征,减少致残,减缓影像学相关的关节破坏,可单独用药,或与甲氨蝶呤联用。推荐剂量为 100mg/d,皮下注射。其主要不良反应是与剂量相关的注射部位反应及可能增加感染概率等。

③IL-6 拮抗药:主要用于中重度 RA,对 TNF-a 拮抗药反应欠佳的患者可能有效。推荐的用法是 4~10mg/kg,静脉输注,每 4 周给药 1 次。常见的不良反应是感染、胃肠道症状、皮疹和头痛等。

④抗 CD_{20} 单抗:利妥昔单抗是一种与正常和恶性 B 淋巴细胞表面的 CD_{20} 抗原相结合的单克隆抗体,其推荐剂量和用法是:第一疗程可先予静脉输注 500~1000mg,2 周后重复 1 次。根据病情可在 6~12 个月后接受第 2 个疗程。每次注射利妥昔单抗之前的 30min 内先静脉给予适量甲泼尼龙。利妥昔单抗主要用于 TNF-α 拮抗药疗效欠佳的活动性 RA。最常见的不良反应是输液反应,静脉给予糖皮质激素可将输液反应的发生率和严重度降低。其他不良反应包括高血压、皮疹、瘙痒、发热、恶心、关节痛等,可能增加感染概率。

⑤CTLA4-Ig:阿巴西普与抗原递呈细胞的 CD_{80} 和 CD_{86} 结合,阻断了 T 细胞 CD28 与抗原递呈细胞的衔接,继而阻断了 T 细胞活性。主要用于治疗病情较重或 TNF-α 拮抗药反应欠佳的患者。根据患者体重不同,推荐剂量分别是:500mg(<60kg),750mg(60kg~100kg),1000mg(>100kg),分别在第 0,2,4 周经静脉给药,之后每 4 周注射 1 次。主要的不良反应是头痛、恶心,可能增加感染和肿瘤的发生率。

4.血浆置换或免疫吸附及其他治疗

除前述的治疗方法外,对于少数经规范用药疗效欠佳,血清中有高滴度自身抗体、免疫球蛋白明显增高者可考虑血浆置换或免疫吸附治疗。但临床上应强调严格掌握适应证以及联用 DMARDs 等治疗原则。当 RA 患者病情严重,但又传统 DMARDs 和新型抗细胞因子药物治疗无效时,可以使用此方法。

此外,自体干细胞移植、T 细胞疫苗以及间充质干细胞治疗对 RA 的缓解可能有效,但仅适用于少数难治性患者,须严格掌握适应证,仍需进一步的临床研究。

5.外科治疗

RA 患者经过积极内科正规治疗,病情仍不能控制,为缓解疼痛,纠正畸形,改善生活质量可考虑手术治疗。手术在处理关节严重破坏的患者中有一定的作用。尽管很多关节可以采用关节成形和全关节置换,但手术最成功的关节是髋、膝和肩。这些手术的目的就是缓解疼痛和减少残疾,但手术并不能根治 RA,故术后仍需药物治疗。常用的手术主要有滑膜切除术、人工关节置换术、关节融合术以及软组织修复术等。

【预后】

RA 患者的预后与病程长短、病情活动度及治疗有关。对有多关节受累、关节外表现较重、血清中有高滴度自身抗体和 HLA-DR$_1$/DR$_4$ 阳性,以及早期就有关节侵蚀表现的患者应给予积极治疗。大多数 RA 患者经过规范内科治疗后可达到临床缓解。

第三节 干燥综合征

一、概述

干燥综合征(SS)是一种慢性炎症性自身免疫病。由于其免疫性炎症反应主要表现在外分泌腺体的上皮细胞,故又名自身免疫性外分泌腺体上皮细胞炎或自身免疫性外分泌病。临床除有唾液腺和泪腺受损导致其功能下降而出现口干、眼干外,尚有其他外分泌腺及腺体外其他器官的受累而出现多系统损害的症状。其血清中则有多种自身抗体和高免疫球蛋白血症。

本病分为原发性和继发性两类,前者指不具另一诊断明确的结缔组织病(CTD)的干燥综合征;后者是指发生于另一诊断明确的 CTD 的干燥综合征。本指南主要叙述原发性干燥综合征。

原发性干燥综合征属全球性疾病,在我国人群的患病率为 0.3%~0.7%,在老年人群中患病率为 3%~4%。本病女性多见,男女比为 1:9~1:20。发病年龄多在 40~50 岁。也见于儿童。

二、病因

本病病因及发病机制尚不明确。患者有一定的遗传易感性,受到某些环境因素刺激,如病毒感染时,出现 T 细胞和 B 细胞的变化,继而产生大量抗体及细胞因子,造成病变区免疫炎症反应,持续的炎症反应导致病损发生。

本病有两类主要的病理改变:①受累腺体间淋巴细胞的进行性浸润,腺体上皮细胞先增生,随后萎缩,被增生的纤维组织取代。②外分泌腺以外的病变,以血管炎为主。长期的血管炎可导致闭塞性动脉内膜炎。

三、诊断思路

(一)病史要点

1.长期的眼干、口干 5 年;

2.无糖尿病病史及服用特殊药物历史;

3.伴有多关节疼痛;

4.有舌质红,少苔,左侧第1、2上磨牙缺失,球结膜充血的表现;

5.双手关节无肿胀,左手第2、3近端指间关节和右手第2、3、4掌指关节轻压痛,双手腕活动度正常。根据病史应该考虑诊断为干燥综合征。

口干眼干是干燥综合征的主要症状,典型的干燥综合征有如下的临床特点:

(1)本病起病多隐匿,大多数患者很难说出明确起病时间。临床表现多样。病情轻重差异较大。

(2)外分泌腺受累及的表现:

1)口干燥症:因唾液腺病变,使唾液黏蛋白缺少而引起下述常见症状:①有70%~80%患者诉有口干,但不一定都是首发症状或主诉,严重者因口腔黏膜、牙齿和舌发黏以致在讲话时需频频饮水,进固体食物时必须伴或流食送下,有时夜间须起床饮水等。②猖獗性龋齿是本病的特征之一。约50%的患者出现多个难以控制发展的龋齿,表现为牙齿逐渐变黑,继而小片脱落,最终只留残根。③成人腮腺炎,50%患者表现有间歇性交替性腮腺肿痛,累及单侧或双侧。大部分在10天左右可以自行消退,但有时持续性肿大。少数有颌下腺肿大,舌下腺肿大较少。对部分有腮腺持续性肿大者应警惕有恶性淋巴瘤的可能。④舌部表现为舌痛、舌面干、裂、舌乳头萎缩而光滑。⑤口腔黏膜出现溃疡或继发感染。

2)干燥性角结膜炎:此因泪腺分泌的黏蛋白减少而出现眼干涩、异物感、泪少等症状,严重者痛哭无泪。部分患者有眼睑缘反复化脓性感染、结膜炎、角膜炎等。

3)其他浅表部位如鼻、硬腭、气管及其分支、消化道黏膜、阴道黏膜的外分泌腺体均可受累,使其分泌减少而出现相应症状。

(3)系统表现:除口眼干燥表现外患者还可出现全身症状如乏力、低热等。约有2/3患者出现系统损害。

1)皮肤:皮肤病变的病理基础为局部血管炎。有下列表现①过敏性紫癜样皮疹:多见于下肢,为米粒大小边界清楚的红丘疹,压之不褪色,分批出现。每批持续时间约为10天,可自行消退而遗有褐色色素沉着。②结节红斑较为少见。③雷诺现象:多不严重,不引起指端溃疡或相应组织萎缩。

2)骨骼肌肉:关节痛较为常见。仅小部分表现有关节肿胀,但多不严重,且呈一过性。关节结构的破坏非本病的特点。肌炎见于约5%的患者。

3)肾:国内报道约有30%~50%患者有肾损害,主要累及远端肾小管,表现为因Ⅰ型肾小管酸中毒而引起的低血钾性肌肉麻痹,严重者出现肾钙化、肾结石及软骨病。表现为多饮、多尿的肾性尿崩亦常出现于肾小管酸中毒患者。通过氯化铵负荷试验可以看到约50%患者有亚临床型肾小管酸中毒。近端肾小管损害较少见。小部分患者出现较明显的肾小球损害,临床表现为大量蛋白尿、低白蛋白血症甚至肾功能不全。

4)肺:大部分患者无呼吸道症状。轻度受累者出现干咳,重者出现气短。肺部的主要病理为间质性病变,部分出现弥漫性肺间质纤维化,少数人可因此而呼吸功能衰竭而死亡。早期肺间质病变在肺 X 片上并不明显,只有高分辨肺 CT 方能发现。另有小部分患者出现肺动脉高压。有肺纤维化及重度肺动脉高压者预后不佳。

5)消化系统:胃肠道可以因其黏膜层的外分泌腺体病变而出现萎缩性胃炎、胃酸减少、消化不良等非特异性症状。约 20% 患者有肝脏损害,临床谱从黄疸至无临床症状而有肝功能损害不等。肝脏病理呈多样,以肝内小胆管壁及其周围淋巴细胞浸润,界板破坏等改变为突出。慢性胰腺炎亦非罕见。

6)神经系统:累及神经系统的发生率约为 5%。以周围神经损害为多见,不论是中枢或周围神经损害均与血管炎有关。

7)血液系统:本病可出现白细胞减少或(和)血小板减少,血小板低下严重者可出现出血现象。本病淋巴肿瘤的发生率约为正常人群的 44 倍。国内已有原发性干燥综合征患者出现血管免疫母细胞性淋巴结病(伴巨球蛋白血症)、非霍奇金淋巴瘤、多发性骨髓瘤等报道。

(二)辅助检查

典型的口干、眼干的表现有助于本病的诊断,但是本病是一个排他性的诊断,故单凭症状难以建立可靠的诊断,干燥综合征的确诊有赖于免疫学和病理活检的检查。

为明确诊断,需要做的辅助检查包括:

1.常规血液和尿液检查

多数活动期患者有轻至中度正细胞性贫血,病情久的患者可以发现血小板低下,或偶有的溶血性贫血。而部分损害了肾小管的患者会出现尿比重的下降,可见红细胞、管型等,尿 pH 多次>6 则有必要进一步检查肾小管酸中毒相关指标。

2.眼部

(1)Schirmer(滤纸)试验(+),即≤5mm/5min(正常人为>5mm/5min)。

(2)角膜染色(+),双眼各自的染点>10 个。

(3)泪膜破碎时间(+),即≤10s(正常人>10s)。

3.口腔

(1)唾液流率(+),即 15min 内只收集到自然流出唾液≤1.5mL(正常人>1.5mL)。

(2)腮腺造影(+),即可见末端腺体造影剂外溢呈点状、球状的阴影。

(3)唾液腺核素检查(+),即唾液腺吸收、浓聚、排出核素功能差。

(4)唇腺活检组织学检查(+),即在 4mm² 组织内有 50 个淋巴细胞聚集则称为一个灶,凡示有淋巴细胞灶≥1 者为(+)。

4.血清免疫学检查

(1)抗 SSA 抗体:是本病中最常见的自身抗体,见于 70% 的患者。

(2)抗 SSB 抗体:有的称该抗体是本病的标记抗体,其特异性较抗 SSA 抗体更高,见于 45% 的患者。

(3)高免疫球蛋白血症,均为多克隆性,见于 90% 患者。

5.其他

如肺影像学,肝肾功能测定则可以发现有相应系统损害的患者。

(三)诊断依据

1.症状及体征

(1)口腔症状

1)持续 3 个月以上每日感到口干,需频频饮水、半夜起床饮水等;

2)成人期后有腮腺反复或持续性肿大;

3)吞咽干性食物有困难,必须用水辅助;

4)有猖獗性龋齿,舌干裂,口腔往往继发有真菌感染。

(2)眼部症状

1)持续 3 个月以上的每日不能忍受的眼干;

2)感到反复的"砂子"吹进眼内的感觉或磨砂感;

3)每日需用人工泪液 3 次或 3 次以上。

(3)其他有阴道干涩、皮肤干痒、临床或亚临床型肾小管酸中毒或上述其他系统症状。

2.辅助检查

(1)眼部

1)Schirmer(滤纸)试验(+),即≤5mm/5min(正常人为>5mm/5min);

2)角膜染色(+),双眼各自的染点>10 个;

3)泪膜破碎时间(+),即≤10s(正常人>10s)。

(2)口腔

1)唾液流率(+),即 15min 内只收集到自然流出唾液≤1.5mL(正常人>1.5mL);

2)腮腺造影(+),即可见末端腺体造影剂外溢呈点状、球状的阴影;

3)唾液腺核素检查(+),即唾腺吸收、浓聚、排出放射性核素功能差;

4)唇腺活检组织学检查(+),即在 4mm^2 组织内有 50 个淋巴细胞聚集则称为一个灶,凡示有淋巴细胞灶≥1 者为(+)。

(3)尿 pH 多次>6 则有必要进一步检查肾小管酸中毒相关指标。

(4)周围血检测可以发现血小板低下,或偶有的溶血性贫血。

(5)血清免疫学检查

1)抗 SSA 抗体:是本病中最常见的自身抗体,见于 70% 的患者;

2)抗 SSB 抗体:有的称该抗体是本病的标记抗体,其特异性较抗 SSA 抗体更高,见于 45% 的患者;

3)高免疫球蛋白血症,均为多克隆性,见于 90% 患者。

(6)其他:如肺影像学,肝肾功能测定则可以发现有相应系统损害的患者。

3.诊断标准

2002 年干燥综合征国际分类(诊断)标准如下(表 7-1):

表 7-1 干燥综合征分类标准的项目

Ⅰ.口腔症状:3 项中有 1 项或 1 项以上

  1.每日感口干持续 3 个月以上

  2.成年后腮腺反复或持续肿大

  3.吞咽干性食物时需用水帮助

Ⅱ.眼部症状:3 项中有 1 项或 1 项以上

  1.每日感到不能忍受的眼干持续 3 个月以上

  2.有反复的砂子进眼或砂磨感觉

  3.每日需用人工泪液 3 次或 3 次以上

Ⅲ.眼部体征:下述检查任 1 项或 1 项以上阳性

  1.SchirmerI 试验(+)(≤5mm/5min)

  2.角膜染色(+)(≥4vanBijsterveld 计分法)

Ⅳ.组织学检查:下唇腺病理示淋巴细胞灶≥1(指 4mm² 组织内至少有 50 个淋巴细胞聚集于唇腺间质者为一灶)

Ⅴ.唾液腺受损:下述检查任 1 项或 1 项以上阳性

  1.唾液流率(+)(≤1.5mL/15min)

  2.腮腺造影(+)

  3.唾液腺放射性核素检查(+)

Ⅵ.自身抗体:抗 SSA 或抗 SSB(+)(双扩散法)

(四)鉴别诊断

1.系统性红斑狼疮　干燥综合征多见于中老年妇女,发热,尤其是高热的不多见,无颧部皮疹,口眼干明显,肾小管酸中毒为其常见而主要的肾损害,高球蛋白血症明显,低补体血症少见,预后良好。

2.类风湿关节炎　干燥综合征的关节炎症状远不如类风湿关节炎明显和严重,极少有关节骨破坏、畸形和功能受限。类风湿关节炎者很少出现抗 SSA 和抗 SSB 抗体。

3.非自身免疫病的口干,如老年性外分泌腺体功能下降、糖尿病性或药物性口干则有赖于病史及各个病的自身特点以鉴别。

四、治疗

本病目前尚无根治方法。主要是采取措施改善症状,控制和延缓因免疫反应而引起的组织器官损害的进展以及继发性感染。

1.改善症状

(1)减轻口干较为困难,应停止吸烟、饮酒及避免服用引起口干的药物如阿托品等。保持口腔清洁,勤漱口,减少龋齿和口腔继发感染的可能。国外有服用副交感乙酰胆碱刺激剂,如匹罗卡品片及其同类产品,以刺激唾液腺中尚未破坏的腺体分泌,改善口干症状。它们有一定疗效,但亦有较多不良反应,如出汗及尿频。

（2）干燥性角结膜炎可予人工泪液滴眼，以减轻眼干症状，并预防角膜损伤。有些眼膏也可用于保护角膜。国外有人以自体的血清经处理后滴眼。

（3）肌肉、关节痛者可用非甾抗炎药以及羟氯喹。

（4）低钾血症：纠正低钾血症的麻痹发作可采用静脉补钾（氯化钾），待病情平稳后改口服钾盐液或片，因肾小管酸中毒致低钾血症需使用枸橼酸钾替代治疗。有的患者需终身服用，以防低血钾再次发生。多数患者低血钾纠正后尚可正常生活和工作。

2.系统损害者应根据受损器官及严重程度进行相应治疗。对合并有神经系统、肾小球肾炎、肺间质性病变、肝脏损害、血细胞低下尤其是血小板低的、肌炎等则要给予肾上腺皮质激素，剂量与其他结缔组织病治疗用法相同。对于病情进展迅速者可合用免疫抑制剂如环磷酰胺、硫唑嘌呤等。出现恶性淋巴瘤者宜积极、及时地进行联合化疗。

本病预后较好，有内脏损害者经恰当治疗后大多可以控制病情达到缓解，但停止治疗又可复发。内脏损害中出现进行性肺纤维化、中枢神经病变、肾小球受损伴肾功能不全、恶性淋巴瘤者预后较差，其余系统损害者经恰当治疗大多病情缓解，甚至恢复日常生活和工作。

第四节　成人 still 病

一、概述

成人 still 病（AOSD）是一组病因不明的临床综合征，主要表现为高热、一过性皮疹、关节炎或关节痛和白细胞升高。其名字来源于英国医生 GeogeStill，他在 1897 年一篇专著上描述了 12 名儿童出现的全身型幼年类风湿关节炎的症状和体征。1971 年 Bywater 等系统报道了 14 例成人 still 病的临床特征与儿童 still 病相同，1973 年才正式命名为成人 still 病。以后这一名称逐渐被接受，直到 1987 年国际上统一采用成人 still 病的名称。

成人 still 病的发病可见于任何年龄，女性稍多于男性，且年轻患者居多，尤以 16～35 岁多发，呈世界性分布，各国均可发生。发病率和患病率在不同人群并不一致，有报道其发病率低于 1/10 万，我国尚无这方面的报道。

二、病因、发病机制

成人 still 病的病因和发病机制至今仍然不清楚，多数学者认为与机体免疫异常、遗传背景、环境因素有关。特别是免疫异常与成人 still 病发病的研究越来越活跃。

（一）免疫异常

研究证实，成人 still 病患者存在细胞免疫和体液免疫异常。

1.免疫细胞异常

现已发现，单核巨噬细胞活化是成人 still 病发病的重要环节。在活动期成人 still 病患者中，活化的单核巨噬细胞生成大量细胞因子，如铁蛋白、TNF-α、IL-6、IL-8 及 IL-18 等，参与了疾病的发生、发展。此外，成人 still 病病变淋巴结中有大量细胞浸润，包括巨噬细胞、中性粒细胞和淋巴细胞，有时甚至形成类似恶性淋巴瘤的过度生长反应。这些说明，免疫细胞介导的免疫反应可能在成人 still 病的发病中具有重要作用。

2.细胞因子异常

成人 still 病活动期患者血清中存在高水平的 IL-lβ、IL-6、11-18、TNF-a 和 IFN-γ，研究显示，这些因子的升高与成人 still 病临床表现相关。IL-6 和（或）IL-18 可引起成人 still 病的系统症状，如发热、皮疹、肝功能损害和 C 反应蛋白升高。IL-18 的高低还和血清铁蛋白的水平明显相关，可作为诊断和病情活动性的指标之一。有人提出，IL-18 可能成为成人 still 病治疗的潜在靶位。TNF-α 可引起机体发热，中性粒细胞增多，关节滑膜破坏，近年来已用于成人 still 病的治疗。

3.免疫球蛋白异常

部分成人 still 病患者有免疫球蛋白增高，多数为 IgG，也可以是 IgM 或 IgA 增高。某些成人 still 病皮损处可见到免疫复合物损伤的表现。疾病活动时部分患者的血清中可检测到一些自身抗体，如抗组蛋白抗体和抗心磷脂抗体等，部分患者存在抗红细胞抗体和抗血小板抗体。

（二）遗传背景

虽然成人 still 病无家族聚集发病情况，但是已有报道其发病与人类白细胞抗原相关，如 HLA-B$_8$、Bw$_{35}$、B$_{44}$、DRB$_1$、DR$_4$、DR$_5$、DR$_7$ 等，提示成人 still 病可能有特定的遗传背景。有研究发现，HLA-Bw$_{35}$ 基因与轻症、自限的成人 still 病有关，而 HLA-DRB$_1$ 的连锁不平衡与成人 still 病发病相关。另外，IL-18 与成人 still 病活动呈正相关，有研究小组发现，IL-18 基因的启动子单体型与类风湿关节炎患者和正常人有显著差异。这些均提示遗传基因在成人 still 病的发病过程中发挥了一定的作用。但是，由于成人 still 病临床表现的高度异质性与受研究人群基因的千差万别，某个遗传基因与临床表现及诊断的相关性尚无法确定。

（三）环境因素

在一定的遗传背景下，一些环境因素可能与成人 still 病的发病相关。由于成人 still 病的临床表现类似于感染性疾病，因而环境因素的研究多数都集中于细菌、病毒、寄生虫感染。目前发现，风疹病毒、麻疹病毒、腮腺炎病毒、EB 病毒、甲、乙、丙型肝炎病毒、人类免疫缺陷病毒、细胞巨化病毒、细小病毒 B$_{19}$、腺病毒、埃可病毒、人类疱疹病毒 6、流感和副流感病毒、柯萨奇病毒、抗肠耶尔森菌、空肠弯曲杆菌、沙眼衣原体、肺炎支原体、肺炎衣原体、博氏疏螺旋体、鼠弓形虫等感染后可引起成人 still 病发生，提示成人 still 病与感染有一定关系。但是，患者的细菌培养均为阴性，在临床治疗中，也曾经采用各种不同的抗病毒药、抗生素来进行治疗，也难以取得疗效。因此，公认成人 still 病不是一种感染性疾病，但是一些病原体可能参与或始动了成人 still 病的发病。

三、诊断思路

（一）病史要点

1.发热＞39℃，并持续一周以上；

2.关节痛持续 2 周以上；

3.与发热有关的橘红色斑丘疹；

4.白细胞增高＞$10×10^9$/L,中性粒细胞＞80％；

5.咽痛；

6.淋巴结肿大；

7.类风湿因子(RF)、抗核抗体(ANA)阴性。

（二）辅助检查

成人 still 病是一异质性疾病,临床表现多种多样,有时难以与其他疾病鉴别,需要借助相关检查来排除其他疾病,从而确定诊断。

为确定成人 still 病诊断应作的辅助检查包括：

1.实验室检查

(1)血常规:90％以上的患者外周血白细胞总数增高,一般在 $10×10^9$ ～$20×10^9$/L,也有高达 $50×10^9$/L,呈类白血病反应。以中性粒细胞增高为主,嗜酸性粒细胞不消失。半数患者血小板计数升高,可合并正细胞正色素性贫血。

(2)非特异性全身炎症反应指标:几乎 100％的患者血沉(ESR)增快,可超过 100mm/h。C 反应蛋白(CRP)明显增高,甚至高达 100mg/L。

(3)血清铁蛋白:血清铁蛋白(SF)在疾病活动期显著增高,常常超过正常的 5 倍,有助于本病的诊断,并可作为观察疾病活动和监测治疗效果的指标。

另有学者推荐糖化铁蛋白(GF)作为比血清铁蛋白更具特异性的诊断指标。正常人 50％以上铁蛋白被糖基化,炎症性疾病时,糖化铁蛋白下降至 20％～50％。在成人 still 病中,其下降更加显著,常常＜20％。有报道糖化铁蛋白下降结合血清铁蛋白升高诊断成人 still 病的敏感性和特异性分别为 67％、84％。但是糖化铁蛋白不能作为评价疾病活动和疗效的指标,因为它在疾病缓解很多月后仍然是减低的。

(4)免疫学检查:血清抗核抗体、类风湿因子阴性,补体水平正常。

(5)血液培养:血液细菌培养阴性。

(6)骨髓检查:骨髓粒细胞增生活跃,核左移,胞质内有中毒颗粒。骨髓细菌培养阴性。

2.影像学检查

(1)X 线片、CT 或 MRI 等无感染或肿瘤迹象,以排除这些疾病。

(2)关节炎患者可有关节周围软组织肿胀和关节骨端骨质疏松。反复发作的关节炎可出现关节软骨和骨破坏,关节间隙狭窄,关节强直。

3.病理检查

皮肤、淋巴结或骨髓活检,以排除感染或血液系统恶性肿瘤。

（三）诊断要点

1.诊断要点

成人 still 病是一高度异质性的临床综合征,目前尚无特异性诊断方法,主要依靠临床判断,需除外其他疾病方能做出正确的诊断。如出现下列临床表现及阳性实验室检查结果,需怀疑本病。

(1)不明原因发热，每日 1～2 次高峰，无需特殊处理体温可降至正常，不伴有感染灶的临床表现。

(2)与发热伴行的橘红色斑疹或斑丘疹，通常分布于颈部、躯干和四肢。皮疹呈一过性，多于高热时出现，热退时消失。

(3)通常有关节痛和(或)关节炎，任何关节均可受累，发热时关节症状加重，热退后减轻。

(4)外周血白细胞显著增高，以中性粒细胞增高为主，血细菌培养为阴性。

(5)血清抗核抗体、类风湿因子阴性，血清铁蛋白显著增高。

(6)多种抗生素治疗无效，而糖皮质激素有效。

(四)鉴别诊断

成人 still 病属临床判断性疾病，在诊断前必须排除感染性疾病、恶性肿瘤、结缔组织病和血管炎。

1.感染性疾病

某些病毒感染、败血症、结核病和组织器官的脓肿也可有发热、皮疹和关节炎，要注意鉴别。这类疾病常有原发感染灶，发热前有寒战，中毒症状重，病程非一过性，皮疹多为出血点，关节炎多为非对称性大关节炎，血、骨髓培养阳性，抗病毒药、抗生素治疗有效。

2.恶性肿瘤

恶性淋巴瘤、白血病可出现发热、贫血、淋巴结肿大和皮疹，是首先需要除外的恶性疾病，皮肤、淋巴结活检及骨髓穿刺可鉴别诊断。某些实体瘤也可出现反复发热，如肾癌、结肠癌、肺癌等，CT、MRI、内镜、病理活检可帮助鉴别诊断。

3.结缔组织病

很多结缔组织病都可出现类似成人 still 病的临床表现，如类风湿关节炎、系统性红斑狼疮、干燥综合征等。这类疾病有各自的典型特点，存在多种自身抗体，对诊断不同的结缔组织病有很大帮助。

4.血管炎

血管炎也可出现类似成人 still 病的临床表现，如结节性多动脉炎、韦格纳肉芽肿、血栓性血小板减少性紫癜、大动脉炎等，血管造影、病理活检、外周血检查可帮助诊断。

五、治疗

成人 still 病并无统一的治疗方案，用药方法与类风湿关节炎相似。传统的药物有非甾体抗炎药(NSAIDs)、糖皮质激素、免疫抑制剂等。

(一)药物治疗

1.NSAIDs

对轻症患者可首先使用 NSAIDs，约有 1/4 患者经合理治疗后症状控制，病情缓解，预后良好。但多数患者不能完全控制且需要较大剂量 NSAIDs，容易引起严重不良反应，包括胃肠道出血、溃疡、肝脏损害、血细胞减少等，需定期检测肝肾功和血常规。常用的 NSAIDs 有萘普生、吲哚美辛或双氯芬酸钠等。

2.糖皮质激素

是治疗本病的首选药物,对单用 NSAIDs 疗效不佳,症状控制不好,或减量后复发,或有系统损害、病情较重的患者应使用糖皮质激素。常用泼尼松 $0.5\sim1.0mg/(kg \cdot d)$,有些患者需 $1\sim2mg/(kg \cdot d)$方能有效。待症状控制、病情稳定 1 个月以后可逐渐减量,每 $1\sim2$ 周减药 $2.5\sim5mg$,后期减药更要谨慎,最后用最小有效剂量维持,总疗程不宜少于 $3\sim6$ 个月。对于危及生命的重症患者,可用甲泼尼龙冲击治疗。长期服用激素者,应注意感染、骨质疏松、无菌性骨坏死、消化道溃疡等。

3.免疫抑制剂

尽管糖皮质激素是治疗本病的首选药物,但是长期、大剂量使用会产生一系列激素相关的不良反应,有些不良反应如严重感染、严重高血糖、严重骨质疏松常影响患者的生存质量,限制糖皮质激素的继续使用。因此,应尽早减少糖皮质激素的用量,不失时机地加用免疫抑制剂。研究发现,甲氨蝶呤(MTX)是有效的治疗药物。大量的临床研究证实,该药有利于本病病情控制和预防复发。在与糖皮质激素联合使用时,可以减少糖皮质激素的用量,在激素减量的过程中,合用 MTX,可以有效地减少疾病的复发。除了 MTX 之外,其他免疫抑制剂羟氯喹、硫唑嘌呤、环磷酰胺、环孢素、来氟米特等,都有不同程度的疗效。应用糖皮质激素加免疫抑制剂治疗时,感染机会明显增加需引起重视。

(二)其他治疗

对于严重的成人 still 病患者可采用大剂量免疫球蛋白静脉注射,$0.4\sim2g/(kg \cdot d)$,连续 $2\sim5$ 日,必要时 4 周后可重复一次。也可采用血浆净化疗法和免疫吸附治疗,此方法可以清除体内大量产生的细胞因子和异常免疫球蛋白,而起到一定的治疗作用。

最近研究发现,成人 still 病活动期常伴有 IL-1、IL-6、IL-18、TNF-α 等细胞因子的增高,这些细胞因子导致了炎症的发生和持续。随着 TNF-α 拮抗剂的问世,为成人 still 病的治疗开辟了新的途径。英夫利昔和依那西普是两种已经上市的 TNF-a 拮抗剂,在治疗类风湿关节炎等自身免疫病中取得了令人满意的疗效,临床上也被试用于本病的治疗,可以显著改善临床症状。也有将 IL-1 拮抗剂 anakinra 用于难治性成人 still 病患者,取得了令人满意的疗效。应用细胞因子拮抗剂治疗的大部分患者对该药耐受良好,常见不良反应为针刺部位反应、恶心、皮疹、头痛、瘙痒等,一般程度较轻。少数患者亦可导致严重不良反应,包括严重感染、机会感染和结核,不明原因疾病反跳,脱髓鞘样病变和神经病变,全血细胞减少和再生障碍性贫血,产生自身抗体和自身免疫反应,需注意检测。

(三)治疗原则

成人 still 病的治疗尚无统一方案。本病的治疗目标是抑制全身的炎症反应,减轻受累脏器病变,防止复发及保持关节功能。根据炎症反应的程度、有无内脏病变及持续性关节炎、对治疗药物的反应等,而单独给予 NSAIDs 或与糖皮质激素并用,或加用免疫抑制剂或生物制剂或大剂量免疫球蛋白。炎症反应的程度可参考热型、血沉、CRP、白细胞数和血清铁蛋白等。

成人 still 病具体的治疗原则如下:关节症状轻微,无脏器病变时可单独给予一线药物非甾体抗炎药或阿司匹林,但大多数病例($>80\%$)还需加用一线药物糖皮质激素。全身症状重且伴有重度脏器损害的病例从初期即应用大剂量糖皮质激素乃至冲击治疗,有效后根据临床症状和检查指标(CRP、血清铁蛋白水平等)的改善,缓慢减撤糖皮质激素。对糖皮质激素治疗无效或必须持续中等剂量以上糖皮质激素而不能减量时或出现糖皮质激素相关的副作用需要减量时或复发,可以加用二线药物 MTX。若 MTX 无效或出现不良反应难以耐受,可加用三线药物生物制剂,如抗 TNF 或抗 IL-1 药物。仍然无效可采用静脉注射大剂量免疫球蛋白或其他免疫抑制剂,如环孢霉素 A、羟氯喹、来氟米特、硫唑嘌呤及环磷酰胺等。由于生物制剂价格昂贵,其应用会受到一定的限制。本例患者最后给予泼尼松 1mg/(kg·d)加甲氨蝶呤联合治疗,病情缓解。

第八章　感染性疾病

第一节　流行性感冒

流行性感冒（简称流感）是由流行性感冒病毒引起的急性呼吸道传染病。其临床特点为起病急，全身中毒症状明显，如发热、头痛、全身酸痛、软弱无力，而呼吸道症状较轻。主要通过飞沫传播，传染性强，但病程短，常呈自限性。婴儿、老年人及体弱者易并发肺炎及其他并发症，可导致死亡。

流感的流行病学特点是：突然暴发，迅速蔓延，波及面广。流感流行有一定的季节性。我国北方常发生于冬季，而南方多发生在冬夏两季。人群普遍易感。至今尚无特效药治疗流感，因此，流感的控制关键是预防。

【病原体】

流感病毒属正黏病毒科，为 RNA 病毒。病毒表面有一层脂质包膜，膜上有糖蛋白突起，由血凝素和神经氨酸酶构成。根据核蛋白抗原性不同，可将流感病毒分为甲、乙、丙三型，再根据血凝素和神经氨酸酶抗原性的差异甲型流感病毒又可分为不同亚型。抗原变异是流感病毒独特的和最显著的特征。甲型流感病毒极易发生变异，主要是血凝素 H 和神经氨酸酶 N 的变异。根据抗原变异的大小，人体的原免疫力对变异了的新病毒可完全无效或部分无效，从而引起流感流行。乙型流感病毒也易发生变异，丙型流感病毒一般不发生变异。

【发病机制和病理】

流感病毒主要通过空气中的病毒颗粒人-人传播。流感病毒侵入呼吸道的纤毛柱状上皮细胞内进行复制，借神经氨酸酶的作用从细胞释放，再侵入其他柱状上皮细胞引起变性、坏死与脱落。并发肺炎时肺充血、水肿，肺泡内含有纤维蛋白和渗出液，呈现支气管肺炎改变。

【临床表现】

分为单纯型，胃肠型，肺炎型和中毒型。潜伏期 1～3 天。有明显的流行和暴发。急性起病，出现畏寒、高热、头痛、头晕、全身酸痛、乏力等中毒症状。鼻咽部症状较轻。可有食欲减退，胃肠型者伴有腹痛、腹胀和腹泻等消化道症状。肺炎型者表现为肺炎，甚至呼吸衰竭，中毒型者表现为全身毒血症表现，严重者可致循环衰竭。

【实验室检查】

1.外周血象

白细胞总数不高或减低,淋巴细胞相对增加。

2.病毒分离

鼻咽分泌物或口腔含漱液分离出流感病毒。血清学检查:疾病初期和恢复期双份血清抗流感病毒抗体滴度有 4 倍或以上升高,有助于回顾性诊断。患者呼吸道上皮细胞查流感病毒抗原阳性。标本经敏感细胞过夜增殖 1 代后查流感病毒抗原阳性。快速血清病毒 PCR 检查有助于其早期诊断。

【治疗】

流行性感冒的治疗要点包括:

1.隔离

对疑似和确诊患者应进行隔离。

2.对症治疗

可应用解热药、缓解鼻黏膜充血药、止咳祛痰药等。

3.抗病毒治疗

应在发病 48 小时内使用。神经氨酸酶抑制类药物能抑制流感病毒的复制,降低致病性,减轻流感症状、缩短病程、减少并发症,此类药毒性低,不易引起耐药性且耐受性好,是目前流感治疗药物中前景最好的一种。奥司他韦,成人剂量每次 75mg,每日 2 次,连服 5 天,研究表明对流感病毒和禽流感病毒有抑制作用。扎那米韦,每次 5mg,每日两次,连用 5 天。本品可用于成年患者和 12 岁以上的青少年患者,局部应用后药物在上呼吸道积聚,可抑制病毒复制与释放,无全身不良反应。另外,离子通道 M_2 阻滞剂金刚烷胺和金刚乙胺可抑制禽流感病毒株的复制,早期应用可阻止病情发展.减轻病情、改善预后。金刚烷胺成人剂量每日 100～200mg,分 2 次口服,疗程 5 天。但其副作用较多,包括中枢神经系统和胃肠道副作用,肾功能受损者酌减剂量,有癫痫病史者忌用。长期用药易产生耐药性,药敏试验结果表明,大多数分离到的禽流感病毒对金刚烷胺、金刚乙胺有较强的耐药性。

4.支持治疗和预防并发症

注意休息、多饮水、增加营养,给易于消化的饮食。维持水电解质平衡。密切观察、监测并预防并发症。呼吸衰竭时给予呼吸支持治疗。在有继发细菌感染时及时使用抗生素。

【预后】

与病毒毒力、自身免疫状况有关。年老体弱者易患肺炎性流感而病死率较高。单纯型流感预后较好。

第二节 流行性腮腺炎

流行性腮腺炎是由腮腺炎病毒所引起的急性呼吸道传染病。其特征为腮腺的非化脓性肿胀、疼痛、发热伴咀嚼受限,可延及各种腺组织或神经系统及肝、肾、心脏等器官而引起相应的症状。好发于儿童、青少年甚至成人中的易感者。患儿易并发脑膜脑炎,成人患者易并发睾丸炎或卵巢炎以及其他涎腺的非化脓性炎症。预后良好,罕见死亡。全年均可发病,但以冬春季为高峰,呈流行或散发,于2~4周前有与流行性腮腺炎患者接触史。

【病因与发病机制】

腮腺炎病毒属副黏液病毒,是单股核糖核酸病毒,呈球形,直径为85~300nm。仅一个血清型,病毒外膜具有血凝素抗原(v)和位于核壳的可溶性抗原(S),人感染后体内可出现相应的V和S抗体,均可用补体结合试验检测。自然界中人是本病毒唯一宿主。此病毒抵抗力不强,对一般化学及物理消毒剂均很敏感,紫外线照射下迅速死亡。4℃时其活力可保持2个月,一般室温中2~3d传染性即消失,加热至55~60℃,经过10~20min失去活力。传染源主要为早期患者和隐性感染者,自腮腺肿大前7d至肿大后9d均有传染性。借飞沫和密切接触传染。全年均可发病,但以冬、春季为主,患者主要为学龄儿童,无免疫力的成人亦可发病。一次得病后(包括随性感染和无腮腺肿大者在内)可获得持久免疫,再感染者极少见。

病毒侵入上呼吸道及眼结合膜,在黏膜上皮细胞中增殖,引起局部炎症和免疫反应如IgA分泌、淋巴细胞浸润和血管通透性增加。病毒在局部繁殖后侵入血液循环(第一次病毒血症),经血流累及腮腺和其他一些器官,在其中增殖复制,然后再次进入血液循环(第二次病毒血症),并可侵犯第一次未受波及的脏器。故可解释某些患者腮腺可始终不肿大,有的脑膜脑炎、睾丸炎可发生在腮腺肿胀之前的情况。亦有认为本病毒对腮腺有特别的亲和力,进入口腔后即经腮腺管直达腮腺,在该处增殖复制后再侵入血流累及其他脏器。病理特征为腮腺非化脓性炎症,颌下腺及其他腺体如睾丸、卵巢、胰腺、乳腺、胸腺、甲状腺等也可受累。胰腺受累时血及尿中淀粉酶含量增加,有早期诊断参考价值。脑组织病变可呈急性病毒性脑膜脑炎改变,包括神经细胞变性、坏死和炎性浸润;亦可呈感染后脑脊髓炎变化,包括血管周围神经脱髓鞘改变、淋巴细胞浸润和星状细胞增生等。

【临床表现】

潜伏期14~25d,平均18d。多数病例无前驱症状而以耳下部肿大为最早表现。少数病人有前驱症状如畏寒、发热、头痛、纳差、全身不适等,数小时或1~2d后腮腺即逐渐明显肿大,此时体温可上升达39℃以上,甚至40℃,成人患者症状一般较重。腮腺肿大以耳垂为中心,向前、后、下发展,边缘不清,同时伴有周围组织水肿,局部皮肤紧张发亮,但无明显发红,无化脓,具有弹性感,表面灼热并有触痛,张嘴、咀嚼或进酸味饮食时疼痛加重(因腮腺管发炎部分阻塞,故进酸性食物促进腺体分泌而疼痛加剧)。通常先一侧腮腺肿1~4d(偶尔1周以上),然后对侧也肿大,但也有双侧同时肿大。肿胀于1~3d达高峰,再持续4~5d后逐渐消退,全程10~14d。双侧腮腺均肿胀者约占70%~75%。腮腺肿胀时或肿胀前后,颌下腺和舌下腺亦可被累及。颌下腺肿大时颈部明显肿胀,颌下可扪及柔软而具轻触痛的椭圆形腺体;舌下腺肿大时可见舌及颈部肿胀,严重者引起吞咽困难。腮腺四周的组织也呈水肿,可上达颞部及颧骨弓,下达颌部及颈部,甚至波及胸锁乳突肌。有时可伴胸骨前水肿,因而使面貌变形。腮腺管口(位于上颌第二白齿对面黏膜上)在早期可红肿,有助于诊断。

本病可有以下几种并发症：

1.神经系统并发症

①脑膜炎、脑膜脑炎：为小儿患者中最常见的并发症，可发生于腮腺肿大前6～7d至腮腺肿大后2周内，大多数在腮腺肿后1周内出现。主要症状和脑脊液变化与其他病毒性脑膜脑炎相同。预后多良好。②多发性神经炎：偶于腮腺炎后1～3周内发生。此外尚可有暂时性面神经麻痹、平衡失调、三叉神经炎、偏瘫、截瘫、上升性麻痹等。预后多良好。③耳聋：发生率很低，可成为永久性和完全性耳聋，所幸75%为单侧。

2.胰腺炎

成人中约占5%，儿童中较少见。常发生于腮腺肿大后3～7d内。因腮腺炎本身可引起淀粉酶增多，故测定血清脂肪酶价值更大。

3.生殖系统并发症

成人男性14%～35%可并发睾丸炎，多为单侧，常合并附睾炎。小儿中发生不多。成人女性中5%～7%合并卵巢炎。其影响生育能力的情况由生殖器官受累的程度而定，国外报告并发生殖系统腺体组织炎症者不育症发生率极低仅约0.01%～0.02%

4.肾炎

轻者仅有少量蛋白尿或血尿，重者与急性肾炎的表现及过程相同，多预后良好。个别严重者可发生急性肾功能衰竭甚至死亡。

5.心肌炎

约4%～5%患者发生心肌炎，多见于病程的5～10d，严重者可致命。但大多数仅有心电图改变而无明显临床症状。

6.其他

乳腺炎、甲状腺炎、胸腺炎、血小板减少、荨麻疹、急性滤泡性结膜炎等均少见。关节炎发生率为0.44%，主要累及肘、膝关节等大关节，可持续2d至3个月不等，能完全恢复。多发生于腮腺肿大后1～2周内，也有无腮腺肿大者。

少数不典型病例可始终无腮腺肿胀，而以单纯脑膜脑炎、睾丸炎的症状出现，也有仅见颌下腺或舌下腺肿胀者。

【实验室检查】

1.血象

白细胞总数多正常或稍增加，淋巴细胞相对增多，此点与化脓性腮腺炎或颈淋巴结炎的白细胞总数及中性多核细胞为主不同。伴有并发症时白细胞总数可增高。

2.血、尿淀粉酶

90%的患者血清淀粉酶在早期有轻至中度增高。尿中淀粉酶值亦增高。酶值增高程度往往与腮腺肿胀程度呈正比，但也可能与胰腺受累等有关。

3.血清学检查

补体结合试验和血凝抑制试验，双份血清效价增高4倍以上有诊断价值。近年来用酶联免疫吸附法及间接荧光免疫检测 IgM 抗体,以及用单克隆抗体检测患者血清、唾液中的腮腺炎病毒抗原,二者均可作早期诊断。对一般急诊病人,不必依靠血清学检查,若为除外或证实无唾液腺肿大的合并症,以及鉴别其他病毒性腮腺炎时,则需做血清学检查。

4.病毒分离

早期病例,唾液、尿液、血、脑脊液以及脑、甲状腺等其他组织中可分离出病毒。

【诊断】

原卫生部颁布的传染病诊断标准(试行)中有关"流行性腮腺炎"的诊断条件如下:

1.疑似病例

发热、畏寒、疲倦、食欲不振,1~2d 后单侧或双侧非化脓性腮腺肿痛或其他唾液腺肿痛者。

2.确诊病例

①腮腺肿痛或其他唾液腺肿痛与压痛,吃酸性食物时胀痛更为明显,腮腺管口可见红肿,白细胞计数正常或稍低,后期淋巴细胞增加。②在 8~30d 内与腮腺炎病人有密切接触史。③唾液中分离到流行性腮腺炎病毒。血清中特异性 IgM 抗体阳性。⑤恢复期血清 IgG 抗体滴定比急性期升高 4 倍以上,或恢复期血清抗体阳转。

临床诊断:疑似病例加①参考②。

实验确诊:疑似病例加③或④或⑤。

本病根据典型的非化脓性腮腺肿大、有发热等急性起病的临床经过,结合当地流行情况和病前 2~4 周有接触病人史,诊断并不困难。不典型病例则需结合特异性免疫学检查来确诊。

此外,本病尚应与下列疾病进行鉴别:

(1)化脓性腮腺炎:本病常为一侧性,肿大的腮腺表现红、肿、痛、热均明显,严重时可有波动感,挤压腮腺时腮腺导管口常可见到脓液流出。外周血白细胞总数、中性粒细胞均明显增高,有核左移现象。

(2)颈、耳前或颌下淋巴结炎:淋巴结肿大不以耳垂为中心,而是在相应淋巴结的部位。边缘清楚,质地坚硬,唾液腺导管口无明显改变。外周血白细胞总数、中性粒细胞均增高。

(3)其他病毒所致的腮腺肿大:已知许多病毒如副流感病毒、流感病毒、巨细胞病毒、肠道病毒等均可引起腮腺肿大。仅从临床表现不易与流行性腮腺炎相鉴别,需靠特异性血清学检查或病毒分离才能鉴别。

(4)症状性腮腺肿大:糖尿病、慢性肝病、营养不良、结节病、腮腺导管阻塞等,以及青春期男性均可有单纯性腮腺肿大。服用碘化物、保泰松、硫氧嘧啶等也可引起腮腺肿大,呈对称性,质软,无肿痛感。

【治疗】

本病目前尚无特效治疗方法,一般采取中西医结合方法对症处理。

1.一般治疗

呼吸道隔离及卧床休息,应隔离至热退、腮腺肿大完全消失之后。同时加强口腔护理,以复方硼砂液漱口,保持口腔清洁。饮食以流质软食为宜,应避免进酸味饮料及食物,以减少唾液腺的分泌。高热不退可用物理降温,或用退热药物如 APC 片等。

2.中医中药治疗

以清热解毒、软坚消痈治疗为主。局部用紫金锭或青黛散调醋外敷 1 日数次；或金黄散、芙蓉叶各 30g 研末，菊花 9g 浸汁加蜜糖适量拌和，每日 2 次外敷；或蒲公英、鸭跖草、水仙花根、马齿苋等捣烂外敷，可减轻疼痛。内服普济消毒饮方为主，随证加减。也可口服板蓝根冲剂 1～2 袋，每日 2～3 次，或肌内注射板蓝根注射液 2mL，每日 1～2 次。

3.氦氖激光局部照射

能减轻局部胀痛，并可缩短局部肿胀时间。

4.抗病毒治疗

早期可使用利巴韦林(病毒唑)、成人每日 0.75～1.0g，儿童 15mg/kg 静脉滴注，疗程 5～7d，可缩短病程及减少并发症发生。干扰素使用亦有报道。

5.肾上腺皮质激素

一般病人尽量不用，但对重症病人如有高热不退、对一般降温处理无效或含并严重中枢神经系统并发症、心肌炎、严重的睾丸炎或胰腺炎等，可考虑短期(3～5d)应用。

6.并发症的治疗

①脑膜脑炎时按病毒性脑炎处理。②合并睾丸炎时应以丁字带将睾丸托起，以减轻疼痛，局部间歇冷敷，必要时可用镇痛剂。如疼痛剧烈不能忍受时，可以普鲁卡因作精索封闭。③心肌炎时应绝对卧床休息，并按心肌炎常规治疗。④并发胰腺炎时应禁食，并按胰腺炎常规处理。

第三节　麻疹

麻疹是由麻疹病毒引起的急性呼吸道传染病，临床以发热、咳嗽、流涕、眼结膜充血、颊黏膜有麻疹黏膜斑及皮肤出现红色斑丘疹等为主要表现。任何年龄均可感染麻疹，但过去一般以 8 个月以上到 5 岁小儿发病率最高，每隔 2～3 年有一次大流行。自 1965 年普遍接种麻疹减毒活疫苗后，变为局部暴发流行或散发；发病年龄也向后推移，青少年及成人发病率相对上升，5 岁以下学龄前儿童约占 48.1%，而 20 岁以上成人可达 22.5%。任何季节均可发病，以冬春季为最多。

【病因与发病机制】

麻疹病毒属副黏液病毒科，呈球形，直径为 100～250nm。病毒核心为由负股单链 RNA 和三种核衣壳蛋白(L、P、N 蛋白)组成的核壳体，外层为含脂质双层的包膜，表面有细小的糖蛋白突起。外膜中的蛋白成分主要有膜蛋白(M 蛋白)、血凝素(H 蛋白)和融合蛋白(F 蛋白)。M 蛋白功能与病毒装配、芽生、繁殖有关。H 蛋白含有细胞受体位点，可与宿主细胞表面的麻疹病毒受体(CD_{46})结合，启动感染过程。F 蛋白与病毒血溶活性和细胞融合活性有关，有利于病毒进入细胞和使细胞与细胞融合。F 蛋白和 H 蛋白是麻疹病毒引起人体产生抗体应答的主要抗原，抗 H 蛋白抗体具有免疫性保护作用，抗 F 蛋白抗体能阻止细胞间的感染。麻疹病毒可在 T 淋巴细胞和 B 淋巴细胞及单核细胞内复制。患者是本病唯一的传染源，从潜伏期末 2～3d 至出疹后 5d 内,眼结膜、鼻、咽、气管的分泌物、尿及血液中均含有病毒,有传染性,恢复期不携带病毒。主要通过喷嚏、咳嗽、说话、哭吵时借飞沫直接传播。人对麻疹普遍易感,凡未患过麻疹又未接种麻疹减毒活疫苗者,一旦接触麻疹病人后,95%以上发病。病后可获得持久免疫力,第二次患麻疹者极少见。

麻疹病毒借助飞沫,经鼻、口咽、眼结膜等进入体内,首先在鼻咽部、眼结膜和上呼吸道黏膜上皮细胞、黏膜下和局部淋巴结进行繁殖,2～3d 后出现第一次病毒血症。病毒进入血中淋巴细胞后被送到全身淋巴组织、肝、脾等器官,在这些组织和器官中广泛增殖后再次进入血液,导致第二次病毒血症,引起广泛病变。病毒血症可持续至出疹后第 2d。麻疹病毒不断增殖时,使 T、B 淋巴细胞致敏,血流中致敏 T 淋巴细胞与受麻疹病毒感染的血管内皮细胞及其他组织细胞作用时引起迟发性变态反应,使受感染细胞破坏,释放各种淋巴因子,在局部形成纤维素样坏死,单核细胞浸润和血管炎,而表现为全身性皮疹,并伴有全身症状。B 淋巴细胞在感染细胞释放的游离病毒或细胞表面抗原的刺激下产生抗体,感染麻疹后第 12d 左右,特异性 1gM、IgG 抗体均增高,以后 IgG 逐渐升高,而 IgM 很快降低,IgG 抗体持续多年,因而免疫力持久。

麻疹时呼吸道黏膜有充血、水肿,毛细血管周围有单核细胞浸润、炎症渗出,出现呼吸道症状。口腔黏膜充血可见到针尖大小灰白小点,形成麻疹黏膜斑(Koplik'sspot),系黏膜及黏膜下炎症、局部充血、渗出、细胞浸润、坏死和角化。在感染过程中,细胞免疫反应逐渐形成,致敏的淋巴细胞释放淋巴因子,引起炎症反应,使受染的细胞增大,融合成多核巨细胞,是麻疹特征性的病理改变,广泛分布于全身淋巴组织中,尤以扁桃体、脾脏与阑尾等多见。皮疹为真皮内毛细血管内皮细胞肿胀、增生、单核细胞浸润、毛细血管扩张、红细胞和血浆渗出。皮疹上的表皮细胞肿胀、坏死、变性、角化以后脱屑。皮疹处由于毛细血管炎引起血液的淤滞,通透性增加,黏附于血管内膜的红细胞崩解,血红蛋白渗出血管外,使皮疹消退后遗留色素沉着。此外,麻疹感染时对机体免疫系统有暂时抑制,如白细胞、血小板和补体等均有下降,结核菌素阴转患者易继发感染,结核病灶激活或扩散;而哮喘、湿疹、肾病综合征等疾病在麻疹期间可暂时缓解。

【临床表现】

潜伏期约 10d(8～12d),接受过被动免疫者可延长至 3～4 周。

(一)典型麻疹

疫苗接种免疫失败和未接种疫苗者几乎全部表现为典型麻疹,继发性免疫失败者中约有 1/6 左右的人也表现为典型麻疹。可分为以下三期:

1.前驱期(卡他期)

从发病到出疹一般约 3～5d(1～8d)。主要症状为上呼吸道及眼结膜炎症,有发热、咳嗽、喷嚏、流涕、流泪、畏光、结膜充血、眼睑水肿,并有浆液脓性分泌物。起病后第 2～3d 约 90%病人于双侧近白齿颊黏膜处出现细小灰白色小点(约 0.5～1mm 大小),周围有微血管扩张的红晕,称麻疹黏膜斑,为本病早期特征。初起时仅数个,很快增多,且融合扩大成片,似鹅口疮,一般持续到出疹后 1～2d 内消失。也可见于下唇内侧及牙龈黏膜,偶见于上腭。偶见颈、胸、腹部出现风疹样或猩红热样皮疹,数小时后即消失,称前驱疹。有时在腭垂、扁桃体、咽后壁、软腭处见到红色斑点,出疹期始消退,称黏膜疹。在发热同时可伴有全身不适、精神萎靡、食欲减退、腹泻、呕吐等症状。

2.出疹期

发热 3～5d 后，当呼吸道症状及体温达高峰时开始出现皮疹。皮疹先见于耳后发际，逐渐波及头面部、颈部，一日内自上而下蔓延到胸、背、腹及四肢，约 2～3d 内遍及手心、足底，此时头面部皮疹已可开始隐退。皮疹初为淡红色斑丘疹，直径 2～4mm，散在分布，继而增多，呈鲜红色，以后逐渐融合成暗红色、形态不规则或小片状斑丘疹，疹间皮肤正常。皮疹为充血性，压之褪色，少数病例皮疹呈出血性。出疹时全身中毒症状加重，体温高达 40℃ 左右，精神萎靡、咳嗽频繁，声音嘶哑，畏光、结膜红肿、眼睑水肿。重者可有谵妄、抽搐。全身表浅淋巴结与肝脾可轻度肿大。肺部常有干湿性啰音。本期约 3～5d。

3.恢复期

皮疹出齐后按出疹顺序消退，由红色转为棕褐色，全身症状随着体温下降而迅速减轻，精神与食欲开始好转，皮疹消退后留下特征性的棕褐色色素沉着及糠麸样脱屑，以躯干为多，约 1～2 周消失。这种色素沉着斑在麻疹后期有诊断价值。无并发症者整个病程约 10～14d。

（二）非典型麻疹

1.轻型麻疹

多见于具有对麻疹病毒有一定的免疫力者，如 6 个月以内婴儿尚留存来自母体的被动免疫抗体，近期接受过免疫制剂（如丙种球蛋白）或接种过麻疹免疫疫苗者，或第二次患麻疹者。其潜伏期较长（3～4 周），临床症状轻，麻疹黏膜斑不典型或缺如，皮疹少而色淡，出疹期短，不留色素沉着，较少并发症但有传染性。病后所获免疫力与典型麻疹者相同。

2.重型麻疹

多见于免疫力低下者，如营养不良或其他疾病，或并发肺炎、心血管功能不全等患者。起病急骤，高热 40℃ 以上，严重中毒症状，谵妄或昏迷，反复抽搐，呼吸急促，唇指发绀，脉细速，皮疹密集，呈暗红色且融合成片（中毒性麻疹）；有时皮疹呈出血性，形成紫斑，伴内脏出血（出血性麻疹）；有时皮疹呈疱疹样，可融合成大疱（疱疹性麻疹）；皮疹少或皮疹突然隐退，遗留少数皮疹呈青紫色，面色苍白或青灰色，大多因心功能不全或循环衰竭引起（休克性麻疹）。预后差。

3.成人麻疹

目前成人麻疹发生率已明显上升，与小儿相比中毒症状较重。临床特点起病急，可无卡他症状，发病第 1d 即高热，伴有头痛、全身乏力、萎靡不振、纳呆等；而后热型不规则或为稽留热，咳嗽较剧，发病后 3～4d 出现粗大的斑丘疹，融合，自上而下顺序出现，3～4d 后逐渐消退，但留有色素沉着。麻疹黏膜斑十分常见但不典型，消失较晚。妊娠初期发病可致流产，孕期中得病可致死胎。孕妇产前 7～10d 感染麻疹，则小儿娩出时可无任何症状，而出生后可与母亲同时发生症状；若孕妇产前 2 周受感染，产时正患麻疹，则小儿出生时可见麻疹，称为先天性麻疹。

4.非典型麻疹综合征（AMS）

又称异型麻疹。急起高热、头痛、肌痛、乏力等，中毒症状重而卡他症状少，罕见麻疹黏膜斑。起病 2～3d 后出现皮疹，但从四肢远端开始，逐渐波及躯干与面部，皮疹为多形性，有斑丘疹、疱疹、紫癜或荨麻疹，一般可同时见于 2～3 种皮疹形态。常伴有四肢水肿、肺炎、胸腔积液,肺内阴影可持续数月至 1～2 年。血中嗜酸性粒细胞增多,有些病人有肝脾肿大、肢体麻木、无力和瘫痪。诊断依据为恢复期麻疹抗体上升,血凝抑制抗体和补体结合抗体可呈强阳性。本型见于接种麻疹灭活疫苗后 4～6 年再接种麻疹灭活疫苗,或再接触麻疹病人者,偶见于曾接受减毒活疫苗者。可能系人体对麻疹病毒的迟发性变态反应,或抗原抗体复合物沉积于血管基膜引起 Arthus 反应所致。国内均用麻疹减毒活疫苗,故此型极少见。

(三)并发症

年幼体弱、营养不良及免疫力低下者,患麻疹后极易发生并发症,常见的有:

1.肺炎

除麻疹病毒本身可引起巨细胞肺炎外,在病程各期尚易并发继发性肺炎,为麻疹最常见的并发症,也是麻疹死亡的主要原因。多见于 5 岁以下的小儿,病原常为金黄色葡萄球菌、肺炎球菌、腺病毒等。大多发生在出疹期,全身中毒症状严重,有高热、咳嗽、气急、鼻翼扇动、唇指(趾)发绀,肺部有中、小细湿啰音。金黄色葡萄球菌感染尤易并发肺脓肿、脓胸或脓气胸、心包炎等,若病程迁延不愈,可导致支气管扩张症。

2.喉炎

麻疹患者常有轻度喉炎,出现声音嘶哑,有刺激性干咳,预后良好。继发性喉炎多由金黄色葡萄球菌或溶血性链球菌引起,有声嘶加重、犬吠样咳嗽、吸气性呼吸困难(可见三凹征:胸骨上窝、锁骨上窝、肋间隙内陷);严重者有面色苍白、发绀、气促、烦躁,如不及时抢救,可因喉梗阻引起窒息而死亡。

3.心肌炎、心功能不全

重症麻疹因高热、中毒症状严重,可影响心肌功能,尤其在营养不良小儿及并发肺炎时。主要表现为气急烦躁、面色苍白、四肢发绀、脉细速、心率快、心音弱、肝脾肿大,心电图示 T 波和 S-T 段改变。病情重危。

4.脑炎及亚急性硬化性全脑炎(SSPE)

麻疹并发中枢神经系统病变较其他出疹性疾病为多。麻疹脑炎的发病率为 0.1%～0.5%,主要为儿童,多发生于出疹后 2～6d,偶见于前驱期或出疹后 2～3 天内。可能为麻疹病毒直接侵入脑组织或(和)与神经组织变态反应有关。临床上有高热、头痛、嗜睡、抽搐、意识障碍、昏迷、呼吸衰竭、强直性痉挛瘫痪、脑膜刺激征和病理反射征阳性。脑脊液细胞数增加(多为单核细胞),蛋白质稍增,糖正常。少数脑脊液亦可正常。病死率约 15%,多数病人经 1～5周恢复,部分病人可留有瘫痪、智力障碍、癫痫、失明等后遗症。SSPE 是麻疹的远期并发症,但很少见。表现为亚急性进行性脑组织退变,脑组织中能分离出麻疹病毒,血清和脑脊液的麻疹抗体持续强阳性。本病可能系麻疹病毒长期隐伏于脑组织中,产生缺失 M 膜蛋白的缺陷病毒颗粒所致,也有认为系基因突变致病毒 RNA 复制障碍而发生结构蛋白变异引起,从而引起脑部进行性退化病变。故目前认为这是一种类麻疹病毒或麻疹有关病毒所引起的亚急性或慢性脑炎。潜伏期约 2～17 年,发病年龄以 5～15 岁儿童为多,多发于男孩。患者逐渐出现智力减退,性格异常,运动不协调,各类癫痫发作,视觉、听觉及语言障碍,共济失调或局部强直性瘫痪,病情发展直至意识昏迷,呈去大脑强直状态。总病程约 1 年余,最后死于营养不良、恶病质及继发感染。

5.肝损害

多见于成人患者,其发生率为31%～86%,重症麻疹患者,肝损害尤甚。肝损害多见于麻疹急性期,即病程的第5～10d,临床表现可有厌食、恶心、腹胀、腹痛、乏力及黄疸等,肝脾肿大,肝脏酶学增高。肝功能大多于2～4周内恢复正常。

6.其他并发症

尚可并发口腔炎、中耳炎、乳突炎,大多为细菌继发感染。常因慢性腹泻、照顾不当、忌口等引起营养不良及各种维生素缺乏症。此外尚有结核感染恶化或播散,而致粟粒结核或结核性脑膜炎。

【实验室检查】

1.血象

前驱期周围血象白细胞计数正常或稍高,出疹期稍减少,淋巴细胞相对增高。

2.分泌物涂片检查多核巨细胞

鼻咽、眼分泌物及尿沉渣涂片,以瑞特染色,显微镜下可见脱落的上皮多核巨细胞。在出疹前后1～2d即可阳性,比麻疹黏膜斑出现早,有早期诊断价值。

3.病毒学检查

应用荧光标记特异抗体检测鼻黏膜印片及尿沉渣,可在细胞内找到麻疹抗原,阳性有诊断价值。早期从鼻咽部及眼分泌物和血液中分离到麻疹病毒即可肯定诊断。恢复期血清血凝抑制抗体及补体结合抗体有4倍以上增高或发病1个月后抗体滴度大于1∶60,但只能作为回顾性诊断。而采用ELISA检测患者血清中麻疹IgM抗体,在发病后2～3d即可测到,可作为早期特异性诊断方法。

【诊断】

1.疑似病例

患者(多数为儿童)有发热、咽红等上呼吸道卡他症状,畏光、流泪、结合膜红肿等急性结膜炎症状,发热4d左右,全身皮肤出现红斑丘疹,与患者在14d前有接触史。

2.确诊病例

①在口腔颊黏膜处见到麻疹黏膜疹。②咽部或结合膜分泌物中分离到麻疹病毒。③1个月内未接种过麻疹疫苗而在血清中查到麻疹IgM抗体。④恢复期血清中麻疹IgG抗体滴度比急性期4倍以上升高,或急性期抗体阴性而恢复期抗体阳性。

临床诊断:疑似病例加①项。

实验确诊:疑似病例加②或③或④项。

典型麻疹依据流行病学资料及临床表现即可诊断。麻疹黏膜斑对出疹前早期诊断极有帮助,上呼吸道卡他症状及皮疹形态分布特点均有助诊断,麻疹后留下色素沉着及糠麸状脱屑在恢复期有诊断意义。

鉴别诊断应与风疹、猩红热、传染性单核细胞增多症、二期梅毒、药疹、脓毒症休克综合征和川崎病相鉴别但它们各有特点:风疹病情较轻,耳后淋巴结肿大,皮疹颜色更红;猩红热有咽痛,最终脱屑,舌如草莓,并有白细胞增多;传染性单核细胞增多症可作血清学检查。药物过敏时的皮肤症候,很少会有发热、黏膜疹及卡他症状。传染性红斑一般不发热,皮疹见于颊、臂、腿,无前驱性或伴随性呼吸道症侯。川崎病成人罕见。

【治疗】

重点在于精心护理、对症治疗和防治并发症。

(一)护理与对症治疗

合理护理是促进病情恢复的重要措施。患者应卧床休息,单间隔离,居室空气新鲜,保持适当温度和湿度,衣被不宜过多,眼、鼻、口腔、皮肤保持清洁。如结合膜炎可用 4%硼酸溶液或生理盐水清洗,再涂红霉素或四环素眼膏,防止继发感染。及时清除鼻腔分泌物及干痂,保持鼻腔通畅。给予足够水分及易消化富营养的食物,切不可"忌口"。高热时(39.5~40℃)可给小剂量退热剂,以免骤然退热引起虚脱。剧咳时可服适量的镇咳剂,并行超声雾化吸入,每日 2~4 次。体弱病重者可早期给丙种球蛋白肌注或静脉注射,少量多次输血或血浆。近年报告给麻疹病人补充维生素 A,一次口服 10 万~20 万 U,可减轻病情,使病死率下降。

(二)治疗并发症

1.肺炎

按一般肺炎处理,继发细菌感染应选用 1~2 种抗菌药物治疗。高热中毒症状严重者,可考虑短期应用肾上腺皮质激素。吸氧,适当补液及支持疗法。

2.喉炎

保持居室内一定湿度,保持患者安静,烦躁不安时及早用镇静剂,并给雾化吸入(每 100mL 雾化液中加氢化可的松 100mg、麻黄碱 1mg),每 1~4hl 次。选用 1~2 种有效抗生素,重症者短期应用大剂量皮质激素静滴。喉梗阻进展迅速者,应及早考虑气管插管或行切开术。

3.心血管功能不全

心力衰竭时给予强心、利尿、扩血管处理;周围循环衰竭时按感染性休克治疗。

4.脑炎重点在对症处理

SSPE 者可试用干扰素、转移因子等治疗,但疗效不确切。病毒性肝炎

第四节　传染性非典型性肺炎

传染性非典型性肺炎是一种特殊的急性呼吸道疾病,世界卫生组织(WHO)将其称为严重急性呼吸综合征(以下简称 SARS),它是由 SARS 冠状病毒(SARS-CoV)引起的一种具有明显传染性、可累及多个脏器系统的特殊肺炎。

【流行病学】

(一)传染源及传染途径

SARS 患者是主要的传染源,其传染性随病程而逐渐增强,发病第 2 周传染性最强。一般认为症状明显的患者其传染性强,特别是持续高热,频繁咳嗽。退热后及恢复期时传染性迅速下降。每个患者传播毒力不均相同,有的"毒王"可以传染几十人,有的却一个人也没有传染。回顾性调查发现传播力强的所谓"毒王"几乎都是老年人或具有其他基础疾病的患者,他们本身比较容易受传染,感染后也往往传播力强。

SARS 的病原可能来源于动物,有报道说果子狸身上分离出的病毒与 SARS-CoV 的基因序列高度符合,所以推测 SARS 可能来源于食用了含有 SARS-CoV 的动物。

近距离呼吸道飞沫传播是 SARS 经空气传播的主要方式,是 SARS 传播最重要的途径。气溶胶传播也是经空气传播的另一种方式,是被高度怀疑为严重流行疫区的医院和个别社区暴发的传播途径之一,其流行病学意义在于易感者可以在未与 SARS 患者见面的情况下,有可能因为吸入了悬浮在空气中含有 SARS-CoV 的气溶胶所感染。

(二)易感者

人群普遍易感,但儿童感染率较低。SARS 症状期患者的密切接触者是 SARS 的高危险人群。医护人员和患者家属与亲友在治疗、护理、陪护、探望患者时,同患者近距离接触次数多,接触时间长,如果防护措施不力,很容易感染 SARS。

【临床表现】

1.潜伏期

SARS 的潜伏期通常限于 2 周之内,一般约 2～10 天。

2.临床症状

急性起病,自发病之日起,2～3 周内病情都可处于进展状态。主要有以下三类症状。

(1)发热及相关症状:常以发热为首发和主要症状,体温一般高于 38℃,常呈持续性高热,可伴有畏寒、肌肉酸痛、关节酸痛、头痛、乏力。在早期,使用退热药可有效;进入进展期,通常难以用退热药控制高热。

(2)呼吸系统症状:可有咳嗽,多为干咳,少痰,少部分患者出现咽痛。可有胸闷,严重者逐渐出现呼吸加速、气促,甚至呼吸窘迫。常无上呼吸道卡他症状。呼吸困难和低氧血症多见于发病 6～12 天以后。

(3)其他方面症状:部分患者出现腹泻、恶心、呕吐等消化道症状。

3.体征

SARS 患者的肺部体征常不明显,部分患者可闻少许湿啰音,或有肺实变体征。偶有局部叩浊、呼吸音减低等少量胸腔积液的体征。

一般抗菌药物治疗无明显效果。

【实验室检查】

1.外周血象

(1)多数患者白细胞计数在正常范围内,部分患者白细胞计数减低。

(2)大多数 SARS 患者淋巴细胞计数绝对值减少,呈逐步减低趋势,并有细胞形态学变化。

2.SARS 特异性抗体

符合以下两者之一即可判断为 SARS:

(1)平行检测进展期血清抗体和恢复期血清抗体发现抗体阳转。

(2)平行检测进展期血清抗体和恢复期血清抗体发现抗体滴度 4 倍及以上升高。

3.SARS-CoVRNA

应用 PCR 方法,符合下列三项之一者可判断为检测结果阳性。

(1)至少需要两个不同部位的临床标本检测阳性(例:鼻咽分泌物和粪便)。

（2）收集至少间隔 2 天的同一种临床标本送检,检测阳性(例:2 份或多份鼻咽分泌物)。

（3）在每一个特定检测中对原临床标本使用两种不同的方法,或重复 PCR 方法检测阳性。

4.T 淋巴细胞亚群

外周血 T 淋巴细胞亚群检测诊断标准:大多数 SARS 患者外周血 T 淋巴细胞 CD_3^+、CD_4^+、CD_8^+ 亚群均减低,尤以 CD_4^+ 亚群减低明显。

5.影像学检查

在影像表现上,SARS 的病程可分为发病初期、进展期和恢复期。

（1）发病初期:从临床症状出现到肺部出现异常影像时间一般为 2～3 天。X 线及 CT 表现为肺内小片状影像,密度一般较低,为磨玻璃影,少数为肺实变影。有的病灶呈类圆形。病变以单发多见,少数为多发。较大的病灶可达肺段范围,但较少见。X 线胸片有时可见病变处肺纹理增多、增粗。CT 显示有的病灶周围血管影增多。X 线对于较小的、密度较低的病灶显示率较低,与心影或横膈重叠的病变在后前位 X 线胸片上有时难以显示。病变以两肺下野及肺周围部位多见。

（2）进展期:病变初期的小片状影像改变多在 3～7 天内进行性加重。多数患者在发病后 2～3 周进入最为严重的阶段。X 线和 CT 显示病变由发病初期的小片状影像发展为大片状,由单发病变进展为多发或弥漫性病变。病变可由一个肺野扩散到多个肺野,由一侧肺发展到双侧。病变以磨玻璃影最为多见,或与实变影合并存在。有的病例 X 线胸片显示病变处合并肺纹理增粗增多,CT 显示肺血管影像增多。

（3）恢复期:病变吸收一般在发病 2～3 周后,影像表现为病变范围逐渐减小,密度减低,以至消失。

【诊断与鉴别诊断】

(一)诊断

1.临床诊断

对于有 SARS 流行病学依据、有症状、有肺部 X 线影像改变、并能排除其他疾病诊断者,可以作出 SARS 临床诊断。在临床诊断的基础上,若分泌物 SARS-CoVRNA 检测阳性,或血清 SARS-CoV 抗体阳转,或抗体滴度 4 倍及以上增高,则可作出确定诊断。

2.疑似病例

对于缺乏明确流行病学依据,但具备其他 SARS 支持证据者,可以作为疑似病例,需进一步进行流行病学追访,并安排病原学检查以求印证。对于有流行病学依据,有临床症状,但尚无肺部 X 线影像学变化者,也应作为疑似病例。对此类病例,需动态复查 X 线胸片或胸部 CT,一旦肺部病变出现,在排除其他疾病的前提下,可以作出临床诊断。

3.医学隔离观察病例

对于近 2 周内有与 SARS 患者或疑似 SARS 患者接触史,但无临床表现者,应自与前者脱离接触之日,进行医学隔离观察 2 周。

具备以下三项之中的任何一项,均可以诊断为重症 SARS。

（1）呼吸困难,成人休息状态下呼吸频率≥30 次/min,且伴有下列情况之一。①胸片显示多叶病变或病灶总面积在正位胸片上占双肺总面积的 1/3 以上;②病情进展,48 小时内病灶面积增大超过 50％且在正位胸片上占双肺总面积的 1/4 以上。

(2)出现明显的低氧血症,氧合指数低于 300mmHg(1mmHg＝0.133kPa)。

(3)出现休克或多器官功能障碍综合征(MODS)。

(二)鉴别诊断

SARS 的诊断目前主要为临床诊断,在相当程度上属于排除性诊断。在作出 SARS 诊断前,需要排除能够引起类似临床表现的其他疾病。

普通感冒、流行性感冒(流感)、一般细菌性肺炎、军团菌性肺炎、支原体肺炎、衣原体肺炎、真菌性肺炎、艾滋病和其他免疫抑制(器官移植术后等)患者合并肺部感染、一般病毒性肺炎是需要与 SARS 进行鉴别的重点疾病。

【治疗】

虽然 SARS 的致病原已经基本明确,但发病机制仍不清楚,目前尚缺少针对病因的治疗。基于上述认识,临床上应以对症支持治疗和针对并发症的治疗为主。在目前疗效尚不明确的情况下,应尽量避免多种药物长期、大剂量地联合应用。

(一)一般治疗与病情监测

卧床休息,注意维持水、电解质平衡,避免用力和剧烈咳嗽。密切观察病情变化(不少患者在发病后的 2～3 周内都可能属于进展期)。一般早期给予持续鼻导管吸氧(吸氧浓度一般为 1～3L/min)。

根据病情需要,每天定时或持续监测脉搏容积血氧饱和度(Spo_2)。定期复查血常规、尿常规、血电解质、肝肾功能、心肌酶谱、T 淋巴细胞亚群和 X 线胸片等。

(二)对症治疗

1.发热＞38.5℃,或全身酸痛明显者,可使用解热镇痛药。高热者给予冰敷、酒精擦浴、降温毯等物理降温措施。儿童禁用水杨酸类解热镇痛药。

2.咳嗽、咳痰者可给予镇咳、祛痰药。

3.有心、肝、肾等器官功能损害者,应采取相应治疗。

4.腹泻患者应注意补液及纠正水、电解质失衡。

(三)糖皮质激素的使用

1.有严重的中毒症状,持续高热不退,经对症治疗 3 天以上最高体温仍超过 39℃。

2.X 线胸片显示多发或大片阴影,进展迅速,48 小时之内病灶面积增大大于 50％且在正位胸片上占双肺总面积的 1/4 以上。

3.达到急性肺损伤或 ARDS 的诊断标准。具备以上指征之一即可应用。

成人推荐剂量相当于甲泼尼龙 80～320mg/d,静脉给药具体剂量可根据病情及个体差异进行调整。当临床表现改善或胸片显示肺内阴影有所吸收时,逐渐减量停用。一般每 3～5 天减量 1/3,通常静脉给药 1～2 周后可改为口服泼尼松或泼尼松龙。一般不超过 4 周,不宜过大剂量或过长疗程,应同时应用制酸剂和胃黏膜保护剂,还应警惕继发感染,包括细菌或(和)真菌感染,也要注意潜在的结核病灶感染扩散。

(四)抗病毒治疗

目前尚未发现针对 SARS-CoV 特异性药物。临床回顾性分析资料显示,利巴韦林等常用抗病毒药对 SARS 没有明显治疗效果。可试用蛋白酶抑制剂类药物 Kaletra 洛匹那韦及利托那韦等。

（五）免疫治疗

胸腺肽、干扰素、静脉用丙种球蛋白等非特异性免疫增强剂对 SARS 的疗效尚未肯定，不推荐常规使用。SARS 恢复期血清的临床疗效尚未被证实，对诊断明确的高危患者，可在严密观察下试用。

（六）抗菌药物的使用

抗菌药物的应用目的主要为两个，一是用于对疑似患者的试验治疗，以帮助鉴别诊断；二是用于治疗和控制继发细菌、真菌感染。

鉴于 SARS 常与社区获得性肺炎（CAP）相混淆，而后者常见致病原为肺炎链球菌、支原体、流感嗜血杆菌等，在诊断不清时可选用新喹诺酮类或 β-内酰胺类联合大环内酯类药物试验治疗。继发感染的致病原包括革兰氏阴性杆菌、耐药革兰氏阳性球菌、真菌及结核分枝杆菌，应有针对性地选用适当的抗菌药物。

（七）心理治疗

对疑似病例，应合理安排收住条件，减少患者担心院内交叉感染的压力；对确诊病例，应加强关心与解释，引导患者加深对本病的自限性和可治愈的认识。

（八）中医药治疗

【预防】

（一）传染源管理

1.患者的管理

（1）早发现、早报告：发现 SARS 患者、疑似患者时，应迅速逐级上报，并立即严格隔离观察。

（2）早隔离、早治疗：SARS 的疑似患者、临床诊断患者和确诊患者均应立即住院隔离治疗，尽量避免远距离转送患者。

2.密切接触者管理

对每例 SARS 患者、疑似患者都应在最短时间内开展流行病学调查，追溯其发病前接触过的同类患者以及发病前 3 天和症状期密切接触者。

若为可疑患者，均应进行为期 14 天的隔离观察（自最后接触之日算起）。在隔离观察期满后，对无 SARS 症状和体征的隔离观察者，应及时解除隔离。

3.动物传染源（宿主）的管理

应加强对动物宿主的监测研究，一旦发现可疑动物宿主，应立即向当地政府主管部门报告，以采取相应的管理措施，避免或减少与其接触机会。

（二）切断传播途径

1.加强院内感染控制

发热门诊应在指定的医院设立，门诊内的治疗区应有独立的诊室、临床检验室、X 线检查室和治疗室，并保持通风良好；医护人员、患者都必须戴口罩；还应设立观察室，以临时观察可疑患者，并做到一人一间。

对患者及疑似患者及其探视者实施严格管理。原则上 SARS 患者应禁止陪护与探视。

2.做好个人防护

个人防护用品包括防护口罩、手套、防护服、护目镜或面罩、鞋套等。其中以防护口罩与手套最为重要,一般接触患者者应戴由 12 层以上纱布制成的口罩,在对危重患者进行抢救、插管、口腔护理等近距离接触的情况下,医护人员还应佩戴护目镜或面罩。

3.疫源地消毒与处理

疫点或疫区的处理应遵循"早、准、严、实"的原则,措施要早,针对性要准,措施要严格,落到实处。对疫点应严格进行消毒。

4.检疫和公共场所管理

如果出现 SARS 暴发或流行,可以依法实施国境卫生检疫、国内交通检疫,限制或停止集市、集会、影剧院演出或者其他人群聚集的活动,可以停工、停业、停课。

5.其他预防措施

目前 SARS 疫苗正在进行临床观察过程中,尚无有效药物可以预防。

参 考 文 献

1.钟南山,刘又宁.呼吸病学.北京:人民卫生出版社,2012.

2.魏红霞,邱涛.艾滋病诊断与治疗.南京:东南大学出版社,2014.

3.刘毅.风湿免疫系统疾病.北京:人民卫生出版社,2012.

4.粟占国,张奉春,曾小峰.风湿免疫学高级教程.北京:人民军医出版社,2013.

5.于世英,胡国清.肿瘤临床诊疗指南.北京:科学出版社,2013.

6.邱茂良.针灸治法与处方.上海:上海科学技术出版社,2009.

7.陈卫昌.内科住院医师手册.江苏:江苏科学出版社,2013.

8.中华医学会,临床诊疗指南.血液学分册.北京:人民卫生出版社,2006.

9.林果.实用内科学.北京:人民卫生出版社,2009.

10.北京协和医院.肿瘤内科诊疗常规.北京:人民卫生出版社,2012.

11.吴爱琴,陈卫昌.内科门急诊手册.南京:江苏科学技术出版社,2010.

12.陈明哲.心脏病学.北京:北京医科大学出版社,2009.

13.吕永惠,宋卫兵.消化系统疾病临床治疗与合理用药.北京:科学技术文献出版社,2010.

14.李羲.实用呼吸病学.北京:化学工业出版社,2010.

15.褚熙.内科急症的诊断与治疗.天津:天津科学技术出版社,2011.

16.刘宝林.针灸治疗.北京:人民卫生出版社,2010.

17.翟丽.实用血液净化技术及护理.北京:人民军医出版社,2012.

18.田健卿,张政.内分泌疾病诊治与病例分析.北京:人民军医出版社,2012.

19.胡健.心血管系统与疾病.上海:上海科学技术出版社,2008.

20.李娟,罗绍凯.血液病临床诊断与治疗方案.北京:科学技术文献出版社,2010.

21.周英信.中西医结核内科常见病诊疗手册.北京:人民军医出版社,2007.

22.任闽山,史传昌,燕鹏.肿瘤内科最新诊疗手册.北京:人民军医出版社,2011.

23.柯元南,曾玉杰.内科医师手册.北京:北京科学技术出版社,2011.

24.徐金生,马慧慈,乔治斌.肾脏内科学.北京:中国医药科技出版社,2007.

25.杨乃龙,袁鹰.内分泌临床备忘录.北京:人民军医出版社,2011.